W0290202

Mosaik

bei GOLDMANN

Buch

Das Kamasutram, wohl das berühmteste Regelbuch zum Thema Liebe und Sex, wurde im Laufe seiner Geschichte oft beschlagnahmt und verboten. Diese ungekürzte Ausgabe beschreibt erstaunlich freimütig, aber nicht pornografisch, die Techniken der körperlichen Liebe und ihre erregende Wirkung. Nach indischer Tradition ist die Sinneslust eines der drei wesentlichen Lebensziele. Nach ihr streben nicht nur begnadete Liebhaber und Kurtisanen, sondern auch Ehefrauen und -männer. Das Kamasutram enthält aufregende Informationen über die Magie der Verführung, die Partnersuche sowie häufige Eheprobleme und deren Lösung. Darüber hinaus gibt es einen Einblick in das Alltagsleben der vergangenen Zeit.

Das Kamasutram

Orientalische Liebeslehre

Nach Richard Schmidts Übersetzung
aus dem Sanskrit
neu bearbeitet und herausgegeben
von Ludwig Knoll

Mosaik
bei GOLDMANN

Dieser Titel ist bereits als Goldmann Taschenbuch
Nr. 6752 erschienen.

Umwelthinweis:
Alle bedruckten Materialien dieses Taschenbuches
sind chlorfrei und umweltschonend.

Vollständige Taschenbuchausgabe Juli 2002
Wilhelm Goldmann Verlag, München,
ein Unternehmen der Verlagsgruppe Random House GmbH

Umschlaggestaltung: Design Team München
unter Verwendung folgender Fotos: AKG images, Jean-Louis Noú
Satz: Uhl + Massopust, Aalen
Druck: GGP Media, Pößneck
Verlagsnummer: 16516
Kö · Herstellung: Max Widmaier
Printed in Germany
ISBN 3-442-16516-4
www.goldmann-verlag.de

3 5 7 9 10 8 6 4 2

INHALT

DRITTER TEIL: ÜBER DEN VERKEHR MIT MÄDCHEN

VIERTER TEIL: ÜBER DIE VERHEIRATETEN FRAUEN

FÜNFTER TEIL: ÜBER DIE FRAUEN ANDERER MÄNNER

SECHSTER TEIL: ÜBER DIE HETÄREN

VORWORT

Das Kamasutram in seiner und für unsere Welt

»Dieses Buch ist kein Buch, damit es ein Buch sei, sondern es ist um des Nutzens willen da.« So schrieb der gelehrte Eremit Vátsyáyana Mallanága vor etwa eintausendfünfhundert Jahren in einem Lande, dessen natürliche Umwelt, dessen soziale Verhältnisse und religiös-philosophische Traditionen sich mit denen des modernen Abendlandes kaum vergleichen lassen. Welchen Nutzen kann also das altindische Liebeslehrbuch (káma-sútra) für uns heute noch haben?

Seit der Westen 1883 durch eine erste englische Übersetzung die indische »ars amatoria« kennen gelernt hat, faszinierte vor allem der Freimut, mit dem hier Techniken des Liebesgenusses erörtert werden. Als Frank Wedekind die erste deutsche Übersetzung von Richard Schmidt, auf der auch diese Ausgabe beruht, durchgeblättert hatte, soll er vorgeschlagen haben, daraus einen kleinen Katechismus zusammenzustellen und ihn von Amts wegen allen Verlobten auszuhändigen.

Inzwischen haben wir den Aufruhr, den der holländische Arzt van de Velde in den Zwanzigerjahren mit ähnlichen Anweisungen erregte, fast schon wieder vergessen, und der Kinsey-Report ebenfalls gehört zu den Grundlagen unserer Selbsteinschätzung.

Im Einzelnen freilich unterscheiden sich die Lehren des Vátsyáyana von der westlichen Erotik bis zur Unbegreiflichkeit, und größer noch ist die Kluft, die sich zwischen der zu Grunde liegenden Mentalität und unseren moralischen Überlieferungen auftut. Sie kommt auch in der Art zum Ausdruck, mit der Vátsyáyana und vielleicht zweihundert Jahre später sein Kommentator Yasodhara ihr Thema vortrugen, nämlich mit einer scholastischen Pedanterie und einem fast kabbalistischen Einteilungseifer, die uns in einem solchen Zusammenhang ganz unangemessen vorkommen.

Doch dürfen die minuziösen Regeln nicht als moralische Gebote aufgefasst werden, sie sind vielmehr der Niederschlag »scholastisch« überlieferter Lebenserfahrung und erinnern oft an das Regelwerk eines komplizierten Spieles wie etwa Schach. Regeln werden auch für Situationen gegeben, die Vátsyáyana *moralisch* missbilligt, weil er weiß, dass Menschen eben solche Dinge tun, und weil er meint, dass sie es nach vernünftigen Regeln besser tun als ohne.

Die Lehren des Kamasutram beziehen sich nicht nur auf andere religiös-philosophische Wertvorstellungen und eine andere, feudalistische Gesellschaftsordnung, sondern sie werden auch durch den damaligen Stand wissenschaftlicher Erkenntnisse bestimmt. Mehr als einmal zeigt sich, dass man den biologischen Vorgang der Zeugung, das Zusammentreffen von Samen und Ei, noch nicht durchschaut hatte. Über den biologischen Unterschied zwischen Mann und Frau wird zwar ausführlich – und sehr widerspruchsvoll – diskutiert, aber am Ende siegt doch eine Auffassung, die wohl den unbewussten Vorstellungen nahe kommt, die Freud entdeckte, aber unserer bewussten wissenschaftlichen Einsicht entgegengesetzt ist: Danach erlebt auch die Frau »die Wonne der Samenergießung«; auch zwei Frauen können miteinander wenigstens »ein knochenloses Wesen zeugen«; und von der Vulva heißt es, dass sie das Wesen einer Wunde besitzt …

Von der Liebestechnik, die Vátsyáyana lehrte, bleibt also nicht viel übrig, was für eine Erotik des abendländischen Menschen von heute anwendbar und annehmbar wäre. Vor allem aber würde man die altindische Erotik völlig missverstehen, wollte man einzelne Praktiken aus dem Rahmen herauslösen, in den sie gehören. Die Abschnitte über den »Liebesgenuss« bilden ja nur einen von sieben Teilen des Werkes. Vorher und nachher wird in aller Breite die religiös-philosophische Tradition erörtert, es wird das Dasein der Lebemänner geschildert, wir lernen die »Regeln« des Flirts und des Freiens kennen, die Einehe wird dem Leben im Harem gegenübergestellt, selbst der Ehebruch wird lehrhaft formalisiert, und nach dem einzigartigen Sittenbild aus dem Leben der Hetären folgt noch die »Upanisad« mit ihren magischen Geheimrezepten, deren Anwendung doch gleich darauf »ausdrücklich verboten« wird.

So scheint der Wert des Kamasutram für den heutigen Leser vor allem in seiner Bedeutung als unvergleichliches Kulturdokument zu liegen. Aber so fremd uns Hintergründe und Details auch anmuten, man muss am Ende doch erkennen, dass sie nicht viel mehr sind als die Bühnenbilder und Kostüme und der Darstellungsstil eines antiken Dramas, dessen eigentlicher Gehalt uns heute, in einer äußerlich modernen Inszenierung, noch ebenso unmittelbar angeht wie eh und je.

Vátsyáyana stand ganz im Banne einer schon damals ehrwürdigen Tradition, die er bis zu den Göttern zurückverfolgt. Zwar wüssten wir von all den Meistern, auf die er sich beruft, nichts ohne sein Werk, und von ihren Lehrbüchern hat sich nur das erhalten, was das Kamasutram zitiert, aber man kann doch annehmen, dass Auddálaki Svetaketu und sein popularisierender Nachfolger Babhravya Páñcála ebenso wie die Spezialisten Cáráyana, Suvarnanabha, Ghotakamukha, Gonardíya, Gonikáputra, Dattaka und Kucumára wirklich gelebt und gelehrt haben. Ihnen allen erweist Vátsyáyana Reverenz, aber er setzt sich auch kritisch mit ihren Ansichten auseinander und bildet sich eine eigene Meinung. Fast immer, wenn es heißt: »... lehrt Vátsyáyana«, deutet die Aussage auf erweiterte Lebenserfahrung hin und neigt deshalb zu größerer Toleranz.

So schuf Vátsyáyana nicht nur nach »gehöriger Prüfung der Überlieferung« eine Kompilation, sondern verfasste »in höchster Enthaltsamkeit und Andacht« ein neues, eigenständiges Werk. Von dem Autor wissen wir so gut wie nichts. Sein Familienname bedeutet »Sohn des Kälberzüchters«. Nicht einmal die Entstehungszeit des Kamasutram lässt sich ermitteln. Frühestens kann sie einige Jahrzehnte nach dem Tod Buddhas (um 480 v. Chr. vermutet werden; die Stellung der »Bettelnonnen« beweist, dass Buddhas Lehre schon degeneriert war. Im sechsten bis achten Jahrhundert n. Chr. war Vátsyáyana in seinem Lande schon allgemein bekannt und eine Autorität, nach der sich selbst die Dichter der Liebe zu richten hatten. Die Handschrift des Meisters ist verloren; das älteste erhaltene Manuskript entstand mindestens tausend Jahre nach seinem Tode. Aber man hält diese Abschrift allgemein für verlässlich.

Die erste europäische Übersetzung des Kamasutram erfolgte auf Initiative des Engländers Richard Burton, der »zeitlebens ein Freund der Abenteuer und aller ›Kuriositäten‹, besonders erotischer Art«, gewesen sein soll. An ihr war der indische Buchhalter einer englischen Firma und später auch ein Gremium deutscher Professoren beteiligt, die allerdings unbekannt zu bleiben versuchten. Auf diese Übersetzung gehen auch die meisten deutschen Ausgaben, als Zweitübersetzung, zurück.

Die erste unmittelbare Übersetzung aus dem Sanskrit ins Deutsche legte der Indologe Richard Schmidt 1897 vor. Er bot aber außer dem Kamasutram auch den vollständigen Kommentar des Yasodhara. Um seine Ausgabe entstand 1902 ein erbitterter Gelehrtenstreit, der in der gleichen Fachzeitschrift wie damals, der »Zeitschrift der Deutschen Morgenländischen Gesellschaft«, jüngst wieder aufgeflammt ist. Man warf und wirft Schmidt vor, dass seine Sprache ungelenk sei – und das ist kaum zu bestreiten – und dass er sich in Widersprüche verwickelt habe, die aber meines Erachtens mehr in der Sache als in der deutschen Wiedergabe begründet liegen. Hinter diesen Argumenten lag der eigentliche Angriffspunkt; schon frühzeitig hatte man den Gelehrten als »Eroten-Schmidt« diffamiert (so wie wenig später Freud als »Lustlümmel«), und die Fachleute waren auch darüber böse, dass die wissenschaftliche Übersetzung alsbald einen beträchtlichen Publikumserfolg hatte. Für diese Bearbeitung wurde die siebente Auflage aus dem Jahre 1922 benutzt. Auch in dieser Auflage noch standen die Abschnitte 13 und 14 sowie 17 bis 19 in jenem Kunstlatein, in das sie Schmidt übertragen hatte, um dem Vorwurf der »Obszönität« vorzubeugen. Auch der Wiener Nervenarzt und Gerichtspsychiater Krafft-Ebing hat bekanntlich in dem ersten wissenschaftlichen Werk über die Perversionen, der »Psychopathia sexualis«, die Detailbeschreibungen ins Lateinische übersetzt, und man sagt, damals sei der Umsatz an lateinischen Wörterbüchern erheblich gestiegen. Für diese Ausgabe habe ich mich der Hilfe einer Arbeitsgruppe von Hamburger Studenten mit »großem Latinum« bedient, um einen deutschen Text zu erstellen, von dem ich ausgehen konnte. Denn ich halte es für unzweifelhaft, dass erst die prüde Versteckspielerei »obszön« gemacht hat, was bei Vátsyáyana und Yasodhara mit so großem Ernst erörtert wird.

Die Übersetzung Schmidts ist die einzige deutsche, die unmittelbar aus dem Sanskrit gewonnen wurde, und zugleich die einzige, die auch den Kommentar enthält. Yasodhara hat nicht nur einige dunkle Aussagen des Vátsyáyana geklärt, hat nicht nur zu allgemeinen Formulierungen praktische Beispiele gegeben, sondern bietet auch viele reizvolle Geschichten und Legenden, die den kulturhistorischen Wert des Werkes erheblich vergrößern. Allerdings verliert er sich oft in eine rabulistische Akribie, diskutiert nicht selten jedes einzelne »und« oder »aber« des Originaltextes, sodass eine vollständige Wiedergabe seiner Kommentare ein Verständnis beim modernen Leser eher hindern als fördern könnte. Während die vorliegende Ausgabe den Text des Vátsyáyana ohne jede Kürzung wiedergibt, ist aus dem Kommentar des Yasodhara alles eliminiert, was nur ein scholastisches Interesse für Spezialisten haben könnte. Zugleich ist alles erhalten geblieben, was für ein besseres Verständnis der Lehren des Kamasutram bedeutsam ist, uns eine lebendigere Vorstellung vom Leben des damaligen Indien gibt oder folkloristisch interessant oder doch von einem pittoresken Reiz ist. Yasodharas oft abgehackte Erläuterungen sind zu vollständigen Sätzen ergänzt, und es sind Überleitungen geschaffen worden, um zu einem wirklich lesbaren Text zu kommen.

Sprachlich wurden auch die Texte Vátsyáyanas in der »ungelenken« Übersetzung Schmidts durchgearbeitet. Statt aller Erklärungen will ich ein Beispiel bringen. Bei Schmidt heißt es im 22. Abschnitt:

»Eine Liebhaberin, deren Zuneigung wächst, soll sich das Erwähnen des Namens der Nebengattin, eine auf sie bezügliche Unterhaltung oder auch ein Verwechseln des Namens und eine Übeltat des Liebhabers nicht ruhig gefallen lassen.«

In dieser Ausgabe lautet die gleiche Passage:

»Eine Liebhaberin, deren Zuneigung wächst, soll es sich nicht ruhig gefallen lassen, wenn der Liebhaber den Namen der Nebengattin oder eine Unterhaltung mit ihr erwähnt oder die Namen verwechselt oder ihr sonst Übles tut.«

Oft ist bei den neuen Formulierungen die Erklärung des Kommentators einbezogen, und wenn sich bei Schmidt scheinbare Widersprüche ergaben, konnten sie nach dem Sinn, der sich aus dem Zusammenhang ergibt, beseitigt werden. Dieser Sinn aber wurde unter allen Umständen erhalten, und trotz einer gewissen Vereinfachung ist der eigentümliche, ja fremdartige Charakter von Text und Kommentar so weit als möglich gewahrt.

Die eigentliche Bedeutung des Kamasutram im Verhältnis zur westlichen Sexualmoral liegt in der Tatsache, dass nach indischer Tradition der »Káma«, die Sinnenlust und insbesondere die Sexualität, als eines der drei wesentlichen und unausweichlichen Lebensziele erörtert wird. In seinem Buch »Beiträge zur Indischen Erotik« (2. Auflage 1911) weist Richard Schmidt darauf hin, dass »die Theorie es unentschieden lässt, welcher von diesen drei Gruppen des so genannten trivarga, zu denen übrigens als vierte noch der moksa, die Erlösung, die völlige Hingebung an die Gottheit tritt, die Palme gebührt«. Man darf das Ziel des »Káma« genauso wenig vernachlässigen wie das des »Dharma« (Frömmigkeit, Moral, Tradition) oder des »Artha« (Erwerb, Bildung, Ansehen). Am klarsten drückt das Yasodhara aus in dem Satz: »Atheisten, Weltfremde und Lusthasser erlangen das Glück nur mit Mühsal, weil je eine Voraussetzung fehlt.« Darüber hinaus aber gilt »die Liebe als Ergebnis von Frömmigkeit und Erwerb« als »das erhabenste Ziel und die Krone des Ganzen«.

Die Anerkennung der sinnlichen Liebe als Lebenselement und notwendiges Ziel erhält ihr volles Gewicht ja gerade durch die scholastische, religiös und philosophisch fundierte Tradition, in der sie erörtert wird. In eigentümlichem Gegensatz zu der Pedanterie, mit der das geschieht, scheint für uns die pragmatische Auffassung zu stehen, die immer wieder offenkundig wird. So heißt es, ohne Káma könne »der Leib nicht bestehen, weil dann infolge des Übermaßes an feuriger Leidenschaft Schäden wie Geistesverwirrung entstehen«. Selbst der Ehebruch, an sich verpönt, wird so verteidigt: »Wenn man aber sieht, dass die Liebe von Stufe zu Stufe fortschreitet, dann besuche man fremde Frauen, um sich gegen die Schädigung des eigenen Leibes zu schützen.« Es wird für recht erklärt, dass die Hetäre »den Liebhabern ihren Leib lässt und dafür Geld erwirbt«, denn »sie soll handeln, wie es die Art ihres eigenen Wesens ist, sagen die Meister«. Das Kamasutram ist eben »geschaffen worden für das Treiben der Welt«, und nicht für irgendein utopisches Reich geschlechtsloser Engel.

Aber was für eine Liebe ist es, um die es hier geht? Die Verliebtheit, hören wir, sei »von dem Verlangen nach Beischlaf gekennzeichnet«. Es werden zwar auch die »Liebe zu Beschäftigungen«, die »Liebe des Selbstgefühls« und die »Liebe des Vertrauens« angeführt, aber dann heißt es von der »sinnlichen Liebe«: »Da sie mit den vorzüglichsten Früchten ausgestattet ist, sind die anderen ihr untergeordnet.« Es ist dies etwa dasselbe Verhältnis, das nach Freud zwischen der unmittelbaren Triebbefriedigung und den verschiedenen Formen der Sublimierung besteht. Als Freud das sagte, löste er Empörung aus; als anderthalb Jahrtausende früher Vátsyáyana es sagte, folgte er einer alten Tradition und verwunderte niemanden, bis die Europäer das Kamasutram entdeckten, heimlich studierten und öffentlich verfolgten. (Das letzte Verbot erfolgte 1963 in Bayern und wurde 1964 im Berufungsverfahren aufgehoben.)

Und doch ist »das äußerliche Glück des Liebesgenusses« auch schon als »Ursache für das spätere innerliche Glück« erkannt worden. Vor allem aber ist der »Liebesgenuss« wie vor dem schon Werbung und Flirt Spielregeln unterworfen, deren abgezirkelte Grazie an ein Menuett erinnern.

Viele europäische Beurteiler des Kamasutram haben geglaubt, darin eine völlig natürliche Auffassung der Liebe entdecken zu können. In Wahrheit handelt es sich auch hier um eine höchste

Kultivierung, und den Grund dafür nennt Vátsyáyana auf den Einwand hin, dass bei den Tieren »ohne Unterricht, ungenannt und nicht gelehrt... die Liebe doch mit Glück geübt« wird: bei ihnen könne die »Ausübung der geschlechtlichen Funktionen ohne Hilfsmittel« (wie sie ein Lehrbuch bietet) stattfinden, »da die Weibchen nicht versteckt gehalten werden, der Geschlechtstrieb (nur) während der Brunstzeit befriedigt wird und der Akt von keiner Überlegung begleitet ist«.

Die Zivilisation und das menschliche Bewusstsein also erzwingen Regeln. Unter denen des alten Indien muten uns am fremdartigsten an die Kapitel über die Nägelwunden, das Beißen mit den Zähnen und die Anwendung von Schlägen. Diese Dinge sind zwar auch uns als Begleiterscheinungen sexueller Ekstase oder aber als »Perversitäten« bekannt, doch scheint es uns unbegreiflich, wenn da behauptet wird etwa: »Alle Frauen nämlich schätzen es hoch, wenn ihre Brustwarze von allen Nägeln zerkratzt ist.« Zwar kennen wir auch aus der abendländischen Kulturgeschichte Zeiten, in denen als »Sitte« anerkannt und geschätzt war, was in anderen Zeiten als »pervers« galt, aber das freudige Zeremoniell, mit dem man im Kamasutram Praktiken reguliert, die wir nicht anders als sadistisch und masochistisch nennen können, ist doch durch den Unterschied der Sitten allein nicht zu erklären. Ich meine vielmehr, dass diese Regeln entstanden, weil man die Nachbarschaft der sexuellen Ekstase zur »Grausamkeit« erkannte und für unvermeidlich hielt. Ganz im Sinne der realistischen Weltanschauung glaubte man daher, es sei besser, diese Strebungen zu regulieren, als sie zu unterdrücken und damit unkontrollierbare Folgen in Kauf zu nehmen. Auch wenn solche Sitten für uns völlig unannehmbar sind und bleiben, lohnt es sich schon, über ihren Sinn nachzudenken.

Die Liebeslehren des Vátsyáyana richten sich, anders als unsere zeitgenössische Moral, nur an eine ganz kleine Oberschicht.

Sie war die herrschende Klasse in einem feudalistischen System, das auf Grundbesitz und auf ein für alle Mal festgelegten Kastenunterschieden beruhte. Schon was wir über die Beherrschung der Künste erfahren, beweist nicht nur, was für materielle Güter hier vorausgesetzt werden, sondern auch das Maß der Muße, das allein einen so hoch entwickelten Universal-Dilettantismus (im besten Sinne des Wortes) ermöglicht. Zugleich zeigt die Bedeutung der Künste, dass »Káma« mehr ist als Sexualität, auch wenn es heißt, »diese Künste dienen dazu, bei anderen Leidenschaft zu wecken«.

Die Lehren des Vátsyáyana dienen, mit Ausnahme des Teiles über die Hetären, auch nur dem Vergnügen des Mannes. So heißt es: »Die Frauen sind da zum Zweck des außerordentlichen Genusses.« In dem Teil über die Einehe wird gefordert: »Die einzige Gattin behandle den Gatten in tiefem Vertrauen wie einen Gott.« Intellektuell wird die Frau ebenso tief eingeschätzt wie moralisch. »Da die Frauen ein Lehrbuch nicht erfassen können…« heißt es, obwohl später eingeschränkt wird: »Es gibt freilich Frauen, deren Geist von dem Lehrbuch getroffen wird.« In gleichem Sinne werden den Frauen einerseits »von Natur aus schlechte Sitten« nachgesagt und andererseits eingeräumt, es gebe »hier und da auch Frauen, die trotz der Verliebtheit Recht und Unrecht bedenken«.

Nun gab es auch bei uns (und gibt es noch?) unzählige Männer, die ähnlich dachten und ihren Überlegenheitsdünkel sogar »philosophisch« begründeten. Der Unterschied liegt darin, dass man im alten Indien erkannt hatte, wie sehr der geschlechtliche Genuss des Mannes von dem Mitgenießen der Frau abhängt. Vátsyáyana lehrt eine Verehrung der Frau durch den Mann, die man heute der Achtung gleichstellen mag, wie sie jemand einem kostbaren und empfindlichen Spielzeug entgegenbringt, aber die Eindringlichkeit, mit der im Kamasutram der Liebhaber ermahnt wird, die Frau mit Lust zu »bedienen«, hebt sich von dem kurzsichtigen Egoismus jener Männer, die nur an ihren eigenen Genuss denken, erfreulich ab.

Die Regeln des Spiels zwischen Mann und Frau haben freilich eher gefördert als verhindert, dass der indische Mann jener Zeit in der Frau ein ebenso unbegreifliches Rätsel sah wie der gebildete Europäer oder Nordamerikaner von heute. Wie immer und überall schwankten offensichtlich auch die Zeitgenossen und Landsleute des Vátsyáyana zwischen dem Wunsch nach einer Liebesgefährtin, die sich allen ihren Wünschen bedingungslos fügte, und dem Interesse an einem lustvollen Geschlechterkampf, dessen Ausgang unvorhersehbar wäre.

Wie immer und überall standen auch damals und dort die Interessen der Familie, der Ehe, der Fortpflanzung, der Moral (»Dharma«) im Gegensatz zu dem Verlangen nach Lust – und nach Liebe. So steht der Überlieferung nach die durch die Familien gestiftete Ehe im höchsten Ansehen, aber als Anwalt des »Káma« schätzt Vátsyáyana doch die spontan aus Liebe vollzogene »Gandharven«-Hochzeit weit mehr. Der Harem steht schon deshalb gleichberechtigt neben der Monogamie, weil »das Heiraten den Zweck hat, Söhne zu bekommen«, aber wenn im Kamasutram die Rivalitäten zwischen den Gattinnen des einen Mannes erörtert werden, ergibt sich doch die hervorragende Bedeutung einer Beziehung zwischen *zwei* Menschen. Indessen wird nirgends deutlich, welche Eigenschaften es eigentlich sind, die ein Mann an einer bestimmten Frau, eine Frau an einem bestimmten Manne so schätzte, dass eine leidenschaftliche Verliebtheit entstand. In eigentlich psychologischer Beziehung lässt uns das Kamasutram im Stich; modern ausgedrückt, müsste man Vátsyáyanas Psychologie als bloße Verhaltenslehre oder »Behaviorismus« klassifizieren.

Eine Sonderstellung nimmt der Teil über die Hetären ein. Wie schon sein Vorgänger auf diesem Spezialgebiet, Dattaka, scheint auch Vátsyáyana diese Kapitel im Auftrag von Hetären, also »pro domo«, verfasst zu haben. Schon mit den ersten Sätzen des sechsten Teiles macht auch der Kommentator klar, dass nun »die Hetäre, als ausübender Teil, die Hauptsache« ist, und »nicht der Mann«. Für lange Passagen wird von Frauen geredet, die wir eher als »Mätressen« denn als Prostituierte bezeichnen würden. Von der ganiká, der Kurtisane höchsten Ranges, wird erwartet, dass sie ihren »außergewöhnlichen Gewinn« für religiöse Opfergaben verwendet, und hierin spiegelt sich ihre Überlegenheit über jene, die bloß »von ihrer Schönheit leben«, von den niederen Gelegenheitsprostituierten wie den »Wasserträgerinnen« ganz zu schweigen. Indessen darf auch die ganiká ihre Opfer nicht selbst darbringen, sondern ist auf Vermittler angewiesen. Alle Regeln, die ihr im Kamasutram gegeben werden, gelten dem doppelten Ziel, eine so genussreiche Kurtisane zu sein wie nur möglich, und daraus den höchsten materiellen Gewinn zu ziehen. Die Tricks, die Vátsyáyana hier verrät, wirken – wie so manche anderen Regeln – auf uns zynisch; aber sie sind ganz einfach realistisch, denn so und nicht anders ist nun einmal die Welt.

Der Bildungsstand und die Selbstständigkeit der altindischen Hetäre im Verhältnis zur Abhängigkeit der »bürgerlichen« Frauen erinnert tatsächlich an die Verhältnisse der »Hetärokratie« in Hellas. Auch an die Traditionen der Geisha im alten Japan mag man denken. Unter den ständigen Freunden und Vermittlern der Hetären, von denen Vátsyáyana erzählt, gibt es Typen, die den Lesern des altchinesischen erotischen Romans Kin Ping Meh als »Schnorrer« vertraut sind. In gewissen Geschichten, die Yasodhara beiträgt, findet man die Erzählfreude aus »Tausendundeiner Nacht« wieder. So einzigartig das Kamasutram in mancher Beziehung auch ist, es gehört doch in die vielfältigen Verflechtungen der einen Menschenwelt.

So nimmt es auch nicht wunder, wenn hinter dem realistischen

Freimut des Vátsyáyana und des Yasodhara immer wieder moralische Vorbehalte deutlich werden, die uns Europäern nur zu vertraut sind. So heißt es über »das Ende des Liebesgenusses«: »Wenn sie die Leidenschaft gestillt haben, gehen beide verschämt, gleichsam als kannten sie sich nicht, und ohne einander anzusehen, einzeln nach dem Toilettezimmer.« Dazu erläutert Yasodhara: »Die Liebenden sind zunächst verschämt, da sie Unanständiges getrieben haben.« Vom Mundkoitus (Fellatio) wird gesagt, er sei eine Sünde, wenn man ihn mit der Ehefrau vollzieht; eine Art Vorbehalt, der an die von Freud betonte Diskrepanz zwischen der zärtlichen Liebe für die geachtete und der sinnlichen für die erniedrigte Frau erinnert. Der eigentliche Grund für die Einschränkungen der sexuellen Toleranz schimmert in dem Satz durch: »Man sagt, der Liebesgenuss sei eine Art Streit, da die Liebe ihrem Wesen nach ein Streiten und von schlechtem Charakter ist.« Sie ist nicht nur ein »Streit« zwischen Mann und Frau, sondern auch eine Auseinandersetzung zwischen Trieb und Kultur.

Kein Regelwerk kann daran etwas ändern. Zwar überbieten sich Vátsyáyana und Yasodhara an Liebesmathematik; so sagt der Meister noch, die Zahl der möglichen Liebesgenüsse sei nicht anzugeben, da sie außerordentlich groß sei, aber sein Kommentator rechnet es genau nach und kommt auf die Zahl 729. Doch es gibt einen Punkt, an dem die Rechenkunst ihre Waffen strecken muss: »Wenn aber das Rad der Wollust in Gang gekommen ist, dann gibt es kein Lehrbuch und keine Reihenfolge mehr.« So siegt im Kamasutram immer wieder die Lebenserfahrung, die nüchterne Einsicht in Realitäten, über alle »Systematik«.

Die alten indischen Meister bemühten sich, die Realitäten nicht nur zu sehen, sondern auch, sie in Rechnung zu stellen. Sie hielten nicht so viel vom Wunschdenken wie die meisten europäischen Morallehrer. Sie fanden es nützlicher, den Menschen, wie er nun einmal ist, unter die Kontrolle seiner Vernunft zu stellen, als ihn in unverstandene Tabus einzuzwängen, Verdrängungen zu erzeugen und unabsehbare Folgen zu riskieren. *Davon* hätten wir immer noch viel zu lernen. In diesem Sinne biete ich meine Bearbeitung dar und nehme für sie in Anspruch, was vor so langer Zeit in einem so fernen Land Vátsyáyana in den letzten Zeilen seines Kamasutram sagte: »Wer den Sinn dieses Lehrbuches kennt, der zähmt seine Leidenschaft, indem er Dharma, Artha und Káma ihre Bestimmung wahrt, die sie in der Welt einnehmen. Der Wissende also, der sich darauf versteht und auf Dharma und Artha achtet, erreicht sein Ziel, wenn er in Verliebtheit handelt, ohne von blinder Leidenschaft erfüllt zu sein.«

Ludwig Knoll

ERSTER TEIL

Allgemeine Einführung

I. KAPITEL

1. *Übersicht über das Buch*

Das Kamasutram des Vátsyáyana ist von einigen in wahrlich irriger Weise ausgelegt worden, deshalb will ich dazu einen Kommentar mit dem Titel Jayamangálá schreiben, nachdem ich mich vor dem Allwissenden verneigt habe.

Hier (in Indien) gibt es vier Kasten, voran die der Brahmanen, und vier Lebensstufen: den Brahmanenschüler, den Hausherrn, den Einsiedler und den Bettler. Dabei gilt für den Hausherrn das dreifache Lebensziel: Frömmigkeit, Erwerb und Vergnügen, da sie die Erlösung von den Banden der Welt noch nicht wünschen. Nach Meinung der Liebeskundigen ist die Liebe als Ergebnis von Frömmigkeit und Erwerb das erhabenste Ziel und die Krone des Ganzen. In der Überzeugung, dass die Liebe ohne Hilfsmittel nicht entsteht, hat der Meister das vorliegende Lehrbuch verfasst.

Obwohl sich die Liebe aus Frömmigkeit und Erwerb ergibt, erfordert sie doch noch andere Regeln, da ihr Wesen in der fleischlichen Vereinigung besteht. Die Kenntnis dieser Regeln schöpft man aus dem Kamasutram. Leute, die dieses Lehrbuch nicht studiert haben, können diese Kenntnisse nur erlangen, wenn sie sich von anderen unterrichten lassen. Der Verfasser beginnt, nachdem er die Gottheit angerufen hat, mit der Widmung:

Dem Dharma (Erwerb religiöser Verdienste)
Artha (Erwerb von Reichtümern)
Káma (Lehre von der Liebe und dem Liebesgenuss)

sei Ehre erwiesen! Dem dreifachen Ziel des Lebens soll dieses Werk gewidmet sein!

Zu Beginn schuf der Gott des Seins Männer und Frauen. Da er sich um ihr Wohlbefinden sorgte, offenbarte er ihnen in hunderttausend Kapiteln viele Wege, um die wichtigen Lebensziele des Dharma, Artha und Káma zu erreichen. Einige dieser Gebote, nämlich die, welche sich mit Dharma beschäftigen, wurden von Swayambhu Manu verfasst, die auf Artha bezogenen trug Brihaspati zusammen; jene über Káma wurden von Nandi, dem Jünger Mahadevas, in tausend Kapiteln erläutert.

Dieses Káma Sútra (Lehrbuch der Liebe) des Nandi wurde von Shvetaketu, dem Sohn des Uddalaka, auf fünfhundert Kapitel verkürzt. Dann wurde dieses Werk erneut gekürzt und von Babhravya aus Panchala auf einhundertfünfzig Kapitel gebracht, die er unter sieben Überschriften in einzelne Teile zusammenfasste:

Allgemeine Betrachtungen
Umarmungen
Vereinigung von Mann und Frau
Das Verhalten der Ehefrau
Außereheliche Beziehungen zu Frauen anderer Männer
Über die Kurtisanen
Verführungskünste und Liebesmittel

Auf das Ersuchen der Kurtisanen von Pataliputra hin löste Dattaka den sechsten Abschnitt, der sich mit dem Treiben der Kurtisanen beschäftigte, heraus und lehrte ihn für sich. Charayana folgte dem Beispiel Dattakas und verfuhr so auch mit dem ersten Abschnitt. Desgleichen verkündeten andere Weise die übrigen Abschnitte von neuem. Es verfuhren so

Suvarnanabha für den zweiten Teil,

Ghotakamukha für den dritten Teil,
Gonardíya für den vierten Teil,
Gonikáputra für den fünften Teil, und endlich
Kucumára für den siebenten Teil.

Demnach wurden dem Lehrwerk im Laufe der Zeiten vielerlei verstümmelnde Wunden beigebracht, sodass es fast als verloren zu erachten war. Überdies war das Lehrwerk in der Gestalt, die ihm Babhravya gegeben hatte, wahrlich zu lang und zu schwierig; die Werke aber, die Dattaka und die anderen mit Namen genannten Meister geschaffen hatten, handelten nur über vereinzelte Gegenstände aus dem genannten Bereich. Aus diesen Gründen drängte Vátsyáyana die Beiträge der einzelnen Meister so dicht zusammen, wie es ihm möglich war, und schuf das hier dargebotene Lehrwerk.

Dann gibt der Verfasser die einzelnen Teile seines Buches an:

Hier die Darlegung seiner Kapitel und Abschnitte: Übersicht über das Buch, Erreichung der drei Lebensziele, Darlegung des Wissens; Dasein des Lebemannes; Erörterung über die Freunde und die Befugnisse der Botin des Liebhabers.

So weit der erste, allgemeine Teil: fünf Kapitel, fünf Abschnitte.

Darstellung des Koitus nach Maß, Zeit und Temperament; Arten der Liebe; Untersuchungen über die Umarmungen; Mannigfaltigkeit der Küsse; die Arten der Nägelwunden; Regeln für das Beißen mit den Zähnen; Gebräuche in den einzelnen Ländern; Arten der Lagerung während des Beischlafs; absonderliche Weisen des Koitus; Anwendung von Schlägen und die dabei gebräuchlichen Ausführungen des sit-Machens; der vertauschte Liebesgenuss; Stellung des Mannes beim Liebesgenuss; das Auparistaka; Anfang und Ende des Liebesgenusses; verschiedene Arten der geschlechtlichen Liebe; Liebesstreit. – So weit der zweite Teil über den Liebesgenuss: zehn Kapitel, siebzehn Abschnitte.

Regeln für das Freien; Prüfung der Verbindungen; wie man das Vertrauen des Mädchens gewinnt; wie man an ein Mädchen herangeht; Erklärung des Äußeren und der Gebärden; die Bemühungen eines einzelnen Mannes; das Aufsuchen des zu gewinnenden Mannes; Erlangung des Mädchens durch Annäherung; Hochzeitsfeier. – So weit der dritte Teil über den Verkehr mit Mädchen: fünf Kapitel, neun Abschnitte.

Benehmen der einzigen Gattin; Wandel während der Reise des Mannes; Benehmen der ältesten Gattin gegenüber den Nebenfrauen; Benehmen der jüngsten Gattin; Benehmen der Witwe, die wieder geheiratet hat; Benehmen der Zurückgesetzten; Leben im Harem; des Mannes Umgang mit vielen Gattinnen. – So weit der vierte Teil über die verheirateten Frauen: zwei Kapitel, acht Abschnitte.

Darstellung des Charakters von Mann und Frau und die Gründe der Zurückhaltung; die bei den Frauen vom Glück begünstigten Männer; die mühelos zu gewinnenden Frauen; das Anknüpfen der Bekanntschaft; die Annäherungen; die Prüfung des Wesens; die Taten der Botin; das Liebesleben großer Herren; das Treiben der Frauen im Harem; die Bewachung der Frauen. – So weit der fünfte Teil über die fremden Weiber: sechs Kapitel, zehn Abschnitte.

Musterung der Besucher; Gründe des Besuches; Zurückweisen der Besucher; Hingebung an den Geliebten; Mittel für den Erwerb von Vermögen; Kennzeichen eines Gleichgültigen; Erkennen der Gleichgültigkeit; Verfahren bei dem Fortjagen; Wiederannahme eines Ruinierten; Arten des Gewinnes; Prüfung der Aussichten auf Gewinn und Verlust und des Risikos; Arten der Hetären. – So weit der sechste Teil über die Hetären: sechs Kapitel, sechs Abschnitte.

Bezaubern der Frauen; Gefügigmachen; Stimulantien; Wiedererweckung der erstorbenen Leidenschaft; Mittel, den Penis zu vergrößern; besondere Praktiken. – So weit der siebente Teil, die Upanisad: zwei Kapitel, sechs Abschnitte.

So ergeben sich sechsunddreißig Kapitel, vierundsechzig Abschnitte und sieben Teile, tausend Verse nebst einem Viertel.

Das ist die Übersicht über das Buch.

Das Lehrbuch besteht aus zwei Hauptteilen: der Hauptsache und den Zusätzen. So ist das, wodurch die Wollust eingerichtet, erzeugt wird, eine Hauptsache, zum Beispiel Umarmungen. Wodurch Männer und Frauen vollständig gewonnen werden, das ist ein Zusatz, zum Beispiel »Mittel der Vereinigung«. Die Upanisad bringt zur Geltung, wo Hauptsache und Zusätze nicht ausreichen.

Nachdem diese kurze Übersicht gegeben worden ist, wird nun die ausführliche Darstellung folgen: Denn erwünscht ist den Wissenden hienieden eine gedrängte und doch auch eine ausführliche Darstellung.

Diejenigen, die »hienieden« mit dem Lehrbuche vertraut sind, heißen »Wissende«. Ihnen ist es erwünscht, wenn sie ein Lehrbuch in kurzer und doch auch ausführlicher Darstellung im Herzen tragen. Denn wenn der Stoff der Abschnitte bekannt ist, ergibt sich nach Belieben tiefere Versenkung darein ohne Unsicherheit.

II. KAPITEL

2. Das Erreichen der drei Lebensziele

Das Ziel des Lehrbuches ist das Erreichen der drei Lebensziele. Dazu gibt es drei Wege: die Praxis, die Theorie und die richtige Erfassung. Der Verfasser bemüht sich vor allem um die Praxis, indem er sagt:

Der Mann, dessen Lebensdauer hundert Jahre beträgt, teile seine Zeit und beschäftige sich mit der Dreizahl der Lebensziele, indem er eines an das andere anknüpft, ohne dass sie sich gegenseitig beeinträchtigen.

Die Zahl »hundert« wird hier in ihrer uneigentlichen Bedeutung gebraucht. Was aber die Teilung der Zeit anbetrifft, so kann sie nicht vorgenommen werden, wenn die Lebensdauer abgekürzt wird.

»Der Mann« wird als Hauptsache genannt, denn die Frauen sind unselbstständig und studieren deshalb die Lebensziele in Abhängigkeit von den Männern.

So werden die Lebensziele miteinander verknüpft: Wenn sich jemand Kinder wünscht und sich seiner rechtmäßigen, aber ungeliebten Gattin zur Zeit nach der Menstruation nähert, so ist das Dharma, verknüpft mit Artha. Wenn jemand, der sich Kinder wünscht, sich seiner geliebten Gattin zur Zeit nach der Menstruation nähert, so ist das Dharma, verknüpft mit Káma. Wenn ein unverheirateter Mann von einem Ebenbürtigen ein ungeliebtes Mädchen annimmt, so ist das Artha, verknüpft mit Dharma. Wenn ein Mann ein geliebtes Mädchen aus einer tieferen Kaste annimmt, so ist das Artha, verknüpft mit Káma. Wenn sich der Mann seiner rechtmäßigen, geliebten und liebeskranken Gattin nicht zur Zeit nach der Menstruation nähert, so ist das Káma, verknüpft mit Dharma. Wenn ein verheirateter Mann, der nichts sein Eigen nennt, eine unebenbürtige, reiche und geliebte Frau gewinnt, so ist das Káma, verknüpft mit Artha. Das sind die Fälle, wo eines mit nur einem anderen verknüpft ist.

Wenn ein unverheirateter Mann mit einer ebenbürtigen, noch unberührten, geliebten Frau sich rechtmäßig verbindet, so ist das Dharma, verknüpft mit Artha und Káma. Wenn er ein geliebtes, ebenbürtiges Mädchen gewinnt, so ist das Artha, verknüpft mit Dharma und Káma. Wenn er eine reiche und schöne Frau besitzt, die er auf Grund gegenseitigen Verlangens geheiratet hat, so ist das Káma, verknüpft mit Dharma und Artha. Das sind die Fälle, wo eines mit zwei anderen verknüpft ist.

Wo keine Verknüpfung stattfindet, soll man so handeln, dass das eine die beiden anderen nicht schädigt; wo eine Verknüpfung mit nur einem stattfindet, soll man so handeln, dass das Dritte nicht geschädigt wird. Beispiele hierfür werden wir beibringen.

Jetzt gibt der Verfasser die Einteilung der Zeit nach dem Lebensalter an:

In der Kindheit beschäftige man sich mit der Erlangung des Wissens und ähnlichen Gegenständen des Artha.

Die Einteilung nach dem Lebensalter wird in dem Spruch angegeben: »Bis zum sechzehnten Jahre ist man Kind, solange man von in Milch gekochtem Reis lebt; bis zum siebzigsten Jahre steht man in mittleren Jahren; darüber hinaus ist man alt.«

Und in der Jugend mit der Liebe.

Im reifen Alter mit Dharma und Erlösung.

Denn im Alter hat man die weltlichen Dinge schon genossen. Für die Wissenden ist das Lebensziel ein Vierfaches; sie müssen in dieser Zeit ihre Gedanken auf die Allseele richten.

Oder man beschäftige sich mit der Unbeständigkeit des Lebens, wie es sich gerade trifft.

Man soll also dem obliegen, was sich gerade darbietet: in der Kindheit dem Artha und auch dem Dharma; in der Jugend dem Káma, aber auch dem Dharma und Artha; im reifen Alter dem Dharma – aber wenn die Fähigkeit, dem Dharma und dem Káma zu obliegen, noch vorhanden ist, dann auch mit ihnen. Wenn man nur einem obliegt, können die drei Lebensziele nicht erreicht werden.

Man bleibt aber Brahmanenschüler bis zur Erlangung des Wissens.

Solange man das Wissen nicht beherrscht, darf man nicht an Liebe denken. Sonst folgt nämlich Untugend; es wird unmöglich, die Liebe zu erlangen oder das Wissen und den Artha zu erreichen.

Dharma ist das lehrbuchmäßige Anbefehlen von Opfern und ähnlichen Handlungen, die unterbleiben, weil sie nicht dieser Welt angehören und man darum keinen Erfolg sieht; sowie der lehrbuchmäßige Verzicht auf Fleischgenuss und ähnliche Handlungen, die doch geschehen, weil sie dieser Welt angehören und man den Erfolg sieht.

»Ähnliche Handlungen« bedeuten erst Kasteiungen und so weiter; später das Kränken anderer Wesen, das Entwenden von Eigentum und so weiter.

Den Dharma gewinne man aus der heiligen Überlieferung und dem Verkehr mit Rechtskundigen.

Zu der heiligen Überlieferung gehört der Veda; was dort nicht behandelt ist, gewinne man aus dem Verkehr mit den Kundigen.

Erwerb von Wissen, Land, edlem Metall, Vieh, Getreide, Geschirr, Freunden und so weiter und die Mehrung des Erworbenen ist Artha.

Der Ausdruck »und so weiter« bedeutet Kleider, Schmuck u. a. Der Erwerb ist von zweifacher Art: die Aneignung von fertigen Dingen, wie Elefanten und so weiter, und die Bearbeitung von unfertigen, wie Getreide u. a. Die Mehrung soll die Beschäftigung mit der Wohlfahrt, den Genuss und so weiter andeuten.

Den Artha erwerbe man nach dem Gebaren der Aufseher, von den Kennern der Satzungen der Überlieferung und den Kaufleuten.

Zu den Kaufleuten gehören dem Sinne nach auch die Ackerbauer und Züchter von Rindvieh und so weiter.

Das in der gehörigen Ordnung und je auf ihrem Gebiete stattfindende Wirken der Sinne, die in dem zur Seele gehörenden Empfinden zusammengefasst sind: Gehör, Gefühl, Gesicht, Geschmack und Geruch, ist Káma.

Die Seele ist das Organ, in dem die Qualitäten des Schmerz-

und Lustempfindens, des Wünschens, des Hasses, des Wollens und so weiter zusammengefasst sind. Die Sinnesorgane wie Gehör und so weiter entscheiden darüber, was sie aufnehmen oder nicht aufnehmen, je nachdem die Seele den Wunsch hegt, Gegenstände der Sinnenwelt, Schlaf und so weiter zu genießen. Jenes Wirken, das seinem Wesen nach das Genießen der Sinnenwelt ist, heißt metaphorisch Káma. Die Wonne ist hauptsächlich Káma, und seine Grundbedingung ist das von einem Wunsche erfüllte Wirken. Darum ist der *allgemeine* Káma nach Ursache und Wirkung zweigeteilt. Ein Wirken in Opposition ist jenes, das Schmerz verursacht.

Das *besondere* Káma ist entweder von hauptsächlicher oder von nebensächlicher Art. Beides zeigt der Verfasser, indem er sagt:

Das erfolgreiche, richtige Empfinden, das infolge der besonderen Berührungen von der Wonne des Selbstbewusstseins begleitet wird, ist hauptsächlich Káma.

Stimme, Hände, Füße, After und Geschlechtsteile sind Organe für sinnliche Verrichtungen, insofern sie das Sprechen, das Reichen, das Gehen, die Entleerung und die Wollust bewirken. So ist bei Mann und Frau das unten befindliche Geschlechtsteil, die Vulva und so weiter, ein Organ des Gefühls, weil nur darauf sein Wesen beruht. Bei Gelegenheit des Samenergusses erzeugt das Geschlechtsorgan das Wollustgefühl. Das Empfinden bei den »besonderen Berührungen« an diesen Geschlechtsteilen ist das »richtige«. Sein Grund ist der Zustand, der den Namen Verliebtheit führt und von dem Verlangen nach Beischlaf gekennzeichnet ist.

Das Empfinden wirkt in der Seele der Frau wie in der Seele des Mannes. Die Seele der Frau versteht das Gefühl der weiblichen Geschlechtsteile durch deren besondere Berührung seitens des Mannes; und die Seele des Mannes versteht das Gefühl der männlichen Geschlechtsteile infolge ihrer Berührung durch die Frau. Die besondere Berührung unterscheidet sich von der gewöhnlichen Empfindung, wie sie der Mann bei der gewöhnlichen Berührung in der Gegend der Schenkel, Achseln und so weiter, oder wie sie die Frau bei der gewöhnlichen Berührung der Schenkel, des Nabels und so weiter hat, denn die sind nebensächlicher Art! Erfolgreich ist das Empfinden, wenn es ununterbrochen hergestellt wird und zur Wonne führt, nämlich dem Erguss des Samens und der gleichzeitig sich einstellenden Wollust.

Eine Berührung der Geschlechtsteile im Schlafe zum Beispiel ist noch nicht die richtige. Das richtige Empfinden stellt sich nicht ein bei unnatürlicher oder mechanischer Befriedigung oder bei Fehlen der Zuneigung, sondern nur, wenn es von der Wonne des Selbstbewusstseins begleitet ist. Von dieser Wonne durch Küsse und so weiter wird der Verfasser noch sprechen! Wenn Küsse, Kratz- und Beißmale und so weiter hier und dort, jedes an seiner Stelle, angebracht werden, so vermittelt das Wonne für Mann und Weib, da sie währenddessen unter dem Banne leidenschaftlichen Verlangens stehen. Ein Empfinden, das von solchen Zurüstungen bewirkt und von Wonne begleitet wird, ist hauptsächlich Káma. Darum ist ein Empfinden von Mann und Frau bei unnatürlicher oder mechanischer Befriedigung und beim Mangel an Zuneigung kein Káma, da es der Wonne des Selbstbewusstseins entbehrt.

Den Káma lehre man aus dem Lehrbuche der Liebe und aus der Verbindung mit der Lebewelt.

Die Lebewelt: das sind die Leute, die sich auf Liebesgeschäfte verstehen.

Da es unmöglich ist, den Dharma und die anderen Lebensziele auf einmal zu üben und zu erfassen, so muss man auch deren Verhältnis zueinander bezüglich ihrer relativen Bedeutung kennen.

Bei einer Kollision der Lebensziele ist immer das Vorangehende das Wichtigere.

Wichtiger als Káma ist also Artha, da der Káma durch den Artha erst ermöglicht wird; und wichtiger als Artha ist der Dharma, da auch der Artha erst durch den Dharma ermöglicht wird. Das ist aber nicht für alle die rechte Reihenfolge:

Für den König kommt erst der Artha, weil darin der Gang der Welt wurzelt; und ebenso für die Hetäre. So weit die Erreichung der drei Lebensziele.

Das Auftreten je nach den Kasten und Lebensstadien ist das Merkmal des Ganges der Welt. Darüber zu wachen, dass dies nicht geändert werde, ist des Königs Pflicht; und das kann nur geschehen, wenn er Herrschermacht besitzt. Sie beruht auf den Finanzen, dem Polizeiwesen und dem Heere; und da diese wiederum vom Gelde abhängen, so gründet sich der Gang der Welt auf das Geld. Ebenso ist für die Hetäre das Geld das Wichtigste, da ihr Lebensunterhalt von ihm abhängt. Eine Hetäre lässt den ihr entsprechenden Dharma und Káma, etwa einen liebeskranken Brahmanen und einen geliebten Lebemann, fallen, da sie meint, diese Männer würden ihr auch später noch zu Gebote stehen, und wendet sich einem ungeliebten Mann zu, der ihr Geld spendet.

Nun führt der Verfasser eine falsche Ansicht an, ehe er die richtige nennt:

Für den Dharma, der ja nicht dieser Welt angehört, ist ein Lehrbuch angebracht (und ebenso für den Artha), da er nur unter Beachtung gewisser Regeln zu Stande gebracht wird. Diese Regeln ersieht man aus dem Lehrbuch.

Da jedoch sogar bei den Tieren der Káma von selbst geübt wird und angeboren ist, so ist mit einem Lehrbuche darüber nichts anzufangen, sagen die Lehrer.

Es heißt ja: »Ohne Unterricht, ungenannt und nicht gelehrt, wird die Liebe doch mit Glück geübt: Wer lehrt denn die Gazellen und Vögel das Mittel, die Geliebte zu ergötzen?« In der Seele wohnen immer Verlangen, Abneigung und andere Gefühle; darum ist auch der Káma angeboren. Heißt es doch: »Die Herzen der Lebewesen hängen von Natur an dem Verlangen nach dem Sinnengenuss, selbst nach Erlösung verlangend sind sie selig in ihrer Entsagung, die voller Leidenschaft ist!« Deshalb brauche man nicht nach einem Lehrbuche zu handeln, sagten die Lehrer. Der Verfasser jedoch stellt richtig:

Da der Káma in der fleischlichen Vereinigung besteht, verlangt er Hilfsmittel.

Die fleischliche Vereinigung ist von zweifacher Art: eine Vereinigung bezüglich des Gegenstandes und eine bezüglich der Attribute. Der Gegenstand der Liebe ist das Wesen der Frau, die Attribute sind Kränze und so weiter. Heißt es doch: »Liebe ist Wonne, und ihre Attribute bilden Schmucksachen, Salben und Kränze; ferner ein Wäldchen, flaches Hausdach, Lautenklang, berauschende Getränke und so weiter. Ihr Gegenstand sind Frauen von ausgemachter Schönheit, Jugend und Koketterie, von artigem Wesen, die die Herzen der Menschen gewinnen.«

Die Vereinigung bezüglich des Gegenstandes ist wiederum von zweierlei Art: Eine ist äußerlich und die andere innerlich. Die heimlich geschieht, ist innerlich und heißt Beischlaf. Die äußerliche ist das Zusammentreffen. Die Vereinigung bezüglich der Attribute ist durch die nahe Beziehung zu den Objekten der Sinnesorgane gekennzeichnet. Das Verlangen aber muss vorangehen, und wo es fehlt, kommt das Káma nicht zu Stande. Die eine Art der Vereinigung verlangt Hilfsmittel: Wenn der Mann oder die Frau kein Verlangen empfindet, bewacht wird, sich schämt oder sich fürchtet, wenn die Frau einem anderen gehört und so die Sache nicht recht glücken will. Und die andere Art, genannt Beischlaf, wie soll sie zu Stande kommen, wenn man die vierundsechzig Künste nicht kennt? Auch die zweite Art der fleischlichen Vereinigung (bezüglich der Attribute) erfordert Hilfsmittel, da sie ohne das Treiben der Lebemänner nicht möglich ist.

Und die Kenntnis dieser Hilfsmittel schöpft man aus dem Lehrbuch der Liebe, sagt Vátsyáyana.

Denn dies ist der Name, den die Familie des Meisters trägt; sein Weihename ist Mallanága.

Bei den Tieren dagegen findet die Ausübung der geschlechtlichen Funktionen ohne Hilfsmittel statt, da die Weibchen nicht versteckt gehalten werden, der Geschlechtstrieb während der Brunstzeit befriedigt wird und der Akt von keiner Überlegung begleitet ist.

Die Tiere begatten sich nur in der Zeit nach der Menstruation, ebenso die Menschen, wenn sie Kinder haben wollen; wenn sie aber bloß die Frau ergötzen wollen, auch außerhalb dieser Zeit. So heißt es denn: »In der Zeit nach der Menstruation nahe man der Frau, oder jederzeit, da es nicht verboten ist.« Und dabei begatten sich die Menschen bis zur Befriedigung oder Sättigung.

Unter den Mitteln, die Weiber zu bewachen, ist das wichtigste die Liebe. Wenn eine Frau mit einem fremden Manne lebt, dann erreicht der gar kein Lebensziel, denn es heißt: »Wenn jemandes Geliebte, von Leidenschaft erfüllt, einen anderen genießt, dann flieht der Dharma, stirbt der gute Wandel, weilt das Glück ferne und wird die Familie getötet.« Was Manu zur Bewachung der Frauen empfiehlt, häusliche Arbeit, das Stampfen und so weiter, um sie zart zu machen, ist kein rechtes Mittel, da die Anwendung Ärgernis erregt. So heißt es denn: »Manu nannte um der Bewachung der Frauen willen unzarte Arbeiten, gleichsam Kränze, die einem Fesselpfosten für wilde Elefanten entsprechen sollen. Das alles geschieht nur bei mangelnder Liebe.«

Nun nennt der Verfasser eine irrige Auffassung auf dem Gebiete des Dharma:

Man vollbringe keine Taten des Dharma, heißt es, da der Lohn dafür erst künftig kommen soll und zweifelhaft ist.

Denn wer, der nicht kindisch ist, würde etwas, was sich in seiner Hand befindet, einem anderen aushändigen?

Besser heute eine Taube als morgen ein Pfau.

Besser als ein zweifelhafter Brustgoldschmuck ist ein unzweifelhaftes Goldstück. Das sind die Ansichten der Materialisten.

Doch stellt der Verfasser richtig:

Da das Lehrbuch zum Misstrauen keine Veranlassung geben kann; da man sieht, dass Behexung und Beschwörung bisweilen Erfolg haben; da man sieht, dass die Mondhäuser, der Mond, die Sonne und der Kreis der Planeten gleichsam mit Überlegung für die Welt wirken; da das Treiben der Welt durch das Leben nach den Satzungen der Kasten und Stadien gekennzeichnet wird; und da man sieht, dass der Same in der Hand um der künftigen Getreide willen ausgeworfen wird, so vollbringe man die Handlungen des Dharma. So lehrt Vátsyáyana.

Das Lehrbuch, Veda, stammt nicht von den Menschen und darf kein Misstrauen erregen. Dazu verweist der Verfasser auf das übernatürliche Wirken von Sonne, Mond und Planeten. Dass sie gleichsam mit Überlegung handeln, ist aus der Astrologie zu ersehen.

Das Wort »Man vollbringe keine Taten des Dharma, da der Lohn dafür erst künftig kommen soll« ist ein Hindernis auf dem Wege zu wahrer Erkenntnis. Denn nirgends erlangt man Erfolge wie Herrschaft und so weiter aus einer sichtbaren gleichartigen Ursache, und stets ist die Möglichkeit des Gelingens oder Nichtgelingens vorhanden.

Nun nennt der Verfasser eine irrige Ansicht über den Artha:

Man vollbringe keine Taten des Artha: Denn selbst mit Mühe erstrebt, werden Gelder bisweilen niemals erlangt; und sogar ohne dass man danach strebt, kommen sie ganz von selbst.

Das Schicksal nämlich bringt die Menschen zu Reichtum und Armut, zu Sieg und Niederlage, zu Glück und Unglück.

Vom Schicksal wurde Bali zu Indra gemacht, vom Schicksal wurde er gestürzt; das Schicksal wird ihn auch wieder erhöhen. Das ist die Meinung der Fatalisten.

So sagt man denn: »Das Schicksal reift die Wesen, das Schicksal rafft die Geschöpfe hinweg; das Schicksal wacht bei dem Schlafenden; dem Schicksal kann man ja nicht entgehen.« Doch dem hält der Verfasser entgegen:

Die Grundlage aller Betätigungen sind die Hilfsmittel, da sie von der menschlichen Wirksamkeit abhängen.

Die menschliche Tätigkeit vermag ohne Hilfsmittel keinen Reichtum zu Stande zu bringen. Denn gerade wie die menschliche Tätigkeit auf das Schicksal angewiesen ist, so auch die Fähigkeit, Gelegenheit und Ausführung auf die Hilfsmittel: Wenn sie alle fehlen, kann auch das Schicksal nichts machen, und wenn das Schicksal fehlt, sind sie ohnmächtig. Sie sind aufeinander angewiesen: Fähigkeit, Gelegenheit, Schicksal und Benutzung der Hilfsmittel, die das Ziel erreichen helfen.

Auch ein Vermögen, das zufällig erworben wird, ist durch Hilfsmittel bedingt: Ein Untätiger hat kein Glück. So lehrt Vátsyáyana.

Nun führt der Verfasser eine irrige Auffassung vom Káma an:

Man vollbringe keine Taten des Káma, wegen ihrer Rivalität mit den beiden Hauptsachen Dharma und Artha, und wegen anderer trefflicher Menschen. Sie bewirken Verkehr mit Niedrigen, schlechte Unternehmungen, Unreinlichkeit und Vernichtung der Zukunft; ferner Nachlässigkeit, Misstrauen bei anderen und Meidung durch die Mitmenschen.

Im Banne des Káma fragt man nicht nach dem Wandel im Dharma, handelt sogar entgegengesetzt und sucht auch kein Geld zu erwerben: Der Káma bildet dafür ein Hindernis wegen der hässlichen Ausgaben für berauschende Getränke, Hurenlohn und Geschenke. »Treffliche Menschen« sind eifrige Gelehrte und fromme Büßer; sie meiden jene, die dem Káma ergeben sind. Ihnen feindlich gegenüber stehen die »Niedrigen« wie Schauspieler, Tänzer, Sänger. »Schlechte Unternehmungen. sind unrühmliche Beschäftigungen wie nächtliche Liebesbesuche, Überklettern von Mauern und so weiter. Bei der »Vernichtung der Zukunft« ist an die Unfähigkeit bei dem »Liebesesel« gedacht. (Dies ist entweder eine venerische Krankheit oder die Bezeichnung eines abgelebten Wüstlings.)

Man hört von vielen der Liebe Ergebenen, die sogar samt ihrer Begleitung untergegangen sind.

So ging der Bhoja namens Dándakya, der die Tochter eines Brahmanen beschlafen hatte, infolge dieser Liebe samt Sippe und Reich unter.

Als Dándakya aus dem Bhoja-Geschlecht auf die Jagd gegangen war, erblickte er in einer Einsiedelei die Tochter des Bhárgava, verliebte sich in sie und entführte sie auf seinem Wagen. Da kam Bhárgava mit Holz und heiligem Grase zurück, und als er die Tochter nicht sah, erkannte er durch Meditation den wahren Sachverhalt und verfluchte den König. Der Fürst fand, von einem Sandregen verschüttet, »samt Sippe und Reich« den Tod. Diese Stätte wird heute noch als der Dandaka-Wald besungen.

Der Götterkönig, der die Ahalyá; der übermächtige Kícaka, der die Draupadí; und Rávana, der die Sitá entehrte, und noch viele andere, die später lebten; sie sieht man, der Liebe ergeben, untergehen. So ist die Meinung der Opportunisten.

Der Götterkönig Indra verliebte sich in der Einsiedelei des Gautama in dessen Gattin Ahalyá. Als Gautama mit Holz und heiligem Grase heimkehrte, verbarg Ahalyá den Indra im Mutterleibe, worauf sich Gautama samt seinem Weibe auf deren Einladung nach einer anderen Einsiedelei begab. Da er nun mit seinem übernatürlichen Auge sah, dass Indra da gewesen war, und er die Dreizahl der Sitze bemerkte, die dort zurechtgemacht worden war, empfand er Argwohn: »Was soll das für mich, da ich mit meiner Frau allein bin?« Durch Meditation erkannte er den wahren Sachverhalt, und vor Wut verfluchte er den Indra:

»Tausend Vulvas sollst du bekommen!« Da geriet Indra, obwohl er der Götterkönig war, infolge der Liebe in diesen Zustand, der dem Tode gleichkam. Sein Makel, der Buhle der Ahalyá zu sein, ist auch heute noch nicht gelöscht. Kícaka, der tausendfache Schlangenmacht besaß, wurde von Bhímasena getötet, da er der Draupadí in Liebe begehrte. Das ist allbekannt.

Nun gibt der Verfasser die richtige Auffassung an:

Die Taten des Káma stehen auf gleicher Stufe mit dem Essen, da sie das Gedeihen des Leibes bedingen; und sie sind die Frucht des Dharma und Artha.

Wie das Essen, auch wenn es den Nachteil der Verdauungsstörungen nach sich ziehen kann, Tag für Tag für das Gedeihen des Körpers stattfindet, so auch der Káma. Sonst kann der Leib nicht bestehen, weil dann infolge des Übermaßes an feuriger Leidenschaft Schäden wie Geistesverwirrung entstehen.

Um des Glückes willen dient man dem Dharma und Artha; unterlässt man diesen Dienst, so sind sie unnütz und bringen nur Mühe ein. So heißt es denn: »Als im Dharma wurzelnd gilt der Himmel; dort weilen die höchsten Frauen; unwiderstehlich ist für die Männer der Stand des Hausherrn, der aus der Mühe des Dharma erwächst. Geehrt durch die Fortpflanzung des Geschlechtes mit Kindern sind die Frauen hier und dort; aber das ist ganz klar: Die Frauen sind da zum Zwecke außerordentlichen Genusses.

Doch auch an den Nachteilen muss man lernen. Denn man unterlässt die Bereitung von Topfspeisen nicht, weil es Bettler gibt, die sie wegessen könnten; man unterlässt die Aussaat des Getreides nicht, weil es Gazellen gibt, die es abweiden könnten. So lehrt Vátsyáyana.

Hier folgen einige Verse:

Der Mann, der so dem Artha, dem Káma und dem Dharma obliegt, erlangt hier wie dort dornenloses, unendliches Glück.

Doch wer die drei Ziele nicht verfolgt, empfindet Reue, weil er, solange er hier weilte, das Glück dieser Welt in der Beschäftigung mit der unendlichen Liebe nicht erlangt hat; und auch nicht durch emsiges Betreiben des Dharma in der anderen Welt: »Ich Tor habe früher keine lautere Tat vollbracht!« Atheisten, Weltfremde und Lusthasser erlangen das Glück nur mit Mühsal, weil je ein Glied fehlt.

Bei einer Tat, die keine Befürchtung erweckt, was anderswo geschehen mag, und durch die ein Glück erlangt wird, das den Artha nicht tötet, bleiben die Edlen stehen.

Was die drei Lebensziele erreichen hilft, zwei oder auch nur eines, die Tat vollbringe man, aber nicht eine, die die beiden anderen schädigt.

Wenn irgendeine Tat auf dem Gebiete des Dharma oder einem der anderen auszuführen ist, die auch die beiden anderen zum Ziele nimmt, die soll man vollbringen. Das ist die beste Klasse. Wenn man von den drei Zielen zwei verfolgt, das eigentliche und ein anderes, das ist die mittlere Klasse. Wenn man nur ein Ziel vollenden kann, so soll man auch die Tat vollbringen. Das ist die unterste Klasse.

So ist die Vollendung der fünf großen Opfer verbindungsloser Dharma; Erwerb von Land und so weiter ist verbindungsloser Artha; Liebe zu einer geliebten Dienerin ist verbindungsloser Káma.

Doch eine Handlung um eines Zieles willen, das beide andere schädigt, die soll man nicht vollbringen. Durch außerordentlich reiche Spenden schädigt der Dharma den Artha und den Káma. Wenn man durch endlose Kasteiung den Káma geschädigt hat, tötet man auch den Artha, weil man den Leib verliert. Wenn der Artha als einziges Ziel gesetzt wird, schädigt er Dharma und Káma, indem er den Menschen gleichsam beherrscht. Wenn die Liebe bei Frauen hoher Abkunft wie bei Dándakya allzu heftig oder auch anderswo im Übermaß gepflegt wird, schädigt das die beiden anderen Ziele. Wenn man etwas tut, das ein Ziel fördert und ein anderes schädigt, soll man darauf achten, dass das Vorangehende das Nachfolgende schädigt, damit das Wichtigere erreicht wird.

III. KAPITEL

3. Die Darlegung des Wissens

Der Mann soll das Lehrbuch der Liebe und ihrer Nebenzweige studieren, ohne die richtigen Zeitpunkte für die Wissenschaften des Dharma und Artha sowie deren Nebenzweige zu verpassen.

Die Frau soll es vor der Jugendzeit studieren und, wenn hingegeben, nach Meinung des Gatten.

Da die Frauen ein Lehrbuch nicht erfassen können, ist auch der Unterricht der Frauen in diesem Lehrbuch unnütz, sagen die Lehrer.

Aber die Praxis können sie erfassen; die Praxis jedoch beruht auf dem Lehrbuche. So lehrt Vátsyáyana.

Zu den Wissenschaften des Dharma gehören die heilige und profane Überlieferung; die Wissenschaft des Artha enthält das Lehrbuch des Gewerbes. Zu deren beiden Nebenzweigen gehört die Gerechtigkeitslehre, durch die Erwerb und Erhalt des Vermögens Gewähr leistet wird, und die Logik, weil sie über das logische Denken zur Erkenntnis verhilft.

Der Mann soll das Lehrbuch der Liebe, das hier vorliegt, durch Lesen und Hören studieren. Die Frau soll es vor der Jugendzeit, und zwar im Vaterhause studieren. Denn wie soll die Schöne, die nach der Heirat keinen eigenen Willen mehr hat, noch studieren? Wenn sie aber »hingegeben«, also nach besonderer Feierlichkeit verheiratet ist, soll sie es studieren, wenn es der Gatte erlaubt; sonst dürfte sie als Emanzipierte zu beargwöhnen sein.

Zwar meinen die Lehrer, dass die Frauen ein Lehrbuch nicht erfassen können, aber die Praxis können sie erfassen. Was praktisch geübt wird (prayujyate) heißt Praxis (prayoga): Wirklichkeit; deren Erfassung steht den Frauen zu. Wer die Praxis kennt, braucht das Lehrbuch nicht zur Hand zu nehmen. Wie soll aber diese für die Weiber nützliche Praxis, die aus dem Lehrbuch gelernt wird, von *anderen* gelehrt werden? Die Unterweisung der Frauen ist also nicht unnütz.

Das geschieht nicht nur hier: Denn überall in der Welt gibt es nur wenige, die das Lehrbuch kennen; die Praxis aber gehört allen Menschen.

Auch ist für die Praxis selbst ein fern stehendes Lehrbuch noch die Ursache.

So gibt es Grammatik; dabei wenden die Kenner des Opfers, die doch keine Grammatiker sind, bei den Opferhandlungen den úha an.

Uha ist die angemessene, wohl bedachte Festsetzung eines dem lautlichen Bestande nach nicht bestimmten Wortes. Diesen Uha wenden Nichtgrammatiker, nämlich die Kenner des Opfers, bei den Opferhandlungen an, so wenn sie sagen: »Dem Feueropfer entsprechend opfere man Opferkuchen in acht Schalen verteilt« oder »Der Sonne entsprechend opfere man Opferspeise als Freund des brahmacarya.«

Es gibt Astrologie; und doch vollbringen an den geeigneten Tagen auch Nichtastrologen ihre Werke.

Ebenso verstehen Rosse- und Elefantenlenker, die doch die Lehrbücher darüber nicht studiert haben, mit Pferden und Elefanten umzugehen.

Ebenso gibt es Könige: Aber selbst weit entfernte Völker überschreiten die Satzungen nicht. Das ist ebenso.

Selbst Völker also, die den König nicht zu sehen bekommen, überschreiten aus Furcht vor ihm die Schranken nicht. Dieses Beispiel passt zu den anderen.

Von den Frauen sagt der Verfasser noch:

Es gibt freilich Frauen, deren Geist von dem Lehrbuche getroffen wird: die ganiká (hochgestellten Hetären), die Töchter von Königen und die Töchter von hohen Beamten.

Von einer solchen Vertrauensperson lerne die Frau heimlich die Praxis, das Lehrbuch oder nur einen Teil daraus.

Als Mädchen lerne sie die Werke, die zu den vierundsechzig Künsten in Beziehung stehen und wiederholt anzuwenden sind, in der Einsamkeit und allein.

Was das Mädchen lernt, wird in der Jugendzeit angewandt. Die Künste sollen in der Einsamkeit gelernt werden, um der Scham keinen Raum zu geben, und allein, also ohne einen Lehrer zu gebrauchen.

Über die Vertrauenspersonen sagt der Verfasser:

Die Lehrer der Mädchen aber sind: die Milchschwester, die mit ihr zusammen aufgewachsen ist und sich bereits mit einem Manne fleischlich vermischt hat; oder eine ebensolche Freundin, mit der man gefahrlos reden kann, oder eine gleichaltrige Tante, an deren Stelle auch eine vertraute alte Dienerin oder eine schon bekannte Bettelnonne und eine Schwester, wenn man ihr trauen kann.

Für Männer, die sich ungehindert bewegen können, sind Lehrer leicht zu finden. Eine Schwester, der man trauen kann, müsste schon mit einem fremden Manne vereint sein, andernfalls belehrt keine Schwester die andere, aus Eifersucht.

Nun nennt der Verfasser die angemessenen vierundsechzig Künste: Gesang, Instrumentalmusik, Tanz, Zeichnen, das Einritzen von Zeichen, Verfertigen mannigfaltiger Linien aus Reis und Blumen, kunstgerechtes Blumenstreuen, das Färben von Zähnen und Gewändern, das Auslegen des Bodens mit Juwelen, Herstellung des Lagers, Wassermusik, das Schlagen mit Wasser, wunderbare Kniffe beim Winden von Kränzen verschiedener Art, die Anordnung von Diademen und Kronen, Toilettenkünste, die verschiedenen Arten des Ohrenschmucks, das Mischen von Wohlgerüchen, das Anlegen von Schmucksachen, Zauberei, die Kniffe des Kucumära, Geschicklichkeit der Hände, die Bereitung verschiedener Arten von Gemüse, Brühen von Speisen, Herstellung von Getränken wie Fruchtsäften sowie Würzen und Likören, das Weben mit der Nadel, das Fadenspiel, das Musizieren auf der Laute und der Trommel, das Rätselspiel, das Versespiel, das Hersagen schwerer Worte, das Vorlesen von Büchern, Kenntnis des Schauspieles und der kleinen Erzählungen, Ergänzung eines gegebenen Verses zu dem Gedicht, verschiedene Arten des Flechtens von Zeug und Rohr, Drechslerarbeiten, Behauen, Baukunst, Prüfen von Silber und Edelsteinen, Kenntnis des Färbens und der Herkunft der Edelsteine, Anwendung von der Lehre zur Pflege der Bäume, Einrichtung der Kämpfe von Widdern sowie Hähnen und Wachteln, Sprechenlernen der Papageien und Predigerkrähen, Erfahrung im Frottieren und Massieren sowie Frisieren des Haares, der Erzählung mittels der Fingersprache, die verschiedenen Arten verabredeter Sprachen, Kenntnis der Dialekte, die Kunst der Blumenwagen, Kenntnis der Vorzeichen, Alphabet der Diagramme, Kenntnis des Abc der Gedächtniskunst, gemeinsames Deklamieren, Geistspiel, Anfertigung von Gedichten, Kenntnis des Lexikons, Kenntnis der Metrik, Kenntnis der literarischen Arbeit, Vortrag von Liedern mit Gestikulation, das Verstecken in Kleidern, die verschiedenen Glücksspiele, das Würfelspiel, die Spiele der Kinder und die Kenntnis der Wissenschaft des guten Tones, der Strategie und der körperlichen Übungen: Das sind die vierundsechzig einzelnen Nebenzweige des Lehrbuches der Liebe.

Zum Tanz heißt es: »Die Nachahmung der Taten der Bewohner des Himmels oder der Welt der Sterblichen oder der Unterwelt, der mimische und der nichtmimische Tanz, kommt den Tänzern zu.«

»Die sechs Erfordernisse des Gemäldes sind: die verschiedenen Erscheinungsformen, Proportionen, Darstellung der natürlichen Schönheit, Ähnlichkeit, Farbentreue und Richtigkeit der Tracht.« Diese Künste dienen dazu, bei anderen Leidenschaft zu erwecken und sich selbst zu unterhalten.

Ein Zeichen ist ein Mal, das man auf die Stirn zeichnet. Aus dem Blatt der Birke und so weiter werden auf mannigfache Art Zeichen geschnitten: Dies ist das Einritzen. Diese Zeichen werden aus zarter Rücksicht erwähnt, da sie den Schönen außerordentlich lieb sind.

Auf mannigfaltige Weise werden Streifen aus ganzen Reiskörnern von verschiedener Farbe auf dem Edelstein-Estrich im Tempel des Sarasvati oder des Liebesgottes verfertigt. Auch werden verschiedenfarbige Blumen zusammengebunden und zu mannigfaltigen Streifen gefügt, um Siva zu verehren, den Phallus und so weiter.

Blumen werden kunstgerecht gestreut, indem man solche von verschiedener Farbe zusammennäht oder webt und auswirft. Eine andere Bezeichnung dafür heißt »Blumenlager« im Schlafgemach, im Saal oder Pavillon und so weiter.

Gewänder werden durch Einreiben mit Safran gefärbt. Das Färben der Zähne wird aus zarter Rücksicht erwähnt, weil den Schönen das Schmücken der Zähne außerordentlich erwünscht ist.

Ein Juwelenboden ist ein Fußboden, der aus Edelstein-Estrich besteht und mit verschiedenen Edelsteinen, Smaragden und so weiter eingelegt ist, um in der heißen Jahreszeit darauf ruhen und Trinkgelage abhalten zu können.

Das Lager wird hergerichtet je nach der Zeit und je nachdem, ob Verliebtheit, Gleichgültigkeit oder Unentschiedenheit vorherrscht oder Neigung zum Essen sich zeigt. Die wunderbaren Kniffe bewirken mannigfaches Missgeschick; sie machen, dass jemanden nur ein Organ hat, grau wird und so weiter. Sie dienen dazu, jemanden aus Eifersucht zu schädigen. Der Verfasser wird sie in den Upanisad-Abschnitten nennen.

Zu den Würzen heißt es, dass sie durch Lecken zu genießen sind. Sie sind feinkörnig oder flüssig; der Geschmack ist salzig, sauer oder bitter, mit wenig Zucker versehen.

Beim Fadenspiel werden Fäden von Lotosstängeln und so weiter gezeigt. Man zeigt als nichtzerschnitten oder nichtverbrannt, was man zerschnitten und verbrannt hat; und zwar geschieht das durch Fingerstellung. Man zeigt auch Göttertempel und so weiter. Das Spiel wird von scherzhaften Rätselreden begleitet.

Das Musizieren auf den Saiteninstrumenten ist das vorzüglichste. So gibt es denn auch ein besonderes Musizieren auf der Laute; das auf der Trommel gehört notwendig dazu, weil dann die Kinder herbeikommen und die Musik sonst schwer zu verstehen wäre.

Beim Versespiel sagen zwei Leute gegenseitig Verse her, sodass jeder Vers mit dem Endbuchstaben des vorigen beginnt.

Bücher werden vorgelesen, um durch die Gedichte darin Leidenschaft zu erwecken und sich selbst zu unterhalten.

Die Metallurgie ist Gegenstand des Artha, da sie die Kenntnis des Reinigens, Vermischens und so weiter des Lehmes, der Steine, Juwelen und Erze vermittelt. Auch die Kenntnis des Färbens der Bergkristalle dient zum Erwerbe als Schmuck; die Kenntnis der Fundorte von Rubinen und anderen Edelsteinen dient zum Erwerb.

Das Reiben geschieht auf zweierlei Art: mit den Füßen und mit den Händen. Das Reiben mit den Füßen nennt man Frottieren. Wenn der Kopf mit den Händen gesalbt wird, heißt das Frisieren. Das Reiben an den übrigen Gliedern ist Massieren.

Die Fingersprache dient der Geheimhaltung. So berichtet man

den Inhalt geheimer Beratungen. Dazu heißt es: »Faust, Knospe, Klumpen, Hand mit drei ausgespreizten Fingern, Fahne, Haken und Ring: Diese sieben Gruppen bilden die mudrá-Geheimsprachen. Die Finger sind die Buchstaben, die Vokale befinden sich in den Fingergelenken: Der Buchstabe wird in der Vereinigung angefügt.«

Die Kenntnis der Dialekte braucht man, um Dinge mitzuteilen, die nicht ausposaunt werden sollen, und im Handelsverkehr mit Leuten aus den Provinzen.

Die Kenntnis der Vorzeichen ist nötig, um glück- oder unglückverheißende Wahrsagungen zu verstehen. »Mit einer solchen Frau wirst du dich vereinigen«: So lauten die Wahrsagungen, deren der Liebesgott gewöhnlich lacht.

Beim »Geistspiel« schreibt jemand einen Vers auf, ohne dessen Sinn anzugeben, indem er nur die Konsonanten in der Gestalt von Lotosblüten und so weiter setzt und sie in der gehörigen Weise mit Nasal- und Hauchlauten versieht; der andere bemüht sich, den Vers richtig zu lesen.

Der Vortrag von Liedern mit Gestikulationen dient dazu, andere zu verblenden.

Beim Verstecken in Kleidern wird eine Stelle bedeckt, die sonst nicht verhüllt wird, sodass es sich, auch wenn es heftig bewegt wird, davon nicht entfernt. Auch wird ein zerrissenes Gewand angelegt, als sei es nicht zerrissen; große Dinge werden durch Verhüllen klein gemacht und so weiter.

Zu den Spielen der Kinder gehören das Häuserbauen, Spiel mit Bällen und Puppen. Sie werden gespielt, wenn Kinder zu Besuch kommen.

Die zum Siege verhelfende Wissenschaft ist Strategie. Es gibt eine göttliche und eine menschliche; die göttliche umfasst die Unbesieglichkeit, die menschliche die Kunde vom Kampf und den Waffen.

Die vierundsechzig Nebenzweige im Lehrbuch der Liebe bilden seine Glieder. Wenn sie nicht da sind, kann es auch das Lehrbuch der Liebe nicht geben.

Die Vierundsechzig nach Páñcála aber sind anders. Ihre Anwendung werden wir in dem Abschnitte über den Liebesgenuss besprechen, indem wir ihnen nachgehen: Denn die Liebe besteht ihrem Wesen nach aus ihnen.

Die vorerwähnten Vierundsechzig, deren Anwendung in einem anderen Leitfaden gezeigt wird, sind hier nur kurz aufgezählt worden. Die Vierundsechzig nach Páñcála aber werden später eingehend behandelt. Nun nennt der Verfasser den Lohn, der sich aus dem Erfassen der Künste ergibt:

Eine Hetäre, die sich durch diese Künste auszeichnet und mit Charakter, Schönheit und Vorzügen begabt ist, erhält den Titel ganiká und eine hohe Stellung im Kreise der Menschen.

Geehrt ist sie stets bei dem Könige und bei den Trefflichen gepriesen; begehrenswert ist sie, des Besuches würdig und ein Vorbild.

Die Tochter eines Königs oder eines hohen Beamten, die sich auf diese Praktiken versteht, macht sich den Gatten geneigt, auch wenn er tausend Frauen im Harem hat.

Ebenso kann eine Frau während der Trennung von dem Gatten oder wenn sie in schweres Missgeschick geraten ist, sogar in fremdem Lande von diesen Wissenschaften bequem leben.

Eine Hetäre, die den auserlesenen Namen einer ganiká erhält, bekommt in der Gesellschaft einen Sitzplatz und wird nicht als Hetäre verachtet. Sie wird beim König geehrt, indem ihr ein Sonnenschirm, ein Wasserkrug und so weiter gereicht wird. Bei den Trefflichen wird sie gepriesen, weil ihre Erfahrung in den Künsten keine alltägliche ist. Ein Vorbild ist sie für jene, die den Liebesgenuss begehren.

Mit Bezug auf den Mann sagt der Verfasser:

Ein Mann, der in den Künsten erfahren, gesprächig und ein Schmeichler ist, findet das Herz der Frauen schnell, auch wenn er nicht bekannt ist.

Das Glück entsteht durch das Erlernen der Künste; je nach Ort und Zeit sollen sie angewandt werden oder nicht.

Gesprächig ist man infolge der Vertrautheit mit den Künsten und erweist sich so als Lebemann. Schmeichler ist einer, der Liebes tut, weil er durch das Erlernen der Künste korrektes Wesen erworben hat.

Doch ist Ort und Zeit zu berücksichtigen. In dem einen Lande sind die Lebemänner in den Künsten erfahren, oder man verlangt nach der Abhaltung von Prozessionsfesten: So werden die Künste angewandt! Ein anderes Land hat keine Lebemänner, oder die Bewohner hassen solche Vorzüge, oder es ist für die Lebemänner eine unglückliche Zeit: dann werden die Künste nicht angewandt, sonst könnte ihre Kenntnis zum Schaden ausschlagen.

IV. KAPITEL

4. Das Dasein des Lebemannes

Nach Erlangung des Wissens und nach Gründung des Hausstandes dank der Gelder, die man durch Geschenke, Siege oder Handel erworben oder ererbt hat, führe man das Dasein eines Lebemannes.

Erst nach Erlangung des Wissens ist die Führung eines eleganten Lebens am Platze. Auch wenn ein Mann Wissen besitzt, darf er mit der Führung eines eleganten Lebens nicht beginnen, solange noch keine Verbindung mit einer Frau stattgefunden hat. Die Gründung des Hausstandes, das häusliche Leben mit einer Gattin, wie es dem Lebemann angemessen ist, ist nicht ohne Vermögen denkbar.

Die Gelder erlangt der Brahmane durch Geschenke, der Krieger durch Siege, der Kaufmann durch Handel, der Handwerker, Schauspieler und so weiter durch die Bezahlung für eine Arbeit. Erbt jemand die Mittel vom Vater oder Großvater, kann unmittelbar auf die Verbindung mit einer Frau die Gründung des Hausstandes folgen.

Der Stutzer kann leben in einer Großstadt, einer Hauptstadt, einem Flecken oder großen Ort, wo es treffliche Menschen gibt, oder unter Berücksichtigung seines Lebensunterhaltes auch anderswo.

Eine Großstadt liegt inmitten von achthundert Dörfern und bildet für sie die Handelsstätte. Eine Hauptstadt ist die Residenz eines Fürsten. Ein Flecken liegt inmitten von zweihundert Dörfern. Ein großer Ort inmitten von vierhundert Dörfern führt die Bezeichnung »dronamukha« und ist größer als ein Flecken. An allen diesen Orten gibt es treffliche Menschen. Doch nirgends kann der Bürger leben, ohne ein Haus zu besitzen:

Wo er lebt, lasse der Lebemann in der Nähe von Wasser eine Wohnung mit Baumgarten, mit einem geräumigen Hofe für die Arbeiten und mit zwei Schlafgemächern bauen.

Wasser ist etwas Fröhliches und bildet einen Teil der Spiele. Ein Hof ist nötig für die Arbeiten, denn wenn sie im Hause selbst verrichtet werden, dürfte es dort ungemütlich sein.

Nun gibt der Verfasser an, welche Gegenstände in die Wohnung gehören:

In dem äußeren Schlafgemache sei eine sehr weiche Lagerstätte, beiderseits mit Kissen versehen und in der Mitte vertieft, mit weißer Decke und einem Nebenlager. Am Kopfende sei der Platz für das Grasbündel und die Opferbank. Dort seien die von der Nacht übrig gebliebenen Salben und Kränze, ein Körbchen mit gekochtem Reis, ein Gefäß mit Parfüms, Zitronenbaumrinde und Betel. Auf dem Fußboden stehe ein Spucknapf, an einem Haken hänge eine Laute. Weiter gebe es ein Malbrett, eine Farbendose, irgendein Buch, Kränze aus gelbem Amarant; nicht weit davon auf dem Erdboden ein Streulager, den Kopf aufzulegen; dazu Würfelbrett und Spielbrett.

Außerhalb des Schlafzimmers Käfige mit zahmen Vögeln; an einem abseitigen Platz Geräte für Schnitzarbeiten und andere Spiele. In dem Baumgarten gebe es eine gut gepolsterte, beschattete Stoßschaukel und eine Bank aus Erde, die mit Blumen bestreut ist. So ist die Anordnung der Wohnung.

Anders als das äußere Schlafgemach dient das innere zum Ruhen der Frauen. In dem äußeren sei eine Lagerstätte für den Liebesgenuss. In deren Nähe sei für den Liebesgenuss ein Nebenlager, dessen Höhe ein wenig geringer ist; außerdem ein Ruhebett. Dies ist die Anordnung für Leute mit tugendhaftem Lebenswandel; Liebhaber einer Hetäre aber vereinigen beides in einer Lagerstätte und haben kein Nebenlager. So heißt es denn: »Wo der Liebende mit der Geliebten sich vereint, auf diesem besudelten Lager ruhe der Wissende, Reine nicht.«

Die Zitronenbaumrinde dient dazu, den schlechten Geschmack im Munde zu vertreiben und schlechten Geruch fern zu halten. »Der Liebhaber, der abends eine Paste aus Stückchen der mit Honig bestrichenen Zitronenbaumrinde lutscht, kommt, in die Arme der Frau wie in ein Netz verstrickt, nicht in Verlegenheit über schlechten Geruch aus dem Munde.«

Wenn allgemein von »irgendeinem Buch« gesprochen wird, ist doch ein Buch gemeint, welches gerade das neueste Dichtwerk enthält, um daraus vorzulesen.

Kränze aus gelbem Amarant sollen schön aussehen und selbst bei dem heftigen Drücken in der Wollust nicht unscheinbar werden.

Außerhalb des Schlafgemachs, und nicht drinnen, sollen die Käfige mit Vögeln hängen, wegen der Unannehmlichkeit bei dem Entleeren des Unrates und so weiter.

Über die Beschäftigungen des Lebemannes in diesem Heim sagt der Verfasser:

Nachdem er am Morgen aufgestanden ist, die ständigen Verrichtungen vollbracht, seine Zähne geputzt, mäßig Salben gebraucht, Räucherwerk und einen Kranz genommen, einen Mund voll gekochten Reis genossen und Lack aufgelegt, sein Gesicht im Spiegel betrachtet und Mundkügelchen sowie Betel genommen hat, soll er seinen Beschäftigungen nachgehen.

Wer Salben statt mäßig viel gebraucht, ist kein eleganter Lebemann!

Lack wird auf die Lippen aufgelegt, um eine hervorragende Farbe zu erzielen.

Nun beschreibt der Verfasser den Umfang der Körperpflege und das übrige Tagewerk:

Beständig baden, alle zwei Tage einreiben, alle drei Tage Sepia, alle vier Tage rasieren, alle fünf oder zehn Tage glätten; ohne Ausnahme. Beständiges Entfernen des Schweißes an den verhüllten Höhlungen. Am Vor- und Nachmittage Einnahme der Mahlzeit, nach Cárâyana am Abend. Nach dem Essen Unterricht der Papageien und Predigerkrähen; Wachtel-, Hahnen- und Widderkämpfe; diese und jene Kunstspiele. Mittagsschlaf; am Nachmittag, wenn er Toilette gemacht hat, belustigende Unterhaltungen. Am Abend musizieren; danach werden zusammen mit den Freunden in dem zurechtgemachten Schlafzimmer, das vom Dufte des Räucherwerkes durchzogen ist, die Frauen erwartet, die zum Liebesbesuche kommen. Man entsendet Unterhändlerinnen oder geht persönlich hin. Zusammen mit den Freunden werden die Angekommenen mit freundlichen Reden und Höflichkeiten begrüßt. Man macht eigenhändig die Toiletten der Frauen zurecht, die bei schlechtem Wetter zum Liebesbesuche gekommen sind, sodass ihre Kleidung durch den Regen in Unordnung geraten ist. Oder sie werden durch die Schar der Freunde bedient. Das ist das Treiben bei Tage und in der Nacht.

Alle drei Tage soll an den Schenkeln Sepia angewendet werden; wenn nicht zwei Tage dazwischenliegen, werden die Schenkel rau.

Glätten ist das Hantieren mit dem Schermesser an heimlichen Orten; wenn aber die Haare gewaltsam ausgezogen werden, soll das erst am zehnten Tage stattfinden.

Man soll immer die Achselgruben offen halten. Wenn man irgendwie arbeitet, bildet sich dort Schweiß, den man beständig mit einem Lappen entfernen soll; sonst verursacht er üblen Geruch und verrät Mangel an Bildung.

Indem man den Tag und die Nacht in acht Teile teilt, soll man am Vormittag drei Teile darauf verwenden, seinen Beschäftigungen nachzugehen. Im vierten Teil soll man essen, nachdem man gebadet hat und so weiter. Am Nachmittag, im letzten Teil, soll man nochmals essen, um Kräfte zu bekommen. Doch wird auch die abweichende Meinung des Cáráyana angeführt, der sagt, man solle am Vormittag und abends essen, weil die zweite Mahlzeit, wenn sie am Nachmittag stattfindet, nicht so kräftigt wie am Abend.

Von den Píthamarda, dem Vita und dem Vidúsaka wird der Verfasser noch reden, ebenso über die Bedeutung der Freunde.

Wenn die Geliebte, zu der man eine Unterhändlerin geschickt hat, nach Ablauf der festgesetzten Frist nicht kommt, weil sie schmollt, dann geht der Liebhaber wohl auch persönlich zu ihr, um seine Hochachtung und Liebe zu bekunden. Die Begrüßung geschieht mit freundlichen Worten wie: »Willkommen! Hier, nimm Platz! Schön, dass du gekommen bist, Geliebte: Mein Leben hängt an dir! Warum also hast du dich so verspätet?«

Was bei der fleischlichen Vereinigung in der Nacht geschieht, wird der Verfasser in dem Teil über den Liebesgenuss sagen. Nun nennt er nach den ständigen die gelegentlichen Beschäftigungen:

Abhaltung von Prozessionen; gesellschaftliche Unterhaltungen; Zechgelage; Besuch der Gärten und gemeinschaftliche Spiele; an einem bestimmten Tage des Halb- oder des Vollmonates regelmäßige Zusammenkunft der Aufgeforderten im Tempel der Sarasvatí. Ihnen sollen die fremden Künstler ein Schauspiel geben; am Tage darauf sollen sie von ihnen ihre festgesetzte Belohnung empfangen. Je nach der Neigung folgt darauf ein abermaliges Zusehen oder die Entlassung der Spieler. Falls diese Unfälle haben oder Feste feiern, sollen andere die gleichen Rollen spielen. Den Gästen, die in ihre Gesellschaft kommen, soll Schutz und Ehre zuteil werden. Das sind die gesellschaftlichen Sitten, einschließlich der Prozessionen, die bald dieser, bald jener besonderen Gottheit gelten und ihrem Wesen nach feststehen.

Bei den Prozessionen finden sich die Lebemänner zusammen. Ihre Zusammenkunft zu Unterhaltungen über Dichtung und Künste soll die Nachdenklichkeit fördern.

Bei Zechgelagen trinkt man allseitig in Gemeinschaft. Wenn ein einzelner Mann mit der Geliebten zusammen trinkt, so heißt das »Genuss berauschender Getränke« und gehört zu den ständigen Beschäftigungen.

Die von dem Liebhaber ehrenhalber jeden Halb- und Vollmonat »Aufgeforderten« sind Lebemänner, Schauspieler und so weiter. Die fremden Schauspieler, die aus anderen Orten, geben ihre Schauspiele an einem bekannten, also festgesetzten Tage oder einem anderen. Die »Aufgeforderten« jedoch, die Prozessionskünstler sind, spielen nur an den bekannten Tagen. Der Preis für das Schauspiel wird vorher festgesetzt und am Tage danach bezahlt.

Schauspieler, mit denen kein Preis ausgemacht wurde, können sogar am ersten Tage schon auf offener Szene, wenn sie hinreißend spielen, von den Lebemännern Belohnungen in Gestalt von Gewändern und so weiter bekommen.

Wenn sich von den fremden Künstlern einer krank oder bekümmert fühlt, oder es trifft ihn ein Unfall, oder er ist auf einem Fest, etwa einer Hochzeit, beschäftigt, dann ist seine Rolle von einem der fest angestellten Künstler zu übernehmen, um das Stück nicht zu gefährden.

Nun schildert der Verfasser die gesellschaftlichen Unterhaltungen:

Wenn in der Wohnung einer Hetäre, im Saale oder in der Behausung des einen oder anderen Lebemannes die an Wissen, Verstand, Charakter, Vermögen und Alter Gleichen sich mit den Hetären zusammensetzen und unterhalten, so ist das eine Gesellschaft. Dabei tauschen sie ihre Gedanken über Gedichte und die Künste aus.

Die Hetären nehmen an der Unterhaltung teil, um die Künste vorzuführen, die den ehrbaren Frauen verboten sind. Glänzende Weltgeliebte stehen im Gegensatz zu bäurischen Frauen.

Jetzt wird das Zechgelage behandelt:

Zechgelage sollen abwechselnd in den verschiedenen Wohnungen stattfinden.

Hierbei sollen die Hetären zutrinken und mittrinken: madhu, maireya, Branntwein und Likör, mit verschiedenen Reizmitteln, Salzigem, Früchten, Grünem, Gemüse, Bitterem, Scharfem und Sauerem. Damit wird der Besuch der Gärten angedeutet.

»Madhu« ist Honigmet; »Maireya« ist ein Branntwein, der aus der Rinde des Odina pinnata abgekocht wird; darein wird Melasse gegossen und eine gehörige Menge Piper longum, Muskatnuss, Arekanuss und Gewürznelken beigefügt. Die drei Arten des Branntweins sind Rum aus Zucker, Kornbranntwein und Honigschnaps. Solche Gelage können auch in den öffentlichen Gärten veranstaltet werden. Über deren Besuch schreibt der Verfasser:

Am Vormittage sollen die Lebemänner schön geschmückt und zu Pferde mit den Hetären, begleitet von Dienern, sich dorthin begeben. Nachdem sie dort die täglichen Festlichkeiten genossen und die Zeit mit Hahnenkämpfen und Spielen, Schauspielbesuch und anderen gefälligen Unternehmungen hingebracht haben, sollen sie am Nachmittag mit den Beweisen des Gartengenusses heimkehren. Damit ist das Aufsuchen des Wasserspieles in der heißen Jahreszeit durch jene angedeutet, die sich von Raubtieren freie Wasserbehälter gebaut haben.

Man soll also schöne Gewänder anlegen und sich zu Pferde in die Gärten begeben, weil die Rosse einen anmutigen Gang haben. Dabei sind die Hetären hinten oder vorn aufs Pferd zu setzen. Die Diener sollen mit ihren jeweiligen bestimmten Leistungen aufwarten. Bei der Heimkehr soll man Blumenbüschel, junge Zweige und so weiter mitnehmen, um den Gartengenuss zu beweisen, und mit ihnen soll man Kopf, Ohren und Hals schmücken.

Besonders angesprochen sind jene Lebemänner, die sich Badeplätze verschafft haben, welche von Raubtieren wie Krokodilen frei sind, etwa einen Teich oder länglichen See. Nur in der heißen Jahreszeit können dort die Wasserspiele wie Untertauchen, Auftauchen, Wassermusik, Schlagen mit Wasser und so weiter stattfinden.

Nun nennt der Verfasser die gemeinschaftlichen Spiele:

Yaksa-Nacht, Erwachen der kaumudí, das Fest des Liebesgottes.

Yaksa-Nacht ist eine von Lampen erhellte Neumondsnacht, bei der die Yaksas gegenwärtig sind. Am Vollmondstage im Monat Asvina scheint der kaumudí, der Vollmond, besonders hell: dies ist ihr »Erwachen«. Die Belustigungen dabei bestehen hauptsächlich aus dem Schaukelspiel. Das Fest des Liebesgottes ist das Frühlingsfest. Dabei bestehen die Belustigungen vor allem aus Tanz, Gesang und Instrumentalmusik.

Nach diesen allgemeinen Spielen nennt der Verfasser nun die lokalen:

Das Brechen von Mangofrüchten; das Essen von gerösteten Körnern; das Essen von Lotoswurzelfasern; Jungblattspiel; Wasserspritzspiel; Nachahmung von Puppen; Wollbaumspiel; Kadamba-Kämpfe: Diese und andere allgemeine und lokale Spiele sollen die Lebemänner im Gegensatz zu den übrigen Leuten spielen. Das sind die Gesellschaftsspiele.

Das »Jungblattspiel« findet in Waldgegenden statt, wenn nach dem ersten Regen die jungen Blätter hervorsprießen. Beim Wasserspritzspiel wird ein mit Wasser gefülltes Bambusrohr gebraucht; man nennt dieses Spiel auch »das Gebrüll des Löwen«. Bei der Nachahmung von Puppen verstellt man die Sprache und die Gebärden. Zum Wollbaumspiel sucht man einen einzelnen, großen, von Blüten bedeckten Wollbaum auf und schmückt sich mit den Blüten. Bei den Kadamba-Kämpfen dienen Blüten als Schlagwaffen, wobei die Gesellschaft in zwei Parteien geteilt wird. Das Wort Kadamba soll die blütenzarten Schläge andeuten. Dagegen sollen keine Kämpfe mit Keulen, Backsteinen und so weiter ausgefochten werden.

Die Prozessionen und so weiter veranstalten nur die Lebemänner, während an den allgemeinen Spielen das Volk *und* die Lebemänner teilnehmen. Die vorgenannten Spiele sollen die Lebemänner »im Gegensatz zu den übrigen Leuten« veranstalten, um ihren Stand recht zur Geltung zu bringen.

Zu den Gesellschaftsspielen, die die Lebemänner gemeinsam spielen, schießen sie auch das Geld zusammen.

So ist nun das Treiben eines Alleinstehenden, wie es seinem Vermögen entspricht, wie das der ganiká und der Liebhaberinnen mit den Freundinnen und den Lebemännern gekennzeichnet.

Einer aber, der kein Vermögen hat, nichts als seinen eigenen Leib besitzt, dessen ganze Habe in einem Klappstuhl, Sepia und einem braunroten Gewande besteht, der jedoch aus einer ehrenwerten Gegend stammt, in den Künsten erfahren ist, sie unterrichtet und sich dabei in der Gesellschaft wie in den zur Hetärenwirtschaft gehörenden Geschäften bewegt, der heißt Píthamarda.

Der Klappstuhl, ein kleiner Sitz aus Stäben, ist als Stütze für den Leib von den alten Meistern, die über die Lebemänner geschrieben haben, festgesetzt worden. Er baumelt auf dem Rücken. Auf eine Bank setzen darf sich der Píthamarda nicht, wenn er, von einem Diener begleitet, in dem Lande umherzieht. Sein Name deutet an, dass er beim Unterricht den Klappstuhl »drückt«. Sein Dasein ist das eines Lehrers.

Wer aber sein Vermögen durchgebracht hat, Einheimischer ist, die Eigenschaften (eines Lebemannes) besitzt, verheiratet ist, in den Hetärenkreisen sowie in der Gesellschaft gut angeschrieben steht und davon lebt, heißt Vita.

Er ist nicht aus einer anderen Gegend zugezogen. Ein Fremder, der sein Vermögen durchgebracht hat, gehört unter die Píthamardas. Er ist gut angeschrieben, da er hervorragende Kenntnisse besitzt. Ohne eine andere Lebensweise zu wünschen, schmarotzt er bei den Hetären und den Lebemännern. Weil er dabei Botschaften überbringt, also etwas mitteilt (vitati), heißt er Vita.

Einer aber, der nur einen Teil des Wissens besitzt, eine lustige Person und der Vertraute ist, heißt Vidúsaka oder Spaßmacher. Diese Leute sind für die Hetären und die Lebemänner wie die Minister, die über Krieg und Frieden gesetzt sind.

Der Vidúsaka nimmt als lustige Person und Vertrauter bei den Hetären und in der Gesellschaft eine anerkannte Stellung ein. Er tadelt die Hetäre oder den Liebhaber, wenn sie einmal unbedacht handeln. Diese unechten Lebemänner, die an der Seite der richtigen leben, sind wie Minister über Krieg und Frieden gesetzt, weil sie die praktischen Erfahrungen gemacht haben und die Theorie kennen.

Mit ihnen sind in den Künsten erfahrene Bettlerinnen, Kahlköpfige, gemeine Weiber und alte Hetären zu nennen.

Auch diese Frauen sind in der Theorie und Praxis von Krieg und Frieden zu gebrauchen; und da sie für beides den Anstoß (kuttana) geben, heißen sie Kupplerinnen (kuttani).

Nun schildert der Verfasser das Treiben eines Mannes, der wegen seines Lebensunterhaltes auf dem Lande lebt:

Nachdem der auf dem Lande wohnende Mann seine Angehörigen, so weit sie gewandt sind und Interesse zeigen, in Spannung versetzt hat, indem er das Treiben der Lebemänner schildert und so Verlangen erweckt, soll er dieses Dasein nachahmen und Gesellschaften abhalten, die Leute durch seinen Verkehr mit ihnen entzücken, sie durch Beistand bei ihren Unternehmungen gewinnen und ihnen Dienste leisten. Das ist das Dasein des Lebemannes.

Nun zeigt der Verfasser noch einige Unterschiede auf:

Wer nicht mit allzu gekünstelter, aber auch nicht gar zu gewöhnlicher Sprache in den Gesellschaften die Unterhaltung führt, ist bei den Menschen hoch angesehen.

Doch gehe ein Kluger nicht in eine Gesellschaft, die mit der Welt im Widerspruche steht, sich in Zügellosigkeit ergeht und sich nur mit dem Klatsch über andere befasst.

Der Wissende verkehrt in einer Gesellschaft, die nach den Herzen der Menschen handelt und sich einzig und allein mit Spielen befasst. So wird ihm in der Welt alles gut gelingen.

Das heißt, er ist in der Welt glücklich; und angesehen bei den Frauen!

V. KAPITEL

5. Erörterung über die Freunde und die Befugnisse der Boten des Liebhabers

Welcher Liebhaber soll nun das Dasein eines Lebemannes führen, nachdem er den Stand des Hausherrn erreicht hat, und wie soll die Liebhaberin beschaffen sein? Mit was für Freunden soll er leben, und was sind die Befugnisse des Boten oder der Botin?

Hier wird zunächst die Geliebte behandelt, nach dem Gewinn, den sie bringt, und noch nach einem anderen Gesichtspunkt:

Die Liebe, die innerhalb der vier Kasten nach Ebenbürtigkeit und dem Lehrbuch gemäß einer Frau zugewandt wird, die früher noch nicht mit einem anderen verheiratet war, bringt Söhne, verleiht Ansehen und entspricht den Sitten der Welt.

So heißt es: »Der Brahmane aber zeuge einen Sohn mit einer gebildeten Frau von seinem Stand; ihn sehe er an als leiblichen Sohn, der »diesen Namen wirklich verdient«. Mit »Liebe« ist hier nicht allein die geschlechtliche Vereinigung gemeint; das Wort wird metaphorisch auf die Vereinigung von Mann und Frau angewandt, der die Liebe vorangehen muss.

Verboten ist die Liebe zu Frauen aus höherer Kaste und zu mit anderen Männern Verheirateten. Die Liebe zu Frauen aus niedrigerer Kaste oder solchen, die aus ihrer Kaste ausgestoßen sind, zu Hetären und Wiederverheirateten, ist nicht geboten und nicht verboten; sie dient nur dem Vergnügen.

Die Liebe zu solchen Frauen bringt keine ebenbürtigen Söhne und verleiht kein Ansehen. Auch eine Liebe zu Frauen, die mit einem anderen verheiratet sind, ist dem frommen Wandel durchaus zuwider. Bei Wiederverheirateten und Hetären kann es keine Hoffnung auf einen (anerkannten) Sohn geben.

So gibt es drei Liebhaberinnen: das Mädchen, die Wiederverheiratete und die Hetäre.

Dabei sind die Mädchen von zweifacher Art: solche, die ebenbürtige Söhne, und andere, die nur Vergnügen bringen. Das Treiben der Wiederverheirateten wird der Verfasser in dem Teil über die verheirateten Frauen schildern. Geringer als das Mädchen ist die Wiederverheiratete; geringer als sie ist die Hetäre, weil sie Gemeingut ist.

Aus anderen Gründen gehört selbst eine Frau, die von einem anderen geheiratet wurde, zu einer vierten Art, die man besuchen darf, sagt Gonikáputra. Denn der Liebhaber denkt: »Sie ist eine geschlechtlich Freie.«

Auch von anderer Seite ist schon vielfach ihr guter Wandel untergraben worden; ein Besuch bei ihr, gleichsam als einer Hetäre, wird also, auch wenn sie aus einer höheren Kaste ist, keine Pflichtverletzung bewirken. Sie ist wie eine Wiederverheiratete.

Früher gehörte sie einem anderen; nun wird sie ausgehalten, dabei ist kein Bedenken.

Wenn hier auch keine Pflichtverletzung stattfindet, so handelt man doch nur um des Vergnügens willen. Unter den Gründen zum Ehebruch nennt der Verfasser nun:

Entweder: »Sie übt über ihren Gatten, einen großen Herrn, der mit meinem Feinde in nahen Beziehungen steht, gewaltsam die Herrschaft aus; wenn sie mit mir Verkehr hat, wird sie ihn aus Liebe zu mir umstimmen.«

Oder: »Sie wird den von mir abgefallenen Gatten, der mächtig ist und mich nun zu schädigen trachtet, in seine ursprüngliche Gesinnung zurückversetzen.«

Oder: »Wenn ich durch sie einen Freund erwerbe, werde ich die Sache des Freundes, die Abwehr des Feindes oder eine andere schwierige Sache durchsetzen.«

Oder: »Mit ihr vertraut, werde ich ihren Gatten töten und so dessen Besitztum als mein Eigen erlangen.

Im Bündnis mit ihr, die infolge des Liebesgenusses voller Liebe zu mir ist, werde ich den Gatten töten. Sonst würde ich erleben, dass er meine Familie tötet, oder die Frau gewaltsam von mir fern hält und sie ohne Weiteres genießt: Da er so ein Räuber ist, kann man ihn töten, ohne dabei Unrecht zu tun.«

Oder: »Gefahrlos ist der Besuch bei ihr und bringt mir Geld ein; ich aber, der ich nichtig bin, besitze keine Mittel zum Leben. Unter solchen Umständen werde ich auf diese Weise ihr außerordentlich bedeutendes Vermögen mühelos erlangen.«

Oder: »Sie kennt meine Blößen und ist in mich heftig verliebt, sie wird mich, wenn ich ihr nicht zu Willen bin, durch Ausplaudern meiner Fehler verraten.«

Wegen eines bloß geringen Gewinnes soll man keine Liebesbesuche machen. Selbst sonst unmögliche Taten (wie die gewinnsüchtige Liebe zu einer reichen Frau) werden zum Besten der Familie möglich. So heißt es: »Die alte Mutter und der ebenso alte Vater; die treffliche junge Gattin und der junge Sohn sind zu erhalten, indem man selbst Unmögliches hundertfach vollbringt, hat Manu gesagt.«

Eine Frau, die »meine Blößen kennt«, mag sagen: »Er strebt nach der Königswürde«, wodurch ich als einer, der gegen den König Ränke schmiedet, den Tod finden werde.

Oder: »Sie wird mir ein glaubwürdiges Verbrechen zuschreiben, das ich nicht begangen habe, das ich aber schwer widerlegen kann, wodurch ich den Tod finden werde.«

Oder: »Sie wird ihren würdevollen, ergebenen Gatten mit mir entzweien und meine Feinde zusammenbringen.«

Oder: »Sie könnte selbst mit ihnen gemeinsame Sache machen.«

Oder: »Ihr Gatte hat die Absicht, meine Frauen zu schänden;

darum will ich ihm das vergelten, indem ich seine Frauen ebenso schände.«

Oder: »Ich bin vom Könige beauftragt, einen seiner Feinde zu töten, der sich in der Umgebung der Frau aufhält.«

Oder: »Eine andere, die ich lieben will, ist dieser Frau untertan. Ich will die Geliebte erlangen, indem ich auf dieser Brücke zu ihr hinübergehe.«

Oder: »Sie wird mir ein reiches und schönes Mädchen verschaffen, das ihr verbunden ist, das aber sonst unerreichbar wäre.«

Oder: »Mein Feind ist mit ihrem Gatten eins geworden: Dem werde ich durch sie einen Trank reichen lassen!« Aus solchen und ähnlichen Gründen soll man auch eine fremde Frau besuchen.

Nun spricht der Verfasser über die Liebhaber:

Der *eine* Liebhaber ist der allgemein bekannte, der *andere* aber der verborgene, weil er etwas Besonderes erreicht. Aus den Vorzügen oder Nichtvorzügen aber ersehe man, ob er ein sehr guter, mittlerer oder schlechter Liebhaber ist. Diese Vorzüge oder Nichtvorzüge der beiden Arten von Liebhabern werden aber in dem Teil über die Hetären behandelt.

Im Gegensatz zu jenem Liebhaber, der mit Mädchen, Wiederverheirateten und Hetären zu tun hat und bei aller Welt dafür bekannt ist, steht der andere, der bei fremden Weibern ein besonderes Ziel erreicht und heimlich zu Werke geht.

Ohne die Besonderheiten an Mädchen und so weiter aufzuzählen erörtert der Verfasser doch wenigstens, welche nicht zu besuchen sind:

Nicht zu besuchen sind aber nun folgende Frauen: Aussätzige; Verrückte; Ausgestoßene; solche, die Geheimnisse verraten; solche, die öffentlich einladen; jene, deren Jugend größtenteils vorüber ist; allzu Helle, allzu Dunkle; solche mit üblem Geruch; Verwandte, Freundinnen, Nonnen und die Frauen von Verwandten, Freunden, Lehrern und Königen.

Zu den Aussätzigen gehören alle, die an Ekel erregenden Krankheiten leiden. Frauen, die aus ihrer Kaste ausgestoßen sind, haben ein schweres Vergehen begangen. Durch die Berührung mit ihnen wird man selbst zum Ausgestoßenen. Frauen, die öffentlich nach einem Liebhaber verlangen, blamieren ihn und bereiten ihm Unannehmlichkeiten. Im Dienst jener Frauen, deren Jugend größtenteils vorüber ist, geht Leben und Ruhm zu Grunde. Allzu Helle und allzu Dunkle sind verrufen. Eine Frau mit üblem Geruch an den Schamteilen und aus dem Munde bewirkt beim Liebesgenusse Ekel. Verwandte soll man nicht besuchen wegen des Bandes der Liebe zum Bruder, zum Kinde oder der Schwester. Die Freundinnen der Gattin soll man aus Rücksicht zu ihr meiden. Mit dem Lehrer ist man durch das Band des Wissens verbunden; für die Lehrer sind verboten die Frauen der Schüler, die des Bruders und so weiter, weil das dem Dharma widerstreitet. Es heißt: »Das Ergießen des Samens in Mädchen aus der eigenen Familie, aus niedrigen Kasten, und in die Frauen des Freundes und des Sohnes gilt der Schändung des Bettes des Lehrers gleich.«

Nun nennt der Verfasser die Meinung des Bábhravya:

Die Anhänger des Bábhravya sagen: »Jede Frau darf besucht werden, die fünf Männer gesehen hat.«

Eine Frau, die außer ihrem Gatten fünf Männer als Gatten gesehen hat, ist eine geschlechtlich Freie. So sagt Parásara: »Eine Frau, die fünf Männer überstanden hat, heißt ein liederliches Weib.« Wie kann eine treffliche Frau die Gattin mehrerer sein? Das muss man die Kenner der Legenden fragen!

Doch Gonikáputra sagt: »Ausgenommen die Frauen eines Verwandten, Freundes, Brahmanen und Königs.«

Die Frau eines Verwandten darf also auch dann nicht besucht werden, wenn sie zügellos ist, wegen der engen Verbindung mit ihr. Das Gleiche gilt für die Frau eines Freundes. Die Frauen der Brahmanen, die heilige Handlungen vollziehen, und die Frau des

Königs dürfen auch dann nicht besucht werden, wenn ihr Ruf zerstört ist.

Die Erörterung über die Freunde geschieht nach drei Gesichtspunkten: nach der Liebe, den Eigenschaften und der Geburt. Mit Bezug auf die Liebe sagt der Verfasser:

Freund ist der, mit dem man zusammen im Sande gespielt hat; der durch Hilfeleistungen verpflichtet ist; der gleichen Charakter und gleiche Neigungen hat; mit dem man zusammen studiert hat; der unsere Fehler und Geheimnisse kennt; das Kind der Amme, welches mit uns aufgewachsen ist.

Von neunerlei Art sind die Freunde: jene, die mit uns gemeinsam die Kindheit genossen haben; jene, denen man mit Geld oder durch Lebensrettung gedient hat; jene, die unsere Geheimnisse kennen und doch bewahren; jene, mit denen wir in Freundschaft und zuvorkommender Liebe leben, obwohl wir ihre Blößen kennen; das Kind der Amme, an deren Busen wir gemeinsam getrunken haben. Wenn wir mit ihm zusammen im Sande gespielt haben, ist es uns ganz besonders lieb, und diese Freundschaft bedeutet uns etwas ganz besonders Wichtiges.

Über die Eigenschaften der Freunde sagt der Verfasser:

Von des Vaters Großvater stammend, seinem Worte stets treu, ohne Veränderung des Wesens, ergeben, beständig, ohne Habsucht, nicht zu entfremden, Geheimnisse nicht preisgebend: so sind die Glück bringenden Freunde.

Nach den Eigenschaften der Freunde wird nun die Abstammung erörtert:

Freunde sind: Wäscher, Barbiere, Kranzwinder, Händler mit Wohlgerüchen, Schnapsverkäufer, Bettler, Kuhhirten, Bettelverkäufer, Goldarbeiter, der Píthamarda, Vita, Vidúsaka und so weiter. Mit deren Ehefrauen sollen die Lebemänner befreundet sein, sagt Vátsyáyana.

Die Wäscher und die Übrigen unterstützen den Liebhaber mit ihren Geschäften, indem sie in fremden Häusern ein und aus gehen. Männer können nicht in dem Maße wie verheiratete Frauen in fremden Häusern ein und aus gehen und das Vertrauen der Frauen gewinnen, die dort wohnen.

Über die Befugnisse der Boten sagt der Verfasser:

Was beide gemeinsam betrifft, den Liebhaber und die Liebhaberin, was für beide wichtig ist, besonders aber das volle Vertrauen der Geliebten: Das bildet dort die Befugnis des Boten.

Die Eigenschaften des Boten sind: Gewandtheit, Dreistigkeit, Verständnis für Gebärden und äußere Erscheinung, Kenntnis der Gelegenheit zum Hintergehen, Geistesgegenwart und schnelles Begreifen einer Sache sowie Kenntnis der Kunstgriffe, die jeweils anzuwenden sind.

Jetzt gibt der Verfasser den Gewinn und Nutzen an, den man aus der Betrachtung dieses Teiles zieht: Ein selbstbewusster Mann mit vielen Freunden, der gewandt ist, über Menschenkenntnis verfügt und sich auf Ort und Zeit versteht, wird mühelos selbst ein sonst unerreichbares Weib erlangen.

ZWEITER TEIL

Über den Liebesgenuss

I. KAPITEL

6. Darstellung des Liebesgenusses nach Maß, Temperament und Dauer

Man teilt die Liebhaber je nach der Größe ihres Geschlechtsteils in drei Klassen ein: Hase, Stier, Hengst; die Liebhaberinnen heißen entsprechend Gazelle, Stute, Elefantenkuh.

In der alltäglichen Sprache heißt das Geschlechtsteil Harnorgan. Das der Männer steht empor, das der Frauen liegt vertieft, wie Lehrbuch und Erfahrung zeigen. Ist das männliche Glied klein, wie bei einem Hasen, dann heißt der betreffende Mann Hase; ist es mittelgroß, heißt er Stier; ist es groß, Hengst. Nach der Verschiedenheit des Geschlechtsteils werden auch die besonderen Bezeichnungen der Frauen gewählt; schon die alten Meister nennen sie vergleichsweise »Gazelle« und so weiter; nicht etwa »Hase« und so weiter. Bei ihnen heißt es: »Dreifach ist die Größe des Penis bei den nach den Arten ›Hase‹ und so weiter eingeteilten Männern, der Reihe nach entsprechend in dem Verhältnis von sechs, neun und zwölf. Nach dem Umfange sei er entsprechend dem Längenmaße; einige aber lehren, der Umfang sei nicht festgesetzt. Der Zeugungsweg bei den Frauen wird ebenso eingeteilt; nach Länge und Umfang sind sie ›Gazelle‹ und so weiter.«

Hierbei gibt es, bei entsprechender Vereinigung, drei gleiche Liebesgenüsse.

Die Vereinigung kann entsprechend sein oder nicht entsprechend. Entsprechend ist die Vereinigung des Hasen mit der Gazelle, des Stieres mit der Stute, des Hengstes mit der Elefantenkuh.

Dann passen Vulva und Penis zusammen. Wegen der Gleichheit der Werkzeuge, der Vulva und des Penis, ergeben sich drei gleiche Liebesgenüsse in dem Zustand des Aufnehmenden und des Aufgenommenen.

Bei unterschiedlicher Größe der Geschlechtsorgane ergeben sich sechs ungleiche Liebesvereinigungen. Wenn bei den ungleichen der Mann der Stärkere ist, gibt es bei der engen Vereinigung zwei hohe Liebesgenüsse, bei der weiten nur einen höheren. Ist es aber umgekehrt, dann gibt es zwei niedrige Liebesgenüsse und bei der weiten einen niedrigeren. Unter diesen sind die gleichen die besten, die höheren oder niedrigeren die schlechtesten, die übrigen die mäßig guten.

Eine ungleiche Vereinigung ist die des Hasen mit der Stute oder der Elefantenkuh; des Stieres mit der Gazelle und der Elefantenkuh, und der des Hengstes mit der Gazelle und der Stute, weil die Geschlechtsteile jeweils ungleich sind. Wenn der Mann mit Bezug auf das Zeugungsorgan der Stärkere, die Frau aber die Schwächere ist, kann die Vereinigung eine enge oder eine weite sein. So ist die Vereinigung des Hengstes mit der Stute oder des Stieres mit der Gazelle eine enge. Hierbei ergeben sich, anders als beim gleichen Liebesgenuss, »zwei hohe« Genüsse, weil der Penis infolge seiner Größe nur unter heftigem Drängen in die Vagina eingeführt werden kann.

Die Vereinigung des Hengstes ist eine weite; dabei ergibt sich ein höherer Liebesgenuss, weil der Penis infolge seiner außerordentlichen Größe nur mit Mühe und unter heftigem Drängen eingeführt werden kann.

Ist aber die Frau die Stärkere, dann ergeben sich bei der engen Vereinigung des Hasen mit der Stute oder des Stieres mit der Elefantenkuh, in dieser Reihenfolge, zwei niedrige Liebesgenüsse, weil der Penis bei seiner geringen Größe in der Vagina arbeitet, ohne sie ganz auszufüllen.

Bei der weiten Vereinigung des Hasen mit der Elefantenkuh hat man einen noch niedrigeren Liebesgenuss, weil der Penis dabei ohne jegliche Ausfüllung der Scheide arbeitet.

Unter den neun Liebesgenüssen preist der Verfasser die gleichen als die besten, weil bei der Gleichheit der Werkzeuge die gegenseitige Wonne außerordentlich ist. Die höheren oder niedrigeren sind die schlechtesten, weil entweder infolge des allzu heftigen Drängens durch das Zeugungsglied oder wegen der übermäßigen Schlaffheit (des weiblichen Organs) keine wollüstige Berührung stattfindet. Die übrigen Genüsse sind »mäßig gut«, weil sie den gleichen nachstehen, es aber auch kein übermäßiges Drängen und keine übermäßige Schlaffheit gibt, sodass die Berührung eine mittelmäßige Wollust ergibt.

Bei dem hohen Liebesgenuss findet die Frau wegen der außerordentlichen Größe des Penis eine ganz besondere Befriedigung, wenn sie ihre Schamgegend vorstreckt. Bei dem niedrigen Liebesgenuss aber findet sie diese Befriedigung nicht, auch wenn sie bei dem Koitus ihre Schamgegend verengert. So heißt es denn: »Nicht der Liebhaber mit kleinem Penis und nicht ein Mann, der langsam zu Werke geht, ist ein außerordentlicher Freund der Frauen, da er ihre Geilheit nicht befriedigt.«

Nun erörtert der Verfasser den Liebesgenuss mit Rücksicht auf das Temperament:

Wer zurzeit der geschlechtlichen Vereinigung in der Liebe gleichgültig ist und nur schwache Kraft hat und Schläge nicht verträgt, der besitzt geringes Feuer.

Je nach Ursache und Wirkung gibt es zwei Arten von Temperament: Die Ursache ist, was man Verliebtheit nennt, weil die Vereinigung stattfinden kann, wenn sie vorhanden ist; die Wirkung aber ist der Zustand am Ende des Koitus. Drei Stufen des Temperaments kann man unterscheiden: die Matten, die Mittleren und die Feurigen.

Wer nur in geringem Maße nach dem Koitus verlangt, nur schwache Kraft hat, nur langsam zu Werke geht, oder dessen Same nur spärlich ist, wer Verwundungen nicht erträgt und auch selbst die Geliebte nicht mit Zähnen und Nägeln schlägt, hat ein mattes Temperament.

Im Gegensatz dazu stehen die Mittleren und die Feurigen; ebenso ist es bei der Liebhaberin.

Auch hierbei gibt es neun Liebesgenüsse, ganz wie bei der Betrachtung nach den Maßen.

Ebenso ergeben sich hinsichtlich der Dauer des Liebesgenusses drei Arten Liebhaber: schnelle, mittlere und langsame.

Ein Liebhaber, dessen Wollust in kurzer Zeit den Höhepunkt erreicht, ist schnell; das Entsprechende gilt bei den anderen Arten.

Über diesen Punkt bestehen jedoch, was die Frau betrifft, verschiedene Meinungen.

Hier die Ansicht des Auddálaki: Die Frau gelangt nicht in den Zustand wie der Mann.

Die Frau genießt deshalb nicht solche Wollust wie der Mann bei der Samenergießung, weil sie keinen Samen hat. Warum hat sie dann geschlechtlichen Umgang mit dem Manne? Darauf wird geantwortet: Fortwährend aber wird von dem Mann ihre Geilheit gestillt.

Da die Vulva von Natur aus von Würmern bewohnt wird, ist der geile Kitzel dort auf natürliche Weise zu erklären. So heißt es denn: »Im Blute entstandene kleine Würmer von schwacher, mittlerer oder heftiger Gestalt erzeugen je nach den Kräften in den Behausungen des Liebesgottes den geilen Kitzel.« Dieser aber wird von dem Mann beseitigt. Wenn das unterbleibt, dürfte der Kitzel außerordentlich heftig werden.

Die Frau selbst befriedigt doch aber den Kitzel auch durch künstliche Mittel? Dazu heißt es:

Sie erzeugt, wenn sie von der Wonne des Selbstbewusstseins erfüllt ist, einen ganz besonderen Genuss. Dabei hat sie die Erkenntnis der Wonne. Doch die Erkenntnis des Mannes kann das nicht erfassen; er kann nicht fragen: »Worin besteht deine Wollust?« Wie wird das also ergründet? Nun, wenn der Mann seine Liebeslust genossen hat, hört er nach Belieben auf, ohne auf die Frau Rücksicht zu nehmen. Die Frau aber macht es nicht so, sagt Auddálaki.

Die Geilheit wird gestillt, wie das Jucken im Ohre mittels eines Stäbchens. Die Wonne des Selbstbewusstseins durch Küsse und so weiter wird der Verfasser noch schildern. Die Erkenntnis der Wonne hat die Frau, wenn sie sagt: »Ich bin selig.« Bei der bloßen Stillung der Geilheit hat sie keine Erkenntnis der Wonne. So heißt es: »Das erfolgreiche und richtige Verständnis, das aus besonderer Berührung entsteht und von der Wonne des Selbstbewusstseins begleitet wird, ist die besondere Liebe.« Der Unterschied zum Mann ist nur der, dass bei der Frau keine Folgen zu erkennen sind, da sie keinen Samen besitzt.

Der besondere Genuss für die Frau entsteht vom Beginne an durch das Befriedigen der Geilheit; die Wollust des Mannes aber steht im Zusammenhang mit der Samenergießung. Darum besteht zwischen den beiden ihrem Wesen und der Zeit nach keine Ähnlichkeit.

Woher ergründet man aber, dass die Frau nicht solche Wonne wie der Mann findet? Denn die Erkenntnis des Mannes kann das nicht erfahren. Wenn die Frau die Rolle des Mannes übernimmt und durch dessen Funktion sich selbst Lust bereitet, wie soll man dann ergründen, wie ihre Empfindung ihrem Wesen nach ist? Etwa in der Samenergießung wie bei uns Männern, oder in etwas anderem? Da hierbei die Frau die Wonne der Samenergießung nicht erkennen lässt und auch der Mann die Wonne eines andersartigen Genusses nicht erfährt, kann er auch nicht fragen.

Und wenn sie es sagte, wäre das denn wirklich eine Erkenntnis? Wie also wird ergründet, dass die Frau nicht in den gleichen Zustand gerät wie der Mann?

Hier hilft sich Auddálaki mit einem Erfahrungssatz: Wenn der Mann seine Liebeslust genossen hat, hört er »nach Belieben« auf, da er befriedigt ist, auch wenn sich die Frau noch mitten in der Aktion befindet; die Frau aber macht es nicht so. Wenn sie wie der Mann die Wonne der Samenergießung erlangte, würde sie danach ohne Rücksicht auf den Mann nach Belieben die Geschlechtsteile trennen und aufhören. So ist es aber nicht: Vielmehr hört der Mann auf, und sie verlangt, wenn der Mann fertig ist, nach einem anderen. Daher sagt man: »Das Feuer sättigt sich nicht an dem Holze, das Meer nicht an den Flüssen, die Schönäugige nicht an den Männern.« Daran, dass sie nicht nach Belieben aufhört, sieht man, dass sie nicht die Wonne empfindet wie der Mann bei der Samenergießung.

Hier kann jemand erwidern: »Bei einem Liebhaber von mattem Temperament haben die Frauen Genuss, bei einem feurigen erlangen sie den Zustand der Wollust und sind unwillig, wenn er aufhört; das alles ist das Kennzeichen dafür, ob jener Zustand erlangt oder nicht erlangt wird.«

Bei den Frauen mag die Vorstellung der Wonne der Samenergießung fehlen, wie man sie (bei den Männern) aus dem Aufhören nach Belieben erschließen kann; nach der augenscheinlichen Befriedigung, die man in bestimmten Fällen bei den Frauen wahrnimmt, müsste sie jedoch vorhanden sein. Bei einem Liebhaber von mattem Temperament, der erst nach langen Anstrengungen die Wonne der Samenergießung erlangt, haben die Frauen Genuss, das heißt sie werden feucht. Bei einem feurigen Liebhaber, der nach kurzer Anstrengung die Wonne erlangt und dann aufhört, sind die Frauen am Ende des Liebesgenusses unwillig, sie fühlen Abneigung. Aus der Wahrnehmung der Befriedigung des

Weibes schließt man, dass es geradeso wie der Mann die Wonne der Samenergießung erfahre.

Es ist nicht an dem! Auch die Befriedigung der Geilheit ist nämlich willkommen, wenn sie lange Zeit braucht. Das ist ganz natürlich.

In der geschlechtlichen Vereinigung wird von dem Manne die Geilheit der Frau vertrieben; und das nennt man, wenn es mit Selbstbewusstsein gepaart ist, Wonne.

Beständig, von Anfang an, empfindet die Frau jenen Zustand, der Mann jedoch nur am Ende. Das ist durchaus natürlich. Denn gerade wenn dieser Zustand erlangt wird, findet die Empfängnis statt. So lehrt die Schule des Bábhravya.

Beide scheinen die Wonne der Samenergießung zu erlangen, die Frau jedoch schon von der Einführung des Penis an und ohne Unterbrechung. Denn es ist durch den Augenschein bekannt, dass bei der Begattung durch den Mann ihre Vulva feucht wird wie ein zersprungenes Wassergefäß. So erlangt sie von Anfang an jenen Zustand wie der Mann in der Wonne der Samenergießung. Er erlangt diesen Zustand jedoch erst am Ende, wenn der Same ausspritzt. Beide Teile sind also der Zeit nach unähnlich, doch bezüglich des Zustandes ähnlich in der Wonne der Samenergießung.

Wird nicht die Vulva feucht, wenn sie von dem Penis gerieben wird, da sie das Wesen einer Wunde besitzt? Wenn sie die Wonne der Samenergießung erlangt, ist die Frau befriedigt und empfängt. So sagt der Verfasser der Caraka: »Ausspucken, Schwere, Schwund der Mattigkeit des Körpers, Freude, Herzklopfen, Befriedigung und Aufnahme des Samens sind die Anzeichen der eben empfangenen Frucht.« Die Meinung ist nun, dass die Befriedigung nicht ohne Samenergießung denkbar ist.

Einige sagen, die Frau lässt Brunstsaft (àrtava) entströmen, keinen Samen. So heißt es: »Wie aus dem Reibholze und dem

Stößel Feuer entsteht, so aus dem Vermischen von Samen und Brunstsaft der Fötus, infolge der Vereinigung der Leiber von Mann und Frau, deren Herzen von dem Feuer der Liebe verbrannt sind.«

Es gibt also eine Grundursache der Befriedigung: was ist das denn nun? Wenn es der Same nicht ist, wie kann das Weib denn empfangen? Denn so gut wie die Frau in der Vereinigung mit dem Manne empfängt, ebenso auch infolge der Vermischung mit einer anderen Frau. So heißt es im Susruta: »Wenn Frau und Frau zur Begattung schreiten, lassen sie gegenseitig Samen entströmen, woraus ein knochenloses Wesen entsteht.« Der Blutstoff, der aus dem Chylus-(Harn-)Stoff entsteht, wird bei bestimmten Gelegenheiten zum Brunststoff, der Samenstoff aber entsteht aus dem Mark.

Auch hierbei werden die Zweifel jedoch nicht beseitigt.

Hier könnte einer einwenden: Wenn die Liebeslust ununterbrochen erlangt wird, so ist es nicht in der Ordnung, wenn zurzeit des Beginnes Gleichgültigkeit herrscht und das Aushalten unmöglich ist, im weiteren Verlauf aber außerordentliche Leidenschaft unter Missachtung gegenüber dem Leibe entsteht und man am Ende nach dem Aufhören verlangt.

Mit einem von Bábhravya vorgetragenen Verse sagt der Verfasser noch einmal:

Erst am Ende des Liebesgenusses empfinden die Männer Wollust; die Frauen aber ununterbrochen; und das Verlangen, aufzuhören, entsteht wegen des Mangels an Stoff.

Der Verfasser weist die Behauptung zurück, dass die Wollust des Mannes und die der Frau nach Wesen und Zeit unähnlich seien:

Denn wie könnte wohl bei Gleichheit der Art, wenn beide ein und dasselbe Ziel anstreben, Verschiedenheit des Ergebnisses eintreten? Vielleicht infolge der Verschiedenheit der Mittel und der Verschiedenheit des Bewusstseins.

Mann und Frau sind von gleicher Art, gehören beide dem Menschengeschlecht an und bringen das Leben mit Baden, Essen und so weiter hin. Auch bei zwei Widdern, die von gleicher Art sind und an dasselbe Ziel denken, den Kampf, wird das Resultat, der Anprall, nicht nach Zeit und Wesen unterschieden. Aber vielleicht, sagt der Verfasser, ergibt sich aus der Verschiedenheit der Mittel ein verschiedenes Resultat?

Woher aber die Verschiedenheit der Mittel? Von der Natur! Denn der Mann ist der aktive, die Frau der passive Teil. Der aktive Teil nämlich vollbringt eine andere Tat als das Objekt. Infolge der Verschiedenheit der Mittel von Natur aus gibt es auch eine Verschiedenheit des Bewusstseins. Der Mann empfindet Befriedigung, indem er denkt: »Ich will ganz auf sie bedacht sein«; die Frau, indem sie denkt: »Ich bin ganz von ihm erfasst«. So lehrt Vátsyáyana.

Der Unterschied der Mittel beruht auf dem angeborenen Wesen. Des einen Geschlechtsteile liegen vertieft; die des anderen ragen empor. Daraus ergibt sich eine Teilung der Funktion der beiden Geschlechtsorgane: Das eine verschlingt, das andere wird verschlungen. Aus der Verschiedenheit der Mittel und der Tätigkeit entsteht auch ein Unterschied im Bewusstsein. Der Mann findet Befriedigung, indem er als aktiver Teil denkt: »Ich bin darauf bedacht, diese Frau hier zu beschlafen«; die Frau findet Befriedigung, indem sie als passiver Teil denkt: »Ich bin von ihm ganz erfasst, um beschlafen zu werden«. Von diesem Bewusstsein und dieser Befriedigung erfüllt, erreichen sie in der Ausübung des Koitus einen nach Zeit und Wesen ähnlichen Zustand, und er ist nicht etwa schon infolge der Verschiedenheit der Funktionen unähnlich. Es ist nämlich nur die Vorstellung verschieden, nicht das Resultat. Diese Auffassung hat der Verfasser, nachdem er sie im Geiste erwogen, als seine eigene mit seinem Namen gezeichnet.

Hier könnte einer einwenden: »Warum soll es nicht eine Verschiedenheit des Resultates geben, wenn es eine Verschiedenheit der Mittel gibt?« Dem ist nicht so! Die Verschiedenheit der Mittel ist wohlbegründet, wegen der Verschiedenheit der Merkmale des aktiven und des passiven Teiles; eine Verschiedenheit des Resultates ist aber nicht begründet und daher unangemessen, da kein Unterschied in der Art besteht.

Da die Gattung Mensch gleichartig ist, erzeugen die aufeinander angewiesenen Tätigkeiten von Mann und Frau, die auf ein und dasselbe Ziel bedacht sind, eine nach Zeit und Wesen ähnliche Wonne.

Da kein Unterschied der Gattung besteht, werden die beiden Gatten eine ähnliche Wonne empfinden. Darum ist die Frau so zu behandeln, dass sie die Wollust zuerst erlangt.

Es gehe dabei aber so zu, dass je nach der Art der Frau sie das außerordentliche Glück in der Stillung der Geilheit genießt und bei der Reibung der Scheide der Same in Bewegung gerät; die Wonne der Ergießung soll aber wie bei dem Manne erst am Ende erfolgen. So heißt es: »Zweifach ist die Wollust bei den Frauen: infolge des Schwindens der Geilheit und des Strömens des Samens. Dieses ist auch zweifach: wenn der Same in Bewegung gerät und wenn er sich ergießt. Die Scheide wird feucht nur dadurch, dass der Same in Bewegung gerät, die Wollust aber kommt von der quirlenden Ergießung. Am Ende jedoch findet wie bei dem Manne die Ergießung statt, indem die Frau in ungestüme Erregung gerät.«

Wenn so die beiden Ehegatten infolge ihrer Leidenschaft gleichzeitig die Wollust genießen, so ist das die beste Art, weil das ein gleicher Liebesgenuss ist. Wenn er nicht gleichzeitig ist, wird die Frau jenen Zustand nicht erlangen, weil der Mann, der den Zustand schon vorher erreicht, keine Erektion mehr hat. Darum ist der Frau also mit Küssen, Umarmungen und so weiter so zu huldigen, dass sie die Wollust zuerst erlangt. Wenn die Frau vor ihm den Höhepunkt erreicht hat, muss sich der Mann, mit eingedrungenem Penis, beeilen, um seinerseits den Höhepunkt richtig zu erreichen.

Da die Ähnlichkeit bewiesen ist, so ergeben sich wie bei den Maßen auch hinsichtlich der Zeit neun Liebesgenüsse.

Nun nennt der Verfasser die verschiedenen Synonyma von Wollust (rati) und Koitus (rata):

Genuss, Wollust, Liebe, Zuneigung, Leidenschaft, Aufregung und Vollendung sind Bezeichnungen der Wollust. Geschlechtliche Vereinigung, Koitus, Geheimnis, Beischlaf und Betäubung sind die Bezeichnungen des Koitus.

Die Wollust bedeutet die Wirkung, der Koitus die Ursache. Das eine nennt man »Genuss«, weil es mit dem Geschlechtsorgan genossen, geschmeckt wird; »Wollust« heißt es wegen des Lustgefühls infolge der Erregung der Sinne durch die Vorstellung, dass die Wirkung Wonne sei; »Liebe« wegen der Geneigtheit der Herzen; »Zuneigung« wegen des »Verliebtheit« genannten Zustandes; »Leidenschaft« wegen des Entzückens der Sinne; »Aufregung« wegen des Samenstoffes, der unter Wonnegefühlen aus der Mündung des Gefäßes austritt. »Geschlechtliche Vereinigung« ist die gehörige, kennzeichnende Vereinigung von Mann und Frau, die noch nicht vereinigt gewesen sind; »Koitus« (rata) heißt sie wegen des Lustgefühls durch die Erregung der Sinne; »Geheimnis«, weil man dabei, abgesehen von den Ehegatten, vor anderen verborgen zu Werke geht; »Beischlaf«, weil man dabei auf dem Lager oder Ruhebette schläft; »Betäubung«, weil man sich dabei allen anderen Beschäftigungen gegenüber wie geistesabwesend verhält.

Da die Vereinigungen nach Maß, Temperament und Dauer jeweils neunfach sind, so kann man bei einer Mischung derselben die Zahl der möglichen Liebesgenüsse nicht angeben, da sie außerordentlich groß ist.

So ergeben sich: Ein matter und schneller Hase mit einer ebensolchen Gazelle, ein mäßig feuriger und mäßig schneller Hase mit einer ebensolchen Gazelle, ein feuriger und langsamer Hase mit einer ebensolchen Gazelle, ein mäßig feuriger und schneller Hase mit einer ebensolchen Gazelle, ein mäßig feuriger und langsamer Hase mit einer ebensolchen Gazelle, ein feuriger und schneller Hase mit einer ebensolchen Gazelle, und ein feuriger und mäßig schneller Hase mit einer ebensolchen Gazelle; das sind die neun gleichen, vermischten Liebesgenüsse bei entsprechender Verbindung. Wenn sich diese neun Hasen jeder einzeln mit den übrigen acht mit den entsprechenden Gazellen vereinigen – unter Auslassung der einen gleichen –, ergeben sich zweiundsiebzig ungleiche vermischte Liebesgenüsse. Bei der neunfachen Art der Vereinigung des Hasen mit einer ebensolchen Stute gibt es neun ungleiche vermischte Liebesgenüsse; in der Vereinigung mit den acht andersartigen Stuten zweiundsiebzig ungleiche; ebenso mit der Elefantenkuh ebenso viele ungleiche und außerordentlich ungleiche; also beim Hasen zusammen zweihundertdreiundvierzig. Ebenso ist dies bei dem Stiere und bei dem Hengste: alles zusammen also siebenhundertneunundzwanzig Liebesgenüsse.

Bei diesen Liebesgenüssen wende man die Liebesbezeugungen nach Gutdünken an, lehrt Vátsyáyana. Das heißt, man wende die Liebesbezeugungen, die in Umarmungen und so weiter bestehen, je nach Maß, Dauer und Temperament an, wie es sich gerade trifft, auch vermischt, indem man die Reihenfolge aufhebt, damit auf künstliche Weise ein gleichartiger Liebesgenuss entsteht. Hierzu gibt es einige Verse der Anhänger des Bábhravya: »Wenn das männliche Glied sich in der Vulva dicht reibt und Dauer wie Temperament gleich sind, so heißt dieser Liebesgenuss der beste. Wenn das Glied an Größe nicht entspricht, die Vulva nicht überall reibt, und wenn Dauer wie Temperament ungleich sind, so nennt man diesen den schlechtesten Liebesgenuss. Der Koitus finde (vorzugsweise) statt bei völliger Gleichheit; bei völliger Ungleichheit ist der

Koitus schlecht; alle übrigen sind mittelmäßig. Die Hauptsache ist durchaus die Dauer; denn selbst ein Hase berührt bei gleicher Dauer das Innere des Geschlechtsorgans der Elefantenkuh überall.« Andere sagen, das Temperament sei die Hauptsache, da selbst ein Hengst, wenn er des feurigen Temperamentes entbehrt, das Ziel nicht erreichen kann: »Das Temperament gleicht die Dauer aus. Deshalb sei eine Frau von langsamem Temperament noch nicht beunruhigt; nach ihren Anlagen muss bei jeder ihre Kraft und Schwäche erforscht werden. Wer an Temperament und Maß mangelhaft ist; wer feurig ist, aber von kurzer Dauer; und wer an Maß und Ausdauer mangelhaft ist, soll sich bemühen, mit den übrigen seiner Eigenschaften das Ziel zu erreichen.«

Wie die Dauer und das Temperament, die dem Wesen des Einzelnen entsprechen, zu einer anderen Dauer und einem anderen Temperament werden, erklärt der Verfasser, indem er sagt:

Beim ersten Koitus zeigt der Mann feuriges Ungestüm und Schnelligkeit; das Umgekehrte bei den späteren; bei der Frau jedoch ist es gerade umgekehrt. So geht es bis zur Erschöpfung des Stoffes. Gewöhnlich sagt man, bei der Frau erschöpfe sich der Stoff noch vor dem des Mannes.

Da die Liebe des Mannes nur einfach ist und seine Leidenschaft bald erlischt, zeigt er beim zweiten Koitus ein anderes Temperament und Zeitmaß als beim ersten. Umgekehrt zeigt die Frau beim ersten Koitus, nach ihrer Eigenart verschieden, Langsamkeit und Mattigkeit. Ihre achtfache Leidenschaft wird durch den ersten Koitus entflammt; darauf wird sie matter und kühlt sich langsam ab. Beim zweiten Koitus nehmen durch das Entfachen die Leidenschaft und Schnelligkeit zu, beim dritten wird es Zustände von größerer und größter Schnelligkeit geben, bis der Samenstoff erschöpft ist. Mit den letzten Worten bezieht sich der Verfasser auf die gewöhnliche Redeweise, nach der »die Schönäugige sich an den Männern nicht sättigen kann«. Von dem Übergang zu einem anderen Maß, bei der Frau durch Vorstrecken der Schamgegenden mit Hilfe von Armen und Schultern, beim Mann durch die Vergrößerung des Penis nach gegebenen Regeln, wird der Verfasser noch sprechen.

7. Die Arten der Liebe

Menschenkenner sind der Ansicht, dass es vier Arten von Liebe gibt:

Liebe, die aus Gewohnheit entspringt;
Liebe, die in der Phantasie wurzelt;
Liebe, die auf Vertrauen beruht;
Liebe, die von den Sinneseindrücken abhängig ist.

Liebe, die aus der ständig fortgesetzten Durchführung einer Handlung hervorgeht, heißt Liebe aus Gewöhnung, so zum Beispiel die Liebe zum sexuellen Verkehr, Liebe zur Jagd, Liebe zum Trunk, zum Spiel und so weiter.

Liebe, die man für Dinge empfindet, die uns ungewohnt sind, die nur auf der Vorstellung beruht, nennt man Liebe aus Einbildungskraft, so zum Beispiel die Liebe, die manche Männer und Frauen und Eunuchen für das Auparistaka oder den Mundverkehr haben, und die Vorliebe aller für Küsse und Umarmungen und so weiter.

Die gegenseitige Liebe zweier Menschen, die sich als beständig erweist und in der eines das andere ganz und gar als sein Eigen betrachtet, wird von den Gebildeten die Liebe aus Vertrauen genannt.

Die sinnliche Liebe ist die sichtbare und in aller Welt wohl bekannte Liebe, denn die Freude, die sie schenkt, übertrifft die der anderen Arten, die nur durch sie bestehen.

Was in diesem Kapitel über die sexuelle Vereinigung gesagt wurde, genügt für die Gebildeten. Zur Erbauung der Unwissenden aber soll dieser Gegenstand nun ausführlich behandelt werden.

II. KAPITEL

8. Untersuchung über die Umarmungen

Zur geschlechtlichen Vereinigung gehören die vierundsechzig Dinge, die in vierundsechzig Abschnitten abgehandelt werden. Daher wird dieser Teil des Lehrbuches auch »Die Vierundsechzig« genannt.

Andererseits sagen die Schüler des Bábhravya, dass der erwähnte Teil acht Abschnitte enthält:

Umarmung,
Kuss,
Nägelmale,
Bisswunden,
Beischlaf,
Liebeslaute,
umgekehrter Koitus,
Auparistaka oder Mundkoitus.

Jeder dieser Abschnitte zerfällt in acht Unterabteilungen, acht mal acht gibt vierundsechzig Kombinationsmöglichkeiten, daher diese Bezeichnung. Zu diesen acht Gruppen kommen noch andere, wie Schläge, Ausrufungen, Benehmen des Mannes während der Begattung, Abarten des Beischlafs und so weiter. Es ist daher nur eine sprichwörtliche Redensart, wenn man von den »Vierundsechzig« spricht, wie man einen Baum »Siebenblatt« (Saptaparna) oder eine Reisspende »fünffarbig« (Panchavarna) nennt, wiewohl der Baum nicht sieben Blätter hat, noch der Reis fünf Farben.

Jedenfalls wird hier von den »Vierundsechzig« gesprochen werden, und zwar zuerst von der Umarmung. Sie gibt die wechselseitige Liebe von Mann und Frau kund. Man unterscheidet vier Arten:

Berührende,
durchbohrende,
reibende und pressende Umarmung.

Überall wird schon durch das Eigenschaftswort die Art der Ausführung angedeutet.

Wenn die zu Umwerbende in die Nähe gekommen ist und der Liebhaber tritt, unter einem anderen Vorwande, heran, sodass sein Leib den ihren berührt, so ist das die berührende Umarmung.

Das gilt auch von ihr, wenn der Liebhaber in ihre Nähe gekommen ist.

Sie soll den werbenden Mann, der an einsamem Orte steht oder sitzt, mit dem Busen stoßen, indem sie etwas holt; und der Liebhaber soll sie unter Drücken festhalten: Das ist die durchbohrende Umarmung.

Die Liebhaberin soll nicht zu dem umworbenen Manne gehen, der dasteht oder dasitzt, da eine derartige Tat ungehörig ist. An einem anderen als einem einsamen Ort wäre es schwer erreichbar, den Busen auch nur zu sehen. Um den Geliebten anzustoßen soll die Liebhaberin aus seiner Hand oder in seiner Nähe irgendeinen Gegenstand wegnehmen. Der angestoßene Liebhaber jedoch soll die Beschäftigte ergreifen, indem sich eine Armschlinge vorn auf die Brust, den Rücken oder auf die beiden Seiten legt oder beide sich hinten vereinigen, während er sie mit der Schulterspitze anstößt und sie an sich drückt in dem Gedanken: »Wenn sie mir auf irgendeine Weise ihre Zuneigung andeuten will, wird sie mich anstoßen.« Da sich beide hierbei mit der Brust eng aneinanderdrängen, ergibt sich die durchbohrende Umarmung. Ein bloßes Anrennen, das den Namen einer schnellenden Umarmung führt, ist hier einbegriffen. Da die durchbohrende Umarmung von beiden ausgehen kann, heißt es: »Die Liebhaberin mit ihrem Busenkranze gehe zu Werke und stoße den Liebhaber; er beschäftige sich dabei mit dem Ergreifen der Haare.«

Dies beides findet statt, wenn die Liebenden noch nicht recht haben miteinander reden können.

Wenn sie sich aber schon ordentlich ausgesprochen haben, findet das nicht mehr statt.

Wenn beide in der Dunkelheit, in einem Menschengedränge oder in der Einsamkeit langsam dahinschreiten und ihre Körper während einer nicht allzu kurzen Zeit aneinander reiben, so ist das die reibende Umarmung.

Wenn man nicht in einer solchen Lage wie im Menschengedränge ist, empfiehlt es sich, sie herbeizuführen, indem man ein Menschengedränge aufsucht.

Die reibende wird zur pressenden Umarmung, wenn man dabei außerordentlich fest umklammert und an eine Mauer oder eine Säule gepresst wird.

Diese beiden Umarmungen finden zwischen Liebenden statt, die ihre gegenseitigen Gedanken schon kennen.

Die vier Umarmungen zurzeit der fleischlichen Vereinigung aber sind: das Lianenumschlingen, das Baumbesteigen, Sesam und Reis, Milch und Wasser.

Gemeint ist die Zeit, wenn beide vereint und feucht geworden sind. Für die beiden ersten Umarmungen ist die Liebhaberin allein der ausführende Teil, da sie ihr entsprechen; die zwei anderen gehen von beiden aus.

Wie eine Liane den Sála-Baum umschlingt, so soll die Frau den Mann umschlingen und das Gesicht herabbeugen, um ihn zu küssen. Oder sie soll, nachdem sie es unter leisem sit-Machen emporgerichtet hat, bei ihm ruhen und ihn eine Weile hold ansehen. Das ist das »Lianenumschlingen«.

Die Liebhaberin soll den Geliebten, der aufrecht steht, Auge in Auge, umranken, indem sie ihre Arme um Hals und Schultern schlingt. Sie soll, nach Küssen verlangend, das Gesicht herabbeugen, da der Baum = Liebhaber hoch ist. Zugleich ist sein Körper von den umklammernden Armschlingen herniedergebogen. Über das sit-Machen wird der Verfasser noch sprechen. Während dieser Umarmung ist es noch leise; außerordentlich laut ist es zurzeit der leidenschaftlichen Erregung. Auch wenn sie, bei dem Liebhaber ruhend, ihn hold anblickt und die schön verzierte, von den Zahnspuren gezeichnete Brustspitze zeigt, ist das wie ein Umschlingen einer Liane.

Wenn sie den einen Fuß auf den Fuß des Liebhabers und den zweiten auf seine Schenkelgegend setzt oder ihn damit umschlingt, während sie den einen Arm auf seinen Rücken legt und mit dem anderen seine Schulter herunterbeugt und unter wenig leisem sit-Machen und Girren hinaufzuklettern wünscht, um sich einen Kuss zu holen, so ist das »Baumbesteigen«.

Sie soll ein wenig sit-Machen, da die Stunde der Leidenschaft gekommen ist, wenn sie leise, abgebrochene Atemzüge hören lässt. Dabei ist sit-Machen das Ausstoßen des Lautes »sit«. Das Kennzeichen des Girrens wird der Verfasser noch angeben. Der Lohn ist das Küssen der Lippenknospe und der Wechsel der Schenkel.

Das beides ist eine Tätigkeit im Stehen.

Wenn sie sich auf dem Lager befinden, sollen beide sich fest umschlingen, dabei Beine und Arme wechseln, gleichsam im Wettstreit. Das ist die Umarmung »Sesam und Reis«.

Hierbei ist das besondere Merkmal die Abwechslung der Beine. So soll der Mann, der auf der rechten Seite ruht, seinen linken Schenkel zwischen die Schenkel der Frau, und den linken Arm unter die rechte Achsel stecken; die Frau macht es ebenso bei dem Manne. Wenn die Frau auf der anderen Seite ruht, findet ein Wechsel statt. Gleichsam, um einen Wettstreit auszufechten, sollen sich Mann und Frau eng umarmen. Bei der Umarmung »Sesam und Reis« werden die Schenkel und Arme der Liebenden – wie Sesam und Reis – zu einem Haufen vermischt.

Blind vor Leidenschaft, die Schmerzen missachtend, wollen sie gleichsam ineinander eindringen, wenn die Frau auf seinem Schoße sitzt oder auf dem Lager Auge in Auge mit ihm ruht; das ist die Umarmung »Milch und Wasser«.

Sie umarmen sich, ohne an Schädigungen durch Knochenbrüche und so weiter zu denken. Weil sie sich mit den Armklammern so außerordentlich heftig aneinanderpressen, werden sie gleichsam ein Lehmklumpen und erlangen gewissermaßen das Aussehen von Milch und Wasser. So heißt es:

»Die liebeerfüllten Liebhaber verlangen in die Leiber der Geliebten zu dringen, als wäre es Wasser.«

Dies beides geschieht zurzeit der Leidenschaft.

Diese Umarmung findet also statt, wenn der Mann eine Erektion hat und die Scheide der Frau feucht geworden ist. Sie ist so mit der Vereinigung der Geschlechtsteile zusammen anzuwenden, dass dies der Art und Weise des Beischlafs entspricht.

Das ist die Praxis der Umarmungen nach Bábhravya.

Suvarnanábha aber beschreibt außerdem noch vier Einglied-Umarmungen.

Wenn man einen Schenkel oder alle beide mit der Schenkelklammer aus Liebeskräften presst, so ist das die Schenkelumarmung.

Indem sie mit der Schamgegend die Schamgegend drückt und den Haarkopf schüttelt, besteige sie ihn, um Nägel- und Zahnwunden, Schläge und Küsse anzubringen: Das ist die Schamumarmung.

Die eine Art ist, mit der auf der Seite liegenden Vulva nach Stutenart das Zeugungsglied zu drücken; die zweite Art, wenn die

Geschlechtsteile nicht vereint sind, mit der Schamgegend, dem Teil unterhalb des Nabels, die Schamgegend zu drücken.

Mit beiden Brüsten dringe sie auf seine Brust ein und lade die Last darauf; das ist die Brüsteumarmung.

Beim Sitzen oder Ruhen auf der Seite drücke sie den Rücken ein und dringe mit beiden Brüsten auf die Wölbung der Brust des Geliebten ein. Wenn die Brust des Liebhabers die Last der Brüste trägt, genießt er die Wonne der Berührung gleichsam konzentriert.

Indem sie Mund an Mund und Auge an Auge heftet, stoße sie Stirn mit Stirn; das ist die Stirnschmuckumarmung.

Einige meinen, auch das Frottieren sei eine Umarmung, da es dabei zur Berührung kommt.

Vátsyáyana sagt Nein, weil das Frottieren nur zu besonderen Zeiten geschieht, einen ganz anderen Zweck hat und nicht beiden gemeinsam ist.

Die Umarmung, die ununterbrochen ausgeübt wird, ist eine gegenseitige Handlung, das Frottieren aber übt der Mann bei der Frau oder die Frau bei dem Manne aus, und es geschieht nicht gemeinsam. Wenn es nur auf die Berührung ankäme, müsste man auch das Küssen und so weiter in die Klasse der Umarmungen einreihen.

Um die Achtung anzudeuten, die den Regeln über die Umarmungen gebührt, sagt der Verfasser:

Bei den Männern, die die vollständigen Regeln über das Umarmen erfragen oder auch hören, und bei denen, die sie mitteilen, entsteht Liebesverlangen.

Doch auch jene Umarmungen mehren die Leidenschaft und sind zur geschlechtlichen Vereinigung sorgfältig anzuwenden, die hier nicht gelehrt werden.

So weit nur reicht das Gebiet der Lehrbücher, als die Menschen nur mäßige Erregung spüren; wenn aber das Rad der Wollust in

Gang gekommen ist, dann gibt es kein Lehrbuch und keine Reihenfolge mehr.

Nur solange die Leidenschaft noch nicht gewachsen ist, beachten die Menschen die Reihenfolge nach der Ordnung, wie das Lehrbuch sie angibt, aber im hervorbrechenden Strom der Leidenschaften lassen sich die Liebenden auch Dinge einfallen, die nicht im Lehrbuch stehen.

III. KAPITEL

9. Die Mannigfaltigkeit der Küsse

Weil sie in der Leidenschaft angewandt werden, gibt es für Küsse, Nägel- und Zahnmale keine Reihenfolge. Hauptsächlich werden sie vor der geschlechtlichen Vereinigung angewandt, Schläge und sit-Machen während derselben.

Doch alles überall, da die Leidenschaft keine Rücksicht kennt. So lehrt Vátsyáyana.

Doch soll man sie während des ersten Koitus gegenüber einer Frau, die noch nicht in Leidenschaft geraten ist, nicht allzu offen anwenden und nur abwechselnd, darauf aber sehr eilig und in besonderer Häufung, um die Leidenschaft zu entfachen.

Zuerst soll man also nur dieses oder jenes anwenden, nicht alles zusammen; entweder Küsse oder Nägelmale; Küsse oder Zahnwunden; Küsse oder Schläge; Küsse oder sit-Machen. Zurzeit des Beginns nämlich ist die Leidenschaft matt, es herrscht Gleichgültigkeit und die Unfähigkeit, Schmerzen zu ertragen. Doch allmählich übersteigt die Leidenschaft das gewöhnliche Maß; man missachtet den Leib. So besteht für vertraute Liebende keine Reihenfolge der Küsse und so weiter; wohl aber besteht sie, wenn Vertrauen erst erweckt werden muss. Dann ist eines immer wichtiger als das andere, und mit Gewalt vorzugehen ist unmöglich.

Die verschiedenen Arten der Küsse beziehen sich auch auf die Verschiedenheit der Stellen; so sagt der Verfasser:

Auf die Stirn, das Haar, die Wangen, die Augen, die Brust, den Busen, die Lippen und den Innenmund drückt man Küsse; bei den Bewohnern von Láta auch auf die Verbindungsstelle der Schenkel, die Armhöhle und die Gegend unter dem Nabel. In der Leidenschaft und je nach Landessitte gelten diese und jene Stellen, aber nicht von allen Leuten sind sie zu benutzen. So lehrt Vátsyáyana.

Das Küssen auf das Innere des Mundes mit der Zunge wird der Verfasser später beschreiben. Das Küssen auf diese acht Stellen gilt bei den alten Lehrern als erlaubt, da es nicht verboten ist. Bei den Bewohnern von Láta gelten alle elf Stellen, weil es dort so Sitte ist. Aber nicht jedermann kann diese Stellen benutzen, da sie für feine Leute als unsauber unmöglich gelten; für sie gibt es eben nur jene acht Stellen.

Hierbei ist es weltbekannt, dass ein Kuss mit dem knospenartig gespitzten Mund aufgedrückt wird. Nun werden die verschiedenen Küsse ja nach der Art aufgezählt, wie man die mannigfachen Stellen mit den Lippen ergreift. Da nun als Stätte des Kusses in erster Linie der Mund in Betracht kommt, so wird zunächst dieser Kuss betrachtet. Dabei gibt es drei Arten, je nachdem man die Oberlippe, die Unterlippe oder die ganze Mundknospe berücksichtigt. Mit Bezug auf die Unterlippe sagt der Verfasser zunächst:

Es gibt drei Mädchenküsse: den gemessenen, den zuckenden und den stoßenden.

Wenn ein Mädchen, mit Nachdruck aufgefordert, auf den Mund den Mund legt, aber ohne damit Bewegungen zu machen, so ist das der gemessene Kuss.

Wenn sie, nur wenig dreist, die in den Mund gedrängte Lippe zu fassen verlangt und ihre Unterlippe zucken lässt, dann ist das der zuckende Kuss.

Wenn sie, die Augen geschlossen und mit der Hand die Augen des Liebhabers bedeckend, ein wenig zufasst und mit der Zungenspitze stößt, so ist das der zustoßende Kuss.

Ein Mädchen ist jede Frau, die noch keine Zutraulichkeit zeigt, obwohl sich der Liebhaber schon mit ihr vereinigt hat.

Beim »gemessenen Kuss« macht sie aus Scham keine Bewegung, und dieser Kuss ist begrenzt, da er nur in der einfachen Handlung des Küssens besteht. Wenn ihre Verschämtheit ein wenig nachgelassen hat, verlangt sie die Unterlippe des Liebhabers zu fassen. Auch beim »stoßenden Kuss« fasst sie nur ein wenig zu, da die Verschämtheit noch nicht völlig verschwunden ist. Sie hält die Augen geschlossen aus Scham und verdeckt die Augen des Liebhabers: »Er soll mich in diesem Zustand nicht sehen!«

Jetzt nennt der Verfasser die besonderen Arten des Küssens auf die Unterlippe bei den übrigen Liebhabern und Liebhaberinnen:

Die anderen sind vierfach: gleich, schräg, irrend und gepresst.

Mit der Lippenknospe fasst man auf fünferlei Art an der Unterlippe zu. Wenn alles erfasst wird, was sich darbietet, so ist das das gleiche Greifen. Wenn alles von den seitwärts gewendeten Lippen im Kreise erfasst wird, so ist das das schräge Fassen. Wenn man am Kinn und am Kopf angefasst und der Mund im Hinundherirren erfasst wird, so ist das das irrende Erfassen. In diesen drei Fällen findet kein Drücken statt, doch bei der vierten Art werden die Lippen unter Pressen erfasst. Wenn beide drücken, so ist dies das reine Drücken; wenn die Zungenspitze zu Hilfe genommen wird, dann ist dies das leckende Drücken. Es führt zwei Namen: »Saugen« und »Lippentrinken«. Die fünfte Art schildert jetzt der Verfasser:

Nachdem man mit einer Krümmung der Finger die Lippe zusammengedrückt hat, soll man sie ohne Zähne mit der Lippenrundung abpressen; dies ist der abpressende Kuss.

Man soll also die Lippe mit Daumen und Zeigefinger zusammendrücken. Bei dem Abpressen gibt es so einen Unterschied zu dem vorigen Kuss durch das Festdrücken und Anziehen nach außen.

Nachdem der Verfasser die verschiedenen Küsse nach ihrer Ausführung vollzählig durchgenommen hat, bespricht er nun das Spiel bei dem Küssen der Unterlippe, da die Gelegenheit sich gerade bietet:

Hierbei soll man auch ein Spiel anfangen.

Es besteht darin, dass der Sieg dem gehört, der zuerst die Unterlippe erfasst.

Ein Spiel beim Küssen dürfte die Verliebtheit steigern. Es kommt auf Sieg und Niederlage an. Das Spiel kann aber mit oder ohne Betrug gespielt werden. Wenn es ohne Betrug gespielt wird, so muss der eine Liebhaber vor dem anderen die Lippe erfassen. Wird die Liebhaberin, indem ihre Unterlippe als Erste erfasst wird, so besiegt, kommt sie als Schwächere besonders zur Geltung. Ihren Sieg bei betrügerischem Spiel, der ihr angemessen ist, wird der Verfasser noch beschreiben. Der Liebhaber darf sie mit betrügerischem Spiel nicht besiegen, da das ihm nicht angemessen ist.

Sicherlich muss, wenn der eine siegt, der andere ihm das streitig machen, denn das Spiel ist die Stätte des Streites. So beschreibt denn der Verfasser die Veranstaltung eines Streites, der dazu dient, die Leidenschaft anzufachen:

Besiegt soll die Liebhaberin unter halbem Weinen die Hand schütteln, drohen, beißen, sich hin und her bewegen, mit Gewalt festgehalten soll sie streiten und rufen: »Noch einmal das Spiel!« Wird sie auch dann besiegt, dann soll sie es noch einmal so ähnlich anstellen.

Um anzudeuten, dass sie an der Lippe Schmerz empfindet, soll sie halb weinen. Aus Scham über die Niederlage soll sie den Liebhaber schmähen und ihn mit den Zähnen verwunden. »Nicht bin ich besiegt, ich habe gesiegt«, so soll sie streiten.

Nun nennt der Verfasser das betrügerische Spiel:

Wenn sie die Unterlippe des Vertrauensseligen oder Unaufmerksamen erfasst hat und sie zwischen den Zähnen festhält, sodass sie nicht herauskann, dann soll sie lachen, schreien, drohen, hüpfen, rufen, tanzen; und mit einem Gesichte, in dem die Brauen zucken und die Augen rollen, soll sie ihn verspotten und ihm dies und jenes sagen. Das ist der Streit bei dem Küssespiel.

Bei diesem lustigen Küssespiel soll die Liebhaberin dann und wann den Liebhaber durch Harmlosigkeit arglos machen. Auch wenn sein Geist zufällig anderswo weilt, soll sie die Unterlippe, die sie erfasst hat, so festhalten, damit diese nicht infolge einer Nachlässigkeit herausgleitet, weil das falsch wäre. Nach ihrem Sieg durch Betrug soll sie aus übergroßer Freude lachen und lärmend rufen: »Ich habe gesiegt«, damit es seine Freunde oder ihre Freundinnen hören. Sie soll drohen: »Du bist gefangen, jetzt werde ich deine Unterlippe verwunden!«

Auch der Liebhaber soll, mag er Sieger oder Besiegter sein, ebenso handeln: Woher sollte sonst Streit kommen? Also: Indem er die Unterlippe festdrückt, soll er unter sit-Machen den Kopf schütteln; wenn sie ihn stößt, auf sie eindringen; wenn sie beißt, wiederbeißen; wenn sie sich hin und her bewegt, sich auch so bewegen; wenn sie streitet, wieder streiten; er soll sagen: »Das ist jetzt ein anderes Spiel; das Vorige lasst uns spielen!« – Siegt er auch hierbei, soll er sich wegen des Gewinnes zweier Spiele übermütig geben. Auch besiegt, soll er aus Verlegenheit lachen. Wenn sie schreit: »Ich habe gesiegt, ich habe gesiegt!«, dann soll er schreien: »Falsch, falsch!« Wenn sie droht, soll er wieder drohen; wenn sie hüpft, soll er mithüpfen, indem er ihre Glieder festhält;

wenn sie ruft, soll er wieder rufen; wenn sie tanzt, soll er unter Händeklatschen mittanzen; wenn sie ihn verspottet, soll er dagegen reden, um ihren Worten Einhalt zu tun. Mag er Sieger oder Besiegter sein, er soll mit ihrem Tun und Treiben gerade den Streit entfachen.

Damit sind auch die Streitereien bei dem Spiele mit den Nägel- und Zahnmalen und den Schlägen angedeutet.

Dabei gelten dieselben Regeln. Ein Streit aber bei dem Spiel mit dem sit-Machen ist zunächst nicht möglich. Er ist bei dem Streite mit den Schlägen zu betrachten, da er dazugehört. Der Sieger hierin soll unter sit-Machen schlagen und den Schlag des Geschlagenen abwarten.

Diese Streitigkeiten aber werden von feurigen Liebhabern ausgeführt, da sie ihnen entsprechen.

Hierauf gibt der Verfasser die Regeln für die Oberlippe:

Wenn sie ihn küsst, soll er ihre Oberlippe ergreifen: Das ist der obere Kuss.

Das ist etwas Gelegentliches, und dieser Kuss ist nicht anzuwenden, wenn die Unterlippe erfasst ist, weil es dann bäurisch wäre und aussieht, als tränke man die Nasenflügel. Bei so gelegentlichem Tun wäre ein schräges Fassen und so weiter nicht am Platze. So ist denn der obere Kuss nur von einfacher Art. Er führt die Bezeichnung »ebenmäßiges Fassen«. Auch die Liebhaberin kann ihn ausführen, wenn der Mann die Zeichen der Pubertät noch nicht hat.

Nun gibt der Verfasser die Regeln für beide Lippen zusammen:

Man küsse, indem man mit der Lippenklammer alle beide Lippen erfasst; das ist der runde Kuss bei der Frau oder bei dem Manne, wenn er die Zeichen der Pubertät noch nicht trägt.

Indem man mit der Lippenklammer beide Lippen erfasst, soll man unter sit-Machen die Höhlung zwischen den Lippen verkleinern. Überall, wenn es zur Ausführung des Küssens kommt, soll man Laute ausstoßen! Der »runde Kuss« ist von vierfacher Art: gleichmäßig, schräg, irrend und gepresst. Das Ziehen ist nicht anzuwenden, da es unschön ist. Von der Frau ist der Kuss anzuwenden, da ihre Lippen unbehaart sind; vom Manne nur, wenn ihm der Bart noch nicht gewachsen ist; das Füllen des Mundes mit Haaren würde kein Vergnügen bereiten.

Der Verfasser nennt nun die verschiedenen Weisen, das Innere des Mundes zu küssen:

Wenn der eine mit seiner Zunge die Zähne, Gaumen und Zunge des anderen berührt, so ist das der Zungenkampf.

»Der eine« kann der Liebhaber oder die Liebhaberin sein, wer gerade dabei ist, diesen Kuss auszuführen. Er soll mit seiner Zunge oben und unten die Zähne berühren, das heißt reiben. Den Gaumen soll er mit der Zunge berühren, indem er sie nach oben streckt, und die andere Zunge berührt er, indem er die seine geradeaus streckt. Der Zungenkampf ist eine gegenseitige Tätigkeit. Sie ist von vierfacher Art: Küssen des Mundinneren, Zähnekuss, Zungenkuss und Gaumenkuss.

An den übrigen Körperteilen sei der Kuss, je nach der Stelle, auf die er gedrückt wird, mäßig, gepresst, gebogen oder sanft. Das sind die verschiedenen Küsse.

So sei der Kuss an der Vereinigungsstelle der Schenkel, an der Achsel und an der Brust mäßig, nicht gepresst, und nicht allzu sanft; ferner auf den Wangen, in der Gegend unterhalb der Achsel und des Nabels gepresst; an der Stirn und dem Kinn und im Umkreise der Achsel sei er gebogen; auf der Stirn und den beiden Augen bestehe er nur in einer sanften Berührung.

Die verschiedenen Küsse bekommen nun nach der besonderen Gelegenheit, bei der sie angewendet werden, noch andere Namen:

Wenn die Liebhaberin, das Gesicht des Schlafenden betrachtend, ihn zur eigenen Befriedigung küsst, ist das »das Anzünden der Leidenschaft«.

Auch wenn er wacht, ist dies möglich. Da ist es dann ein gelegentlicher Bestandteil der geschlechtlichen Vereinigung.

Wenn er unaufmerksam ist oder streitet oder durch etwas anders abgelenkt wird oder schlafen will, so nennt man den Kuss, der den Schlaf vertreiben soll, den antreibenden.

Ebenso soll damit die Unaufmerksamkeit oder eine andere Beschäftigung, etwa mit Gesang, Malen und so weiter, oder ein Zank beendet werden. Hierbei zeigt sich die Liebhaberin als ausführender Teil in besonderer Schönheit.

Wenn er spät in der Nacht kommt und die Schlafende auf dem Lager zur eigenen Befriedigung küsst, so ist das der erweckende Kuss.

Dieser Kuss fällt nicht mit dem »Anzünden der Leidenschaft« zusammen, da hier keine persönliche Befriedigung durch das Beschauen des Gesichtes stattfindet.

Die Liebhaberin stellt sich wohl auch schlafend, wenn sie die Ankunft des Liebhabers erfahren hat, weil sie Verlangen trägt, seine Neigung zu ergründen.

»Ich will einmal sehen, ob er Neigung zu mir hat oder nicht. Indem sie so nach der Huldigung des Liebhabers verlangt, stelle sie sich aus Scham schlafend. Wenn er in mich verliebt ist, wird er mir den erweckenden Kuss geben.« Falls sie zürnt, soll er sie durch Huldigungen besänftigen, indem er sie durch Fußfall und so weiter verehrt.

Wenn man das Bild einer geliebten Person im Spiegel, als Schatten an der Wand oder im Wasser küsst, so ist das eine Tat, die die Liebe offenbaren soll.

Dies ist ein nicht gewöhnliches scherzhaftes Beginnen, um die Zuneigung zu offenbaren. Denn wenn eine Frau einen Mann in diesem Zustande sieht, meint sie, dass er in sie verliebt ist. Der

Kuss »an der Wand« ist mehr als ein Scherz, denn er soll dazu dienen, diese Liebe zu offenbaren.

Wenn man ein Kind, ein Bild oder eine Statue küsst, so ist das der übertragene Kuss oder die übertragene Umarmung.

Der übertragene Kuss ist von den Verhältnissen abhängig und bei solchen Liebenden zu beobachten, die keine Gelegenheit haben, sich zu berühren, die sich nicht sprechen können und die noch nicht zusammengekommen sind.

Ebenso ist es, wenn ein Liebender in der Nacht, im Theater oder im Gedränge die Finger des nahen Geliebten küsst, oder, falls er sitzt, die Zehen.

Wenn die Geliebte in der Nähe sitzt, ist die Hand leicht zu erfassen. Sie wird unter einem Vorwande herangezogen, dann werden die Finger geküsst. Falls er sitzt, in der Nähe der Liebhaberin ruht, sind Finger und Zehen beide leicht zu erreichen. Bei dem Küssen der Finger können beide Teile Ausübende sein; bei dem Zehenküssen aber nur die Liebhaberin, nicht der Mann, weil dies bei ihm tadelnswert wäre.

Nun gibt der Verfasser eine allgemein gültige Regel für die Zeit der Vereinigung und des Umwerbens:

Eine Tat vergelte man mit einer Tat, einen Schlag mit einem Schlage, und aus ebendiesem Grunde einen Kuss mit einem Kusse.

Wenn einer der Liebenden bei der geschlechtlichen Vereinigung den anderen für leblos wie eine Säule ansehen müsste, wird er seiner überdrüssig, und die Liebesfreude dürfte dahinschwinden. Wenn die Liebhaberin die Umwerbung duldet, aber sich nicht küssen lässt, dürfte das Ziel, die geschlechtliche Vereinigung, nicht erreicht werden.

IV. KAPITEL

10. Die Art der Nägelwunden

Nach den Küssen wird nun das Wichtigere, die Nägelwunden, beschrieben, das heißt die verschiedenen Weisen, mit den Nägeln zu kratzen.

Wenn die Leidenschaft gewachsen ist, findet das Kratzen mit den Nägeln statt.

Eine bestimmte Stelle, ein besonderes Glied, wird mit den Nägeln gekratzt. Ein Stoßen mit der Nagelspitze aber findet statt, wenn die Leidenschaft erschöpft ist.

Das Kratzen wird angewendet bei der ersten Vereinigung, bei der Rückkehr von der Reise, bei dem Antritt einer Reise, wenn die zürnende Geliebte versöhnt wird und wenn sie betrunken ist. Die nicht feurig sind, wenden es nicht beständig an.

Leute von mattem und feurigem Temperament beschränken die Anwendung auf die besonderen Gelegenheiten, etwa auf die Rückkehr von der Reise, weil dann beide voller Sehnsucht sind, oder auf den Antritt einer Reise, zum Andenken, oder wenn die zürnende Geliebte von dem Liebhaber versöhnt wird und ihre Leidenschaft aus Freude darüber wächst, oder wenn sie betrunken ist, weil durch einen Schnapsrausch die Leidenschaft überaus heftig wird. Dasselbe gilt für den zürnenden und versöhnten oder den betrunkenen Liebhaber. Bei feurigen Liebenden jedoch wird das Nägelkratzen beständig angewendet.

Ebenso das Verwunden mit den Zähnen. Wenn die Leidenschaft gewachsen ist, findet das Beißen mit den Zähnen statt. Wenn aber die Leidenschaft erschöpft ist, gibt es nur noch ein Greifen mit den Zähnen. Liebende ohne feuriges Temperament dürften das Beißen nicht aushalten; darum wird es hier nicht angewendet.

Das Nägelkratzen ist seiner Gestalt nach achtfach: klingend, von der Form des Halbmondes, des Kreises, der Linie, nach Art der Tigerkralle, des Pfauenfußes, als Hasensprung und Lotosblatt.

Das Aussehen kann von zweierlei Art sein: gestaltet und gestaltlos. Wird dabei irgendetwas nachgeahmt, so ist das gestaltet; was nichts nachahmt, ist gestaltlos und von dreierlei Art, je nachdem es zart, mittelstark oder übermäßig stark ausgeübt wird.

Die Stellen sind: Achseln, Brüste, Hals, Rücken, Schamgegend und Schenkel.

Das ist die Ansicht der Lehrer. Hierbei bedeutet »Hals« auch seine Umgebung. Der Ausdruck »Schamgegend« umfasst die Hüftgegend und den Vorderteil; darum ist auch das Kratzen an den Hinterbacken gestattet. So heißt es denn: »An dem Halse und seiner Umgebung, an Hüfte, Rücken und Brüsten der Frauen wende man während der geschlechtlichen Vereinigung die Nägelmale an.«

Suvarnanábha sagt: »Wenn das Rad der Liebeslust ins Rollen gekommen ist, dann gibt es keine Stätte oder Nichtstätte mehr.«

Da die Verwundung von den Nägeln abhängt, gibt der Verfasser Regeln für ihren Ort, ihre Gestalt, die Eigenschaften und die Größe:

Hierbei seien die Nägel der feurigen Liebenden, und zwar die der linken Hand, frisch geschnitten und mit zwei oder drei Spitzen versehen.

Die linke Hand wird empfohlen, da die rechte Hand gewöhnlich viel beschäftigt ist; hier dürften sie bald abbrechen. Die Nägel sollen frisch geschnitten und mit Spitzen versehen sein, die wie die Zähne einer Säge gestaltet sind. Die Liebenden mit mäßig feurigem Temperament haben Nägel mit ein wenig vernachlässigten Spitzen vom Aussehen eines Stachels; die Matten Nägel mit ganz vernachlässigten Spitzen vom Aussehen eines Halbmondes. Gleichmäßig, nicht unsauber, nicht zerrissen, nachwachsend, weich und von geschmeidigem Aussehen: Das sind die guten Eigenschaften der Nägel.

Nach der Größe sind die Nägel dreifach. Lange haben die Eigenschaft zu verschönern, aber sie sind nicht geeignet, Nägelwunden zu schlagen. Während lange Nägel abbrechen, halten kurze die Tätigkeit des Kratzens aus. Die mittleren vereinigen die Vorzüge der langen und der kurzen.

Nun gibt der Verfasser die Beschreibung des »klingenden« und so weiter und nennt die hauptsächlichen Stellen der Anwendung:

Wenn mit diesen gut zusammengefügten Nägeln in der Gegend des Kinns, an den Brüsten oder an der Unterlippe eine leichte Bewegung ausgeführt wird, ohne dass dabei eine Spur entsteht, und nur zum Schluss sich die Härchen infolge der bloßen Berührung sträuben und aus dem Zusammenprallen ein Ton entsteht, so ist dies das klingende Mal.

Alle fünf Nägel sollen auf der mittleren Stufe fest zusammengedrückt werden. Vorher sind sie das nicht, aber auf einer Stelle vereinigt; dann werden sie langsam zusammengezogen. Die leichte Bewegung, bei der keine Verwundung vorkommt, wird auf die Gegend des Kinns und der Unterlippe bezogen, um zu zeigen, dass es dort bei allen Liebhaberinnen keine andere als die »klingende« Tätigkeit der Nägel gibt. Auch bei den Brüsten ist nur von einer Berührung die Rede.

Bei besonderen Gelegenheiten sind auch noch andere Stellen zulässig:

Wenn man am Halse und an der Wölbung der Brüste eine krumme Nägelspur eintreibt, ergibt das den Halbmond.

Dieser Halbmond ist herzustellen mit der nadelfeinen Spitze des kleinen oder der halbmondförmigen Spitze des mittleren Fingers.

Zwei Halbmonde, einander zugekehrt, bilden den Kreis.

Er wird in der Gegend unter dem Nabel, in den Lendenhöhlen und den Weichen angewendet.

In der Gegend unter dem Nabel ist er wie der Teil eines Gürtels; in den oberen Hüfteinschnitten bildet er eine reizende Vertiefung; an den »Weichen«, der Verbindungsstelle der Schenkel, ist er wie ein Ohrschmuck für die Schamgegend.

An allen Stellen wendet man die nicht gar zu lange »Linie« an.

Da die Linie keine besonders eigenartige Gestalt zeigt, so gibt es für sie keinen Unterschied der Stelle. Darum ist sie am Halse, den Hüften, dem Rücken, den Seiten, der Schenkelgegend und an den Armen in nicht zu langer Ausdehnung, zwei oder drei Daumen breit, mit den frisch geschnittenen Nägeln auszuführen.

Ist diese Linie bis an die Brustwarze gekrümmt, so heißt sie die »Tigerkralle«.

Eine Linie, die mit den fünf einander gegenübergestellten Nägeln gezogen und auf die Brustwarze gerichtet ist, heißt der »Pfauenfuß«.

An allen fünf Nägeln sind hierzu die Spitzen nadelscharf. Unterhalb der Brustwarze setze man den Daumennagel ein und ziehe nach oben auf die Brustwarze zu die zusammengedrückten Nägel der übrigen Finger heran.

Die eng zusammengesetzten fünf Nägelspuren an der Brustwarze der durch geschlechtliche Vereinigung Ruhmreichen bilden den »Hasensprung«.

Diese Form ist anzuwenden bei Liebhaberinnen, deren Ruhm die geschlechtliche Vereinigung mit dem Liebhaber ausmacht. Alle Frauen nämlich schätzen es hoch, wenn ihre Brustwarze von allen Nägeln zerkratzt ist. So heißt es denn: »In deinem Herzen, zartgliedrige Freundin, wohnt er gleichsam vorn, da deine Brustwarze, du Langäugige, mit dem Pfauenfuß gezeichnet ist.« Beim »Hasensprung« sind die Spuren der fünf Nagelspitzen fest zu einem Ganzen vereinigt.

Zur Erinnerung an einen, der in die Fremde geht, werden auf die Schenkel und die Wölbung der Brüste vier oder drei zusammenhängende Linien eingedrückt.

Sie sollen ununterbrochen sein, wie ein Gürtel. Die Linien dienen als Zählmittel: vier bei einer langen Reise, drei bei einer kurzen. Somit sind nun die gestalttragenden Nägelmale behandelt. Die ohne Gestalt sind nicht auf diese Stellen beschränkt, da sie keine bestimmte Form besitzen.

Auch noch andere Male mit verschiedenen Formen soll man anwenden.

Wegen der Zahllosigkeit der Abarten, der Endlosigkeit der Erfahrungen, der allgemeinen Verbreitung des Studiums und der Beziehung der Male zur Leidenschaft – wer kann da die verschiedenen Weisen übersehen? So sagen die Lehrer.

Erfahrungen erlangt man nicht ohne Studium. So ergibt sich eine lange Kette: Wer also kann die verschiedenen Weisen übersehen? In der Blindheit der Leidenschaft wird das Kratzen mit den Nägeln vollends gestaltlos.

Auch in der Leidenschaft verlangt man ja nach Mannigfaltigkeit; und mit deren Hilfe muss gegenseitig die Leidenschaft erzeugt werden.

Bei einem Koitus, bei dem die Leidenschaft erst zu erwecken oder erkünstelt ist, entsteht die Leidenschaft nicht ohne Mannigfaltigkeit. Auch im Dhanurveda findet sich eine Mannigfaltigkeit von praktischen Regeln: Wie man mit seinen Pfeilen die heranfliegenden feindlichen Pfeile unschädlich machen, bei dem Auflegen *eines* Pfeiles mehrere abschießen kann und so weiter. Wie viel mehr bedeutet die Mannigfaltigkeit in einem Lehrbuch der Liebe, wo sie als Hauptsache anerkannt ist! Was für ein Unterschied wäre sonst zwischen einem Lebemann und einem, der es nicht ist?

Nun nennt der Verfasser aber auch ein Verbot:

Nicht aber soll man so tun bei Frauen, die einen geheiratet haben. Bei ihnen soll man zur Erinnerung an versteckten Stellen, und weil es die Leidenschaft mehrt, besondere Male anbringen.

Gemeint sind die Schenkel, die Schamgegend, die Weichen. Da beständiger Verkehr schwer zu ermöglichen ist, soll man die Male so anbringen, dass die Frauen sich erinnern, wenn sie sie sehen.

Mit Bezug auf die Erinnerung singt nun der Verfasser das Lob der Nägelmale, das eine Mal in positivem, das andere in negativem Zusammenhang:

Wenn eine Frau an den geheimen Stellen die Nägelmale sieht, wird bei ihr selbst eine seit langer Zeit aufgegebene Liebe wieder ungekünstelt jung.

Wenn die Leidenschaften seit langer Zeit erstickt worden sind, würde die Liebe ihren Untergang finden, gäbe es nicht das Nägelmal, das an die Stätte der Leidenschaft erinnert.

Durch den Anblick der Nägelwunden entsteht Erinnerung an jene Schönheit (der Leidenschaft) und darauf Erwachen der Liebe. In einem allgemeinen Lob sagt der Verfasser:

Selbst bei einem Fremden, der von weitem die junge Frau sieht, deren Brüste von den Nägeln hart mitgenommen sind, entsteht Achtung und Leidenschaft.

Ein Mann, der an den rechten Stellen mit Nägelmalen gezeichnet ist, bringt in der Regel sogar ein festes Frauenherz zum Schmelzen.

Kein besseres Mittel gibt es, die Leidenschaft zu entfachen, als die Taten, die mit Nägeln und Zähnen vollbracht werden.

V. KAPITEL

11. Die Regeln für das Beißen mit den Zähnen

Nachdem so die Nägelmale behandelt worden sind, folgen in diesem Kapitel zwei Abschnitte über Bissmale: nach den Regeln für das Beißen die Gebräuche in einzelnen Gegenden.

Zunächst nennt der Verfasser die Stellen für das Beißen:

Mit Ausnahme von Oberlippe, Mundinnerem und Augen sind die Stellen für die Bearbeitung mit den Zähnen dieselben wie bei den Küssen.

Wenn die Oberlippe verwundet wird, bereitet das kein Vergnügen. Auch das Mundinnere, die Zunge sowie die Augen dürfen nicht verwundet werden, weil dies endlosen Schmerz bereitet und Entstellung bewirkt. Stirn, Unterlippe, Hals, Wangen, Brust und Busen; dazu bei den Bewohnern von Láta die Verbindungsstelle der Schenkel, die Achselhöhle und die Gegend unter dem Nabel: Dies sind die geeigneten Stellen, aber nicht alle sind von allen Leuten zu benutzen. Hier gilt alles, was über den Kuss gesagt worden ist, denn es gehört zum selben Gebiet.

Der Verfasser nennt nun die Eigenschaften der Zähne:

Die guten Eigenschaften der Zähne sind, dass sie gleichmäßig, von glattem Aussehen, farbehaltend, von der rechten Größe, ohne Lücken und scharfspitzig sind.

Sie sollen also nicht hervorstehen, sondern einen gleichmäßigen Biss tun können. Sie sollen nicht rau sein. Sie sollen nicht schmal und nicht breit, sondern fest aneinander gefügt und scharf sein. Stumpf, rau, ungleich, weich, breit und unvollständig: Das sind die schlechten Eigenschaften.

Der versteckte Biss, der aufgeschwollene, der Punkt, die Punktreihe, Koralle und Edelstein, die Edelsteinkette, die zerrissene Wolke und der Eberbiss: Das sind die verschiedenen Zahnwunden.

Der versteckte Biss ist zu erkennen an der reinen, nicht übermäßig roten Färbung.

Eine Verwundung findet hierbei nicht statt. Auf diese Weise ist der Biss gleichsam versteckt, weil er nur an der Farbe erkennbar ist. Er ist unter Aufsetzen der Spitze eines einzelnen Vorderzahnes auszuführen.

Dieser Biss wird durch Drücken zu dem »aufgeschwollenen«.

Diese beiden ergeben inmitten der Unterlippe den »Punkt«.

Der »aufgeschwollene« Biss sowie »Koralle und Edelstein« werden auf der Wange ausgeführt. Der Kuss des Blumenohrschmuckes und Nägel- wie Beißmale sind die Zierde der linken Wange.

Die Herstellung von »Koralle und Edelstein« wird durch eine anhaltende Vereinigung mit Zahn und Lippe ausgeführt.

Wenn man so zu Werke geht, ergibt sich eine gerötete Spur ohne Zufügung einer Wunde: deshalb Koralle und Edelstein.

Die Herstellung des Punktes erfolgt durch das zangenartige Erfassen eines kleinen Stückchens Haut durch zwei Zähne.

Dabei wäre das Stück Haut am Halse nur so groß wie eine Mungobohne, das an der Unterlippe wie ein Sesamkorn. Der Biss heißt der Punkt, weil nur eine sehr kleine Stelle verwundet wird.

Und mit allen Zähnen wird die Punktreihe hergestellt.

Beide Ketten (die Edelsteinkette und die Punktreihe) sind in der Gegen des Halses, der Achseln und der Weichen anzubringen; auf der Stirn und den Schenkeln die Punktreihe.

Hierbei stehe sie an den Schenkeln wie eine Reihe Sesamkörner, nicht waagerecht, sondern wie ein Kreis.

Gleichsam ein Kreis, versehen mit ungleichen Vorsprüngen, ist die »zerrissene Wolke« auf der Wölbung der Brüste.

Sie zeigt breite wie mittlere oder spitze Spuren der Zähne. Auf der Wölbung der Brüste lässt sich das leicht ausführen und sieht schön aus. Bei dem Manne ist statt des Busens die Brust zu verstehen.

Fest anschließende, sehr lange, zahlreiche Streifen von Zahnspuren mit dunkelroten Zwischenräumen bilden den »Eberbiss« auf der Wölbung der Brüste.

Von einem Teil der Wölbung der Brüste aus beiße man mit der Zange der Zähne einen sehr kleinen Teil der Haut nach dem anderen. Auf diese Weise sind durch wiederholtes Beißen vier oder sechs Streifen von Zahnspuren herzustellen. Die Zwischenräume sind dunkelrot, da sich das Blut dort zusammendrängt. Das geschieht auf der Wölbung der Brüste, weil da viel Fleisch ist.

Dies beides geschieht bei feurigen Liebenden – das sind die Zahnwunden.

12. Die Gebräuche in den einzelnen Ländern

Nach der Landessitte umwerbe man die Frauen.

Die Sitte ist zweifach: nach dem Lande und dem Charakter. In einer Gegend also, wo die Sitte des Küssens und so weiter gilt, wird eben derlei verlangt.

Hier nennt der Verfasser zuerst die Sitte der Bewohner des Mittellandes, weil es das Bedeutendste ist:

Die Bewohnerinnen des Mittellandes, meistens Arier, haben feines Benehmen und hassen Küsse, Nägel- und Zahnmale.

Ebenso die Bewohnerinnen des Landes Bálh und von Avantí. Diese aber haben den Hang zu absonderlichen Liebesgenüssen.

Die Frauen von Málava und Abhíra lieben besonders Umarmungen und Küsse, verwerfen Verwundungen und sind durch Schläge zu gewinnen.

Die Bewohner des Binnenlandes der Flüsse, deren sechster der Sindhu ist, treiben den Koitus mit dem Munde.

Wenn auch Umarmungen, Küsse und so weiter stattfinden, so fungiert doch der Mund an Stelle der Schamgegend; das heißt hier vergnügt man sich in heißblütiger Weise.

Die Bewohner des äußersten Westens und von Láta sind feurig und machen leise sit.

Die Frauen in Strírájya und Kosalá verlangen harte Schläge, sind heißblütig und benutzen vielfach künstliche Vorrichtungen.

Um ihre Geilheit zu stillen, verlangen sie hauptsächlich nach einem künstlichen Penis.

Die Frauen von Andhra sind von Natur zart, lieben die Wollust, haben unlautere Gelüste und sind von unfeinem Benehmen.

Die Frauen von Mahárástra entbrennen durch die Anwendung der sämtlichen vierundsechzig Künste, lieben unanständige, grobe Reden und sind auf dem Lager von ungestümem Benehmen.

Die Frauen von Nagara sind ebenso, zeigen das aber nur im Geheimen.

Die Frauen der Dravidas werden nur ganz langsam feucht, wenn sie von der Annäherung an gerieben werden.

Wenn diese Frauen vor der Vereinigung der Zeugungsglieder von dem Manne »gerieben«, an den Gliedern innen und außen schlaff gemacht werden, lassen sie nur ganz wenig Samen sich ergießen, ohne die Wonne wollüstiger Ohnmacht, da sie keine Geilheit besitzen. Daher findet die Samenergießung schließlich erst nach heftigen Anstrengungen statt. Damit deutet der Verfasser zugleich an, dass sich ihre Leidenschaft in einem einzigen Koitus erschöpft.

Die Frauen von Vanavása sind mäßig feurig, ertragen alles, verhüllen den eigenen Leib, spotten über den anderer und vermeiden alles, was tadelnswert, unanständig und grob ist.

Die Frauen von Gauda haben eine sanfte Stimme, sind voll Zuneigung und besitzen zarte Glieder.

Suvarnanábha sagt: »Die Gewohnheit des Charakters ist wichtiger als die Gewohnheit des Landes. Es gibt also hier keine (ausgeprägten, einheitlichen) Gebräuche in den einzelnen Ländern.«

Dem Meister ist diese Ansicht genehm, und er fährt fort: Im Laufe der Zeit gehen die Gebräuche, Kleidung und Belustigungen von einem Lande zum anderen über; das muss man wissen.

Das muss man wissen, weil eine Frau, die man unter Anwendung anderer Gebräuche umwirbt, weil sie aus einer anderen Gegend stammt, sonst abgestoßen wird. Daher soll man der Gewohnheit des Charakters gemäß zu Werke gehen.

Von den zuvor angeführten Dingen, wie Küsse, Umarmungen und so weiter, unternehme man zuerst alles, was die Leidenschaft fördert, und erst nachher das, was lediglich dem Vergnügen oder der Abwechslung dient.

So ist stärker als das lieblich zu hörende sit-Machen die Berührung durch Schlagen; stärker als dieses das Verwunden mit den Zähnen; noch stärker das Kratzen mit den Nägeln; noch stärker das Küssen, das eine zarte Berührung bewirkt; und stärker als dieses die Allgliederumarmung.

Das Verhalten, das dazu dient, die Liebe zu festigen, ist von zweierlei Art, als geheimes oder als öffentliches Treiben. Über die erste Art sagt nun der Verfasser:

Was ein Mann, der behindert wird, an Verwundungen beibringt, soll die Frau doppelt vergelten, indem sie es nicht geduldig hinnimmt.

Behindert ist ein Mann, der durch Zeichen oder Worte von der Gewohnheit seines Charakters abgehalten wird. Wenn er nicht abgehalten wird, gilt die Regel: »Eine Tat vergelte man mit einer Tat.«

Für den Punkt ist die Vergeltung die Reihe, für die Reihe die zerrissene Wolke; so soll die Liebhaberin, wie von Zorn erfüllt, die Streitigkeiten ausfechten.

Indem sie ihn bei den Haaren packt, soll sie darauf seinen Mund trinken, indem sie ihn emporrichtet; sie soll sich fest an ihn pressen und vom Rausche getrieben ihn hier und dort beißen.

An der gewölbten Brust des Geliebten ruhend hebe sie seinen Kopf empor und bringe ihm am Hals eine »Edelsteinkette« bei und was sie sonst noch kennt.

Nun beschreibt der Verfasser das Treiben in der Öffentlichkeit:

Am Tage lache die Frau, von anderen unbemerkt, über das Mal, das sie ihm selbst beigebracht und das der Liebhaber nun vor der Menschenmenge zur Schau trägt.

Sie lache in dem Gedanken: »Das ist die gerechte Strafe für den Bösen!« Das soll von anderen unbemerkt geschehen, auch vom Liebhaber unbemerkt; sonst gehörten die beiden in dem Menschengedränge nicht zur feinen Welt.

Indem sie gleichsam den Mund zusammenzieht und den Geliebten tadelt, zeige sie, sich unwillig gebend, die Male, die sich an ihren eigenen Gliedern befinden.

Darum, wenn die beiden so in gegenseitiger Geneigtheit schamhaft wandeln, wird ihre Liebe selbst in hundert Jahren nicht zu Grunde gehen.

Es erzeugt nämlich Ekel, wenn man fortwährend Nahrung von ein und demselben Geschmack zu sich nimmt. Aber auf die beschriebene Weise wird die Liebe selbst im Laufe eines Menschenalters fest bleiben.

VI. KAPITEL

13. Über die verschiedenen Arten und Positionen des Beischlafs

Da sich der Koitus für zwei Liebende schickt, deren Wollust durch Umarmungen und so weiter nach der Gepflogenheit der Gegend und entsprechend der Natur angeregt worden ist, so werden nun die Arten beschrieben, wie man beim Koitus liegt, und danach die außerordentlichen Arten des Koitus. Daher hat dieses Kapitel zwei Abschnitte. Zunächst sagt der Verfasser:

Zurzeit der Wollust soll die Gazelle bei der hohen Verbindung sich beim Koitus so hinlegen, dass sie die Scheide gewissermaßen weiter macht.

Die Zeit der Wollust ist dann, wenn die Schamteile aufgerichtet sind. Beim »Hinlegen« vereinigen sich Penis und Vulva. Auch bei einer recht hohen Verbindung, die mit einem Hengst eingegangen werden soll, soll die Liebhaberin während des Koitus so liegen, dass sie gleichsam ihre Vulva vergrößert.

Die Elefantenkuh soll bei der niedrigen Verbindung so liegen, dass sie die Vulva gewissermaßen zusammenzieht.

Sie soll sie verengen, indem sie die Schenkel zusammenpresst. Wenn die Elefantenkuh eine niedrige Verbindung mit einem Stier eingeht, und auch bei der niedrigeren Verbindung mit einem Hasen, soll sie so die weite Vulva zusammenziehen.

Wo die Verbindung übereinstimmt, soll die Frau beim Koitus mit geradem Rücken liegen.

Wenn die Verbindung der natürlichen Beschaffenheit entspricht, soll die Frau ihre natürliche Stellung einnehmen, da es weder um eine Erweiterung noch um eine Zusammenziehung der Vulva geht. Durch diese beiden Lagen zeichnet sich die Stute aus.

Auch sie soll, sobald sie sich im hohen Koitus mit einem Hengst verbindet, durch ihre Lage die Vulva gewissermaßen vergrößern, im niedrigen Koitus mit einem Hasen jedoch entsprechend die Vulva zusammenziehen. Wenn aber die Verbindung übereinstimmt, also mit einem Stier, soll sie mit geradem Rücken liegen. Deshalb sagt man: »Beim hohen Koitus sollen die Schenkel geöffnet, beim niedrigen geschlossen sein; beim ausgeglichenen Koitus sollen sie natürlich liegen und der Rücken gerade sein.«

Da der Empfang des Penis der Sinn des Koitus ist, sagt der Verfasser darüber:

Dabei soll die Frau den Liebhaber mit ihrer Vulva empfangen.

Im Koitus, der ja dreifach sein kann, je nachdem durch die Lage die Vulva zusammengezogen oder erweitert wird oder die Frau mit geradem Rücken liegt, soll sie den Mann mit seinem steifen Penis empfangen.

Besonders beim niedrigen Koitus soll sie Kunstfertigkeiten empfangen.

Die Stute oder die Elefantenkuh soll also mit ihrer Vulva die künstlichen Geschlechtsglieder empfangen, wie sie vom Stier oder vom Hasen gewöhnlich gebraucht werden. Wenn die Verbindung ausgeglichen ist, soll sie einen künstlichen Penis empfangen, der seiner Größe nach dem Penis eines Mannes entspricht; wenn der Koitus darüber hinausgeht, soll sie das künstliche Glied mit gleichsam vergrößerter Vulva empfangen. Dies alles gilt beim niedrigen Koitus; beim hohen Koitus nämlich werden Kunstfertigkeiten nicht benötigt.

Jetzt erklärt der Verfasser der Reihe nach, wie die Vulva künstlich vergrößert oder verengt wird:

Der erblühende, der küssende und der Koitus der Gattin Indras – diese drei Arten passen besonders zur Gazelle.

Je nachdem, ob man an eine städtische oder eine ländliche

Anwendung denkt, gibt es zwei Arten des Liegens, wenn die Frau das Gesicht aufrecht hält, und eine dritte, wenn sie auf der Seite liegt, sodass die Form einer Schale entsteht. Bei allen drei Arten muss der Koitus mit geradem Rücken ausgeführt werden. Man sagt: »Ländlich ist es, wenn die Schenkel der Frau auf den Schenkeln des sitzenden Mannes liegen; städtisch ist es, wenn die beiden Lotosblüten der Füße der Frau auf den Unterschenkeln des Mannes stehen.«

Der erblühende Koitus wird vollzogen, indem der Kopf nach unten gesenkt und die Vulva nach oben gestreckt wird.

Indem sie den Kopf auf dem Bett nach unten senkt, soll sie die Vulva mit der Öffnung nach oben heben; das heißt sie soll diese einzigartige Stellung mit ihrem Hinterteil hervorbringen. Damit eine besondere Ausstreckung erreicht wird, soll sie die Hüften auf die übereinander gelegten Handrücken legen, die Füße und die Hinterbacken aber soll sie spreizen. Weil die Vulva so nach oben wie eine Blüte geöffnet ist, heißt dieser Koitus der erblühende.

So soll sie die Möglichkeit des Eindringens geben:

Wenn sie vom Liebhaber mit seinem Penis bedient wird, soll sie mit einer Hüfte nachgeben, oder der Liebhaber, der allmählich eindringt, soll nachgeben, solange die Verbindung noch nicht eng ist. (Wenn er nämlich beim Koitus mit ihr forsch vorgeht, hat er Schmerzen und es reißt die Haut des männlichen Gliedes, was die Mediziner Vorhautriss nennen.)

Sie soll ihn empfangen, indem sie die Oberschenkel, die nicht gesenkt sind, seitlich auseinanderstreckt: Das ist der küssende Koitus.

Ähnlich soll sie beide Oberschenkel um die beiden Seiten des Mannes legen, und beide Knie des Mannes auf ihre beiden Seiten legen: Das ist der Koitus der Gattin Indras, der durch Übung erlernt werden muss.

Wenn sie, die sich auf die Schultern stützt, so ergriffen wird, ist diese Vergrößerung weiter als die vorige. Es ist nicht möglich, diesen Koitus ohne Übung sofort auszuführen. Diese Art ist von der Gattin Indras überliefert und wird deshalb mit diesem Namen bezeichnet.

Dadurch wird auch ein recht hoher Koitus vollendet.

Mit diesem Koitus soll sie nicht nur den Stier, sondern auch den Hengst empfangen, damit der Sitz der Wollust offen ist, sobald die Wollust des Mannes entfacht ist. Ebenso wie die Gazelle mit dem erblühenden oder dem küssenden Koitus den Stier empfängt, so soll die Stute auch den Hengst empfangen.

Beim niedrigen Koitus vollzieht sich der Empfang in der Schalenstellung.

Deshalb ist der Koitus der Elefantenkuh, auch beim recht niedrigen Koitus, der Koitus der Schale, der gepresste, der umschließende und die Stutenlage.

So kann sie auch einen Hasen empfangen. Dann muss der gepresste Koitus angewendet werden, da eine andere Methode nicht möglich ist.

Jetzt erklärt der Verfasser die Ausführung des Schalenkoitus:

Wenn beide die Füße gerade ausgestreckt haben, dann ist das der Koitus der Schale.

Dieser Koitus ist zweifach: die seitliche und die nach oben gewandte Schale; so wird er nämlich vollzogen. Wenn der Mann auf der Seite liegt, soll die Frau an seiner Rechten liegen; das ist allgemein üblich.

Bei der nach oben gewandten Schale, also wenn einer über dem anderen liegt, bewegt der eine bald diese, bald jene Teile im Wechsel. Es kann nicht bezweifelt werden, wie die Verbindung der Schamteile zu Stande kommen kann, denn das ist sehr einfach!

Bei der seitlichen Schale soll die Hüfte des Liebhabers auf einem Kissen, die der Frau aber auf dem Bett liegen. Wenn beide

Hüften auf dem Bett liegen, kann es vorkommen, dass die Schamteile von ihrem Weg abirren, weil die Hüften getrennt sind.

Kátyáyana aber beschreibt den Koitus der Schale anders: »Der gegeneinander gewandte Koitus der Schale ergibt sich, wenn die Frau mit zusammengedrückten Brüsten auf die Hüfte des Mannes steigt, sodass sie sich mit dem Manne in Form eines Dreiecks verbindet.« Da die Oberschenkel künstlich angedrückt sind, erfolgt hier keine Zusammenziehung der Vulva. Die Verbindung der Elefantenkuh soll dann nicht in einem niedrigen, sondern in einem ausgeglichenen Koitus bestehen, weil er wegen der natürlichen Stellung der Oberschenkel der angemessene ist.

Wenn der Mann auf der Seite liegt, als ob er schliefe, soll die Frau auf der rechten Seite liegen, denn dies ist die Stellung aller Frauen zur Schlafenszeit, weil sie ja nicht bestürmt werden. Zur Zeit des Koitus soll die Elefantenkuh entgegengesetzt liegen, weil es nach den Lehrern erlaubt ist, mit der linken Hand die Schamteile zu berühren.

Der gepresste Koitus wird vollzogen, indem die Frau ihre Oberschenkel stark zusammendrückt, sobald nach der Art wie im Schalenkoitus der Penis eingeführt worden ist.

Die Frau soll das eingeführte männliche Glied pressen, weil sie ja von Natur aus kräftig ist.

Der umschließende Koitus wird erreicht, wenn sie die Oberschenkel vertauscht.

Wenn in dieser Verbindung der linke Teil zum rechten, der rechte zum linken wird, zieht sich durch die Umschließung mit den Oberschenkeln die Vulva noch stärker zusammen. So erreichen die Liebenden das Ende.

Der stutenartige Koitus, der erst durch Übung erlernt werden muss, entsteht, wenn die Frau, genau wie eine Stute, den Mann allmählich an sich heranzieht.

Sie soll den Penis mit den gewölbten Lippen der Vulva heranziehen, ohne sich sonst zu bewegen. So wird auch ein recht niedriger Koitus vollendet. Der Koitus nach Stutenart kann nicht sofort während der Vereinigung herbeigeführt werden, er ist nur durch Übung zu erlernen.

Das sind die verschiedenen Arten zu liegen nach Bábhravya.

Suvarnanábha sagt noch: Beide Oberschenkel hoch erhoben, das ist der gebogene Koitus.

Hier gibt es zwei Arten: Die Frau soll ihr Gesicht erheben und die kunstvoll angedrückten Oberschenkel nach oben strecken; der Liebhaber jedoch an der linken Seite mit beiden Oberschenkeln drückend den Koitus vollenden. Da die beiden hoch erhobenen Oberschenkel nicht auseinander kommen, heißt dieser Koitus der gebogene.

Wenn der Liebhaber ihre beiden Füße hochzieht, entsteht der küssende Koitus.

Der Liebende legt also die Kniegelenke der Frau auf seine Schultern und zieht die Füße hoch.

Wenn er die gebogenen Füße hochzieht, ist es ein gepresster Koitus. Nachdem die Frau beide Füße auf die Brust des Liebhabers gesetzt hat, soll er den Koitus vollenden, indem er mit der Schlinge der Arme am Hals der Frau hängt. Also sollen die Füße, die nach oben und nicht nach unten gebogen sind, mit der Brust gehalten werden. Da hierbei die Brust beider Liebender gedrückt wird, ist dies der gepresste Koitus.

Wenn der eine Fuß ausgestreckt wird, wird er zum halbgepressten Koitus.

Wenn der eine Fuß auf die Schulter des Liebhabers gelegt, der andere ausgestreckt und so abwechselnd verfahren wird, so heißt dieser Koitus »die Spaltung des Rohres«.

Wenn der eine Fuß über den Kopf hinausragt, der andere ausgestreckt ist, so heißt dieser Koitus, der durch Übung erlernt werden muss: »mit der Lanze durchbohren«. Der Körper scheint nämlich mit einer Lanze durchbohrt zu sein, weil durch die Mitte gleichsam ein Pfahl getrieben ist.

Wenn der Mann beide gebogenen Füße der Frau zu seiner Blase legt, ist das der Koitus des Krebses.

Wenn sich die nach oben gestreckten Oberschenkel kreuzen, dann ist dies ein gepresster Koitus.

So wird der linke Oberschenkel auf die rechte Seite und der rechte auf die linke gezogen, und die Schamteile werden gepresst.

Wenn die Unterschenkel sich kreuzen, wird der Koitus erreicht, der »Lotossitz« heißt.

Die Frau soll ihr Gesicht nach oben richten und den rechten Fuß über ihren linken Oberschenkel legen und umgekehrt.

Wenn die Liebhaberin seinen Rücken umarmt, während er sich abwendet, so ist das der drehende Koitus. Er muss durch Übung erlernt werden.

Ehe sie den Rücken des Liebhabers umarmt, hat sich jener mit dem oberen Teil des Körpers so gedreht, dass der Penis nicht aus der Vulva herausgleitet. Ebenso kann der Liebhaber ihren Rücken umarmen, während sich die Frau abwendet.

Diese Arten zu liegen sind ganz gewöhnlich. Etwas Außergewöhnliches bezeichnet der Verfasser mit den Worten:

Auch im Wasser sollen liegend, sitzend und stehend Vereinigungen vollzogen werden, und sie werden außergewöhnlich genannt, obwohl sie so leicht vollbracht werden können: So lehrt Suvarnanábha.

Wenn zwei bei einem Spiel im Wasser mit den Köpfen auf dem Ufer sich zueinander gelegt haben, ist dies eine außergewöhnliche Vereinigung, weil ja kein fester Boden da ist. Sie kann Schalenkoitus genannt werden. Auch alle anderen Arten können im Wasser leicht vollzogen werden.

Doch dies muss man ablehnen, weil es von den guten Lehrern nicht überliefert worden ist. So lehrt Vátsyáyana.

Darüber soll Gotama gesagt haben: »Für eine sexuelle Vereinigung im Wasser ist als Strafe die Hölle angedroht.« Darum sollen die Liebenden die Vereinigung nur auf festem Boden vollziehen.

14. Über die außergewöhnlichen Arten des Koitus

Jetzt folgen die außergewöhnlichen Arten des Koitus.

Wenn die Liebenden sich entweder aufeinander oder an eine Mauer oder an eine Säule stützen, wird der Koitus im Stehen vollzogen.

Wenn sie keine andere Stütze haben, stützen sie sich mit der Schlinge der Arme gegenseitig. Der Koitus im Stehen kann auf dreifache Weise vollendet werden: Wenn der Fuß der Frau vom Manne mit *einer* Hand hochgehoben und sehr ausgestreckt wird, ist dies der zugekehrte Koitus. Wenn die Frau ihr Knie beugt und ihre Fußsohlen auf die Handflächen des Mannes stellt, so ist dies der Koitus der beiden Handflächen. Legt die Frau ihre gebeugten Knie in die Ellenbogen des Mannes, so wird dies der Ellenbogenkoitus der Knie genannt.

Wenn der Mann sich an eine Mauer stützt, die Frau die Schlinge der Arme um seinen Hals legt, in der Höhle seiner Hände sitzt und mit der Schlinge der Oberschenkel seine Hüfte umschließt, wobei sie einen Fuß auf die Mauer gelegt hat, und seine Hüfte hin und her wirft, so ist das der hängende Koitus.

Die Hände des Liebhabers, in deren Höhlung sie sitzt, sind nach Art des Korbgeflechtes verschränkt. Die Frau bewegt die Hüfte des Mannes, indem sie sich mit dem Fuß immer wieder auf die Mauer stützt.

Diese beiden Koitusarten sind außergewöhnlich, weil sie das Lachen erregen.

Wenn die Frau nach Art eines Vierfüßlers auf dem Boden steht und wie vom Stier unter Spielereien bestiegen wird, so ist dies der Koitus nach Art der Kuh.

Wenn die Frau wie eine Kuh ihr Gesicht nach unten wendet, auf allen vier Gliedern steht und so wie vom Stier besprungen wird, so ist dies ein Koitus, wie er nur zu einer Kuh passt. Hierbei bekommt der Rücken das, was der Brust zusteht. Der Liebhaber soll also alle Schläge, Wunden, Umarmungen und das Übrige, was sonst auf der Brust der Frau getan wird, auf ihrem Rücken vollziehen.

Entsprechend dieser Verbindung soll man auch den Koitus des Hundes, des Rehs, der Ziege, die Annäherung des Esels, das Spiel der Katze, den Sprung des Tigers, das Pressen des Elefanten, das Reiben des Ebers, das Besteigen des Pferdes und alle anderen einzigartigen und außergewöhnlichen Verbindungen erkennen.

Bei jedem einzelnen Tier soll man, nach Stimme und Gebaren, die einzigartige Verbindung ebenso erkennen wie beim Koitus der Kuh. Also wird eine Frau, die wie eine Hündin steht, vom Liebhaber unter den Spielereien eines Hundes bestiegen. Genauso ist es nach der Art der anderen Tiere. Dazu muss die Art der Hunde, wie sie in Erscheinung tritt, durch eigene Anschauung erlernt werden, weil man das, was man nicht gesehen hat, auch nicht hervorbringen kann.

Einen Koitus mit zwei Frauen, die sich untereinander gut verstehen, nennt man einen doppelten Koitus.

Dieser Koitus ist aber nur bei Verheirateten am Platze. Dabei wird durch die Handlungen des Mannes die Lust der einen Frau befriedigt und die Lust der anderen durch Küsse und so weiter entflammt; danach wird die Lust der zweiten befriedigt und die gestillte Lust der ersten neu entflammt.

Wenn ein Koitus mit vielen Frauen vollzogen wird, ist dies der Koitus der Kuhherde.

Der Liebhaber handelt in einer Herde von Frauen wie ein Stier in einer Herde von Kühen.

Den Koitus des Wasserspiels, den des Ziegenbocks und des Rehbocks soll der Mann vollziehen, indem er deren Art nachahmt.

So wie der Elefant im Wasser den Elefantenkühen beiwohnt, so wohnt der Mann den Frauen bei. Ebenso soll er den Ziegenbock oder den Rehbock mit Stimme und Gebaren nachahmen.

Wie der Koitus von einem einzigen Mann mit zwei oder mehreren Frauen vollzogen wird, so auch von einer einzigen Frau mit zwei oder mehreren Männern.

Jetzt erklärt der Autor die Sitten der einzelnen Gegenden:

In Grámanári, Strírájya und Bálhi sind mehrere Männer mit einer einzigen Frau verheiratet, indem sie im Frauengemach gleiche Rechte besitzen. Diese Männer sollen sowohl einzeln als auch gemeinsam entsprechend ihrer jeweiligen Natur und Funktion die Frau befriedigen.

Jene Frauen sind wegen ihrer Liebesglut nicht mit einem einzigen Manne zufrieden. Wie die Männer einzeln und gemeinsam vorgehen, erklärt der Verfasser:

Der eine halte sie, der andere bemühe sich um ihr Gesicht, der dritte um ihre Schamteile, der nächste um die Mitte ihres Körpers: So sollen sie einander der Reihe nach abwechseln.

Der Mann, in dessen Schoß sie sitzt, hält sie; der andere bemüht sich mit Küssen, Beißen und Nägelkratzen um ihr Gesicht; der dritte um ihre Schamteile, indem er den Koitus übergeht; der nächste mit Küssen, Kratzwunden und Schlägen um den Bereich zwischen Gesicht und Schamteilen. Dann sollen sie abwechseln, bis alle die Schamteile berührt haben. So kann es auch mit einer Hetäre geschehen, die eine Schar von Männern hat, oder bei den Frauen von Königen und ihren Höflingen.

Mit diesen Worten deutet der Verfasser an, dass solche Dinge auch anderswo als in den genannten Gegenden geschehen können. So wird der Verfasser noch sagen: »Bei den Bewohnern des Ostens verbergen die Frauen, neun oder zehn zusammen, jeweils einen Jüngling.«

Bei den Bewohnern der südlichen Region ist auch der umgekehrte Koitus in den After möglich.

Der umgekehrte Koitus ist zweifach, je nachdem, ob eine Frau oder ein Mann bestürmt wird. Hierbei gerät das männliche Glied auf Abwege.

Der Mundkoitus aber ist kein außergewöhnlicher Koitus, weil es zu Personen des dritten Geschlechtes der Zwitter gehört. Wenn er jedoch zwischen einem Mann und einer Frau betrieben wird, gehört er zu den außergewöhnlichen Koitusarten, weil dabei das männliche Glied auf Abwege gerät.

Die Art des Mannes beim Koitus werden wir in dem Kapitel über den vertauschten Koitus erklären.

Nun beschreibt der Verfasser noch, wie die Zahl der außergewöhnlichen Koitusarten vermehrt werden kann:

Wer in Herzensdingen erfahren ist, soll die Möglichkeiten der Lust vermehren, indem er die Gewohnheiten der Haustiere, der wilden Tiere und der Vögel zum Muster nimmt. Wer erkannt hat, was Frauen begehren und die Gewohnheiten der Tiere, ihre Sitten, Stimmen und Gebaren aus eigener Anschauung kennen gelernt hat, soll danach Vereinigungen vollziehen, die Lust bereiten. Den Nutzen davon erklärt der Verfasser:

Wenn man jene Liebesarten entsprechend ihrer Gewohnheit und nach der Sitte des Landes angewandt hat, entsteht bei den Frauen Liebe, Wollust und Ehrfurcht.

VII. KAPITEL

15. Die Anwendung von Schlägen und 16. Die Ausführung des sit-Machens dabei

Nachdem sich die Frau so oder so niedergelegt hat, bilden bei der Vereinigung der Geschlechtsteile die Schläge die Hauptsache, und da das sit-Machen zu den Schlägen gehört, so wird beides gemeinsam behandelt.

Schläge erzeugen Hass; wie können sie also dem Liebesgenuss förderlich sein? Darauf antwortet der Verfasser:

Man sagt, der Liebesgenuss sei eine Art Streit, da die Liebe ihrem Wesen nach ein Streiten und von schlechtem Charakter ist.

Wenn auch die Liebe aus sehr zarten Anfängen entspringt, geht sie doch im Koitus erbarmungslos zu Werke. So heißt es: »Mit Nägelmalen sind die Umarmungen erwünscht, die Küsse mit dichten Zahnwunden. Die Liebe, die ihren Ruhm durch die Zartheit erwarb, ist doch beim Koitus hart.« Das Wesen der Liebe ist in ihrem Auftreten je nach Ursache und Wirkung von zweierlei Art: Die eine ist gekennzeichnet durch das Verlangen nach der geschlechtlichen Vereinigung, die andere durch die Samenergießung.

Darum ist das Schlagen ein Teil des Liebesgenusses. Die Stellen dafür sind: Schultern, Kopf, der Zwischenraum zwischen den Brüsten, der Rücken, die Schamgegend und die Seiten.

Die Schläge sind von viererlei Art: mit dem Handrücken, mit der ausgestreckten hohlen Hand, mit der Faust und mit der flachen Hand.

Dass der zweite Abschnitt dieses Kapitels mit dem über die Schläge verschmolzen ist, zeigt der Verfasser, indem er sagt:

Daraus entsteht das sit-Machen, da es dem Schmerz entspricht.

Der artikulierte Laut, der den Schmerz ausdrücken soll, ist von den alten Meistern als »sit« festgelegt worden.

Dazu gibt es acht Schreie.

Da ist der Laut »him«; das Girren; das Weinen; die Laute »sút«, »dút« und »phút«.

Der Laut »him« steigt aus Kehle und Nase auf; das Donnern ist ein tiefer Ton wie von der Gewitterwolke und wird guttural hervorgebracht. »Weinen« ist bekannt; es soll herzerfreuend sein. Der Laut »sút« ist ein Seufzer. Das Girren und die Laute »dút« und »phút« wird der Verfasser noch beschreiben.

Die Schreie der Turteltaube, des indischen Kuckucks, der Columba Hariola, des Papageien, der Biene, des dátyúha-Huhnes, der Gans, der Ente und des Reihers wende man verschiedentlich als ganz besondere Arten des sit-Machens an.

Nun gibt der Verfasser an, an welcher Stelle und bei welcher Gelegenheit beides, die Schläge und das sit-Machen, stattfinden.

Wenn die Frau auf dem Schoße sitzt, gibt es mit der Faust Schläge auf den Rücken.

Dabei lasse sie gleichsam unwillig den Laut des Donners, des Weinens und Girrens hören und teile einen Gegenschlag aus.

Kein anderer Schlag wäre hier angemessen. Sie tut, als könne sie den Schlag nicht ertragen, und teilt einen Gegenschlag ebenfalls mit der Faust auf den Rücken aus.

Wenn sie den Penis empfangen hat, schlage er sie mit dem Handrücken zwischen die Brüste. Langsam beginne er und fahre unter Steigerung der Leidenschaft bis zum Höhepunkt fort.

Gerade dann ist die unbeschränkte, eifrige und mannigfaltige Anwendung des Lautes »him« und der Übrigen angebracht.

In dem Raum zwischen den Brüsten befindet sich nämlich das Herz, der Sitz der Leidenschaft. Die Frauen haben drei Stätten der Leidenschaft: Kopf, Scham und Herz; wenn diese geschlagen werden, wird selbst eine Langsame in leidenschaftliche Erregung geraten.

Da das Herz sanft geschlagen wird, sind hier alle Laute möglich, die Unbehagen ausdrücken: zart, mittel und übermäßig.

Die Widerstrebende wird mit der ausgestreckten hohlen Hand, deren Finger etwas gebogen sind, unter dem Laute phút auf den Kopf geschlagen.

Wenn die Geliebte an dem Schlagen mit dem Handrücken keinen Gefallen findet, dann ist auf ihrem Kopf, der ersten Stätte der Leidenschaft, dieser Schlag auszuführen. Der Laut phút dient dazu, die Leidenschaft zu entflammen.

Hier finde das Girren mit Hilfe des Innenmundes und das phút-Machen statt.

Die Bezeichnung Girren deutet einen unbestimmten Laut an, der mit geschlossener Kehle ausgeführt wird. Mit geöffneter Kehle und mit Hilfe der Zungenwurzel entsteht das phút-Machen.

Am Ende des Liebesgenusses folgt Seufzen und Weinen. Das dút-Machen ahmt den Laut eines berstenden Bambusrohres nach.

Das phút-Machen ahmt den Laut einer Brustbeere nach, die ins Wasser fällt.

Wenn der Stoff erschöpft und Ermattung eingetreten ist, erklingt mit lieblicher Stimme das Seufzen und Weinen. Der Laut phút wird zu Stande gebracht, indem man den oberen Teil der Zungenspitze an den Vordergaumen drückt. Den gleichen Laut wie die Brustbeere verursacht jeder kugelrunde Gegenstand, etwa ein Kiesel, der ins Wasser fällt.

Immer soll die Frau, die mit Küssen und so weiter bedacht worden ist, unter sit-Machen auf gleiche Weise Vergeltung üben.

Wenn man an dem Penis merkt, dass die Wollust auf dem Höhepunkt ist, findet an der Schamgegend als der dritten Stätte der Leidenschaft und an den beiden Seiten unterhalb der Achseln das Schlagen mit flacher Hand statt.

Hier folge eilig das Schreien nach Art des Reihers und der Gans. So weit die Anwendung der Schreie und Schläge.

Welcher Ruhm ist nun mit dem sit-Machen und Schlagen von Mann und Frau verknüpft, und für wen? Darauf antwortet der Verfasser:

Rauheit und Ungestüm ist die Zierde des Mannes; Schmerzempfindung, Sichabwenden und Schwäche ist die Zierde der Frau.

Bisweilen finde in der Leidenschaft auch ein Tausch statt, aber nicht lange; dann kehre man zur Beachtung der natürlichen Verhältnisse zurück.

Der Mann handelt ohne Überlegung und mit Frechheit. Entsprechend führt er seine Schläge aus. Die Frau ist unfähig, ebenso zu schlagen. Da ihre Hände zart sind, empfindet sie Schmerzen. Wenn sie vom Manne aufgefordert wird, ihn zu schlagen, kann sie nur wenig ausrichten. So ist den Frauen nicht das Schlagen, wohl aber das sit-Machen angemessen. Doch in übermäßiger Aufwallung der Leidenschaft lässt die Frau von ihrer Art und teilt Schläge wie ein Mann aus; zugleich gibt der Mann seine Art auf und stößt den Laut sit und die übrigen Schreie aus. Doch nach einer kleinen Spanne der Leidenschaft handeln Mann und Frau wieder nach ihrem natürlichen Wesen.

Wenn die Leidenschaft außerordentlich angewachsen ist, gibt es unerhörte und ungesehene Praktiken, wie der Verfasser sagt:

Selbst im Traume sieht man nicht alle jene Zustände und jene Scherze, die aus dem Augenblick heraus bei den Unterhaltungen des Liebesgenusses vorkommen.

Dem einen, der mit dem Schmuck des Wissens versehen ist, entsteht so aus der Leidenschaft Genuss, dem anderen, da er des Wissens ermangelt, werden die plötzlichen Einfälle verderblich. Das zeigt der Verfasser in einem Gleichnis:

Wie nämlich ein Pferd auf seinem Wege, wenn es in die fünfte Gangart verfallen ist, blind vor Eile weder Pfosten noch Löcher noch Höhlen sieht, so handeln auch die vor Leidenschaft blinden, feurigen Liebhaber in dem Wollustkampf und beachten keine Gefahr.

Darum gebrauche der Kenner des Lehrbuches die Mittel, nachdem er die Zartheit, Feurigkeit und Kraft der Jungfrau sowie seine eigene Kraft kennen gelernt hat.

Was wäre sonst für ein Unterschied zwischen einem Kenner des Lehrbuches und einem anderen? So sagt der Verfasser auch später, wer das Lehrbuch kenne, handele nicht aus blinder Leidenschaft.

Nicht überall und nicht bei allen Frauen gelten die Ausführungen zum Liebesgenuss gleichermaßen; man wende sie nach Ort, Land und Zeit an.

VIII. KAPITEL

17. Über den vertauschten Koitus und 18. Über die Gewohnheiten des Mannes beim Koitus

Wenn der Liebhaber ermüdet ist, soll die Frau die Rolle des Mannes übernehmen. Daher werden mit dem vertauschten Koitus zusammen die Gewohnheiten des Mannes beim Koitus behandelt. Zunächst nennt der Verfasser die Gründe für die Umkehrung des Koitus:

Wenn die Frau bemerkt, dass der Liebhaber durch andauernde Betätigung zwar ermüdet ist, seine Lust aber nicht nachgelassen hat, dann soll sie, von ihm ermuntert, ihn nach unten legen und so durch den vertauschten Koitus Hilfe bringen. Dies geschieht entweder aus eigenem Antrieb, weil sie etwas Außergewöhnliches tun will, oder wegen der Neugier des Liebhabers.

Wenn der Liebhaber nach wiederholter Vollendung des Koitus am ganzen Körper schlaff geworden, er aber noch nicht befriedigt ist, dann soll die Frau ihn nach unten legen, wie es sonst der Mann mit ihr tut. Damit gewährt sie Hilfe, denn noch ist ja das Werk nicht vollendet! Sie soll das tun, wenn sie von dem Liebhaber ermuntert worden ist, denn wenn eine Frau ohne Ermunterung etwas Unschickliches tut, ist sie schamlos. Doch auch aus eigenem Antrieb, ohne Ermunterung, kann sie Vertrauen fassen, weil sie jenen außergewöhnlichen Koitus will, an den sie immer wieder denkt. Wenn sie bemerkt, dass der Liebhaber aus Neugier den vertauschten Koitus herbeisehnt, soll sie ihm diese Hilfe bringen, auch wenn er nicht ermüdet und sie nicht besonders ermuntert worden ist.

Hierbei soll sie, vom Manne, der seinen Penis eingeführt hat, hochgehoben, ihn nach unten legen. So wird der Koitus vollzogen ohne Unterbrechung der Lust, wie er begonnen worden ist. Dies ist die erste Art. Bei der zweiten Art geht die Frau, sobald man von neuem beginnt, von Anfang an so vor.

Bei der ersten Art unterbricht die Liebhaberin die mit dem Penis bewirkte Vereinigung nicht. Sie sitzt in einer Dreiecksstellung »hochgehoben« und durch die Schlinge der Arme eingeschlossen. So legt sie ihn nach unten, und der Koitus wird so vollzogen, wie er begonnen worden ist. Wenn nämlich der Penis, nachdem er sich aus der Vulva gelöst hat, von neuem eingeführt wird, folgt ganz klar ein anderer Koitus. Aus einer unerwarteten Unterbrechung wird keine Lust erlangt; das bezeugen die Liebenden. Diese erste Art muss angewendet werden, wenn die Ermüdung zunimmt, die Lust aber noch nicht befriedigt ist. Wenn jedoch der Koitus von neuem beginnen wird, soll die Frau von Anfang so vorgehen, wie sonst er zu beginnen pflegt.

Der vertauschte Koitus ist zweifach: der äußere und der innere. Über die erste Art sagt der Verfasser:

Sie soll die Blumen im Haar durcheinander schütteln, ihr Lachen durch Seufzen unterbrechen, ihre Brüste auf seine Brust drücken, um ihr Gesicht zu verbergen, immer wieder ihren Kopf neigen und so die Handlungen nachahmen, die der Liebhaber vorher selbst ausgeführt hat. »Ich, die ich eben besiegt worden bin, werde nun dich besiegen«, soll sie unter Lachen, Drohen und Schlägen sagen. Danach soll sie abwechselnd Scham, Ermüdung, Sehnsucht nach Aufhören zeigen. So soll sie den Koitus entsprechend den Gewohnheiten des Mannes vollziehen.

Sie bewegt ihren Körper derart, dass sich die Blumen im Haar vom Kopf lösen. Sie verbirgt ihr Gesicht und neigt ihren Kopf aus Scham, wie es Frauen entsprechend ihrer weiblichen Würde tun. Doch dann soll sie, entsprechend der männlichen Würde, die Handlungen, die er vorher ausgeführt hat, hart und grausam erwidern. »So wie ich von dir durch deine grausame Lust gequält worden bin, so werde ich jetzt dich schlagen«, soll sie lachend sagen. Um weibliche Zärtlichkeit zu zeigen, soll sie schamhaft tun, auch wenn sie keine Scham empfindet; Erschöpfung soll sie zeigen, auch wenn sie noch nicht erschöpft ist. So soll sie den Koitus entsprechend den Gewohnheiten des Mannes vollenden.

Die Gewohnheiten des Mannes werden wir jetzt erklären.

Hier beginnt also der Abschnitt über die Gewohnheiten des Mannes beim Koitus. Sie sind zweifach: die äußeren und die inneren. Zu den äußeren erklärt der Verfasser:

Wenn die Gedanken der Frau, die auf dem Bett liegt, durch seine Gespräche abgelenkt sind, soll der Mann ihr Unterkleid lösen. Mit stürmischen Küssen auf die Wange soll er die Sträubende verwirren; mit steifem Glied soll er sie hier und da berühren. Wenn sie zum ersten Mal mit ihm zusammenkommt, soll er den Teil zwischen den eng zusammengepressten Oberschenkeln berühren. Wenn die Liebhaberin ein Mädchen ist, soll er sie auch an den eng zusammengedrückten Brüsten, an den Händen, Achseln, Schultern und am Hals berühren. Wenn sie eine mutige Frau ist, soll er entsprechend der Gewohnheit und nach den Umständen vorgehen. Um sie zu küssen, soll er sie mit gekrümmten Fingern an Haaren und Kinn heftig an sich reißen. Beim ersten Mal zeigt sie hierbei Scham und schließt ihre Augen; jedenfalls wenn sie ein Mädchen ist.

Wenn die Frau so handelt, handelt sie nach Art des Mannes; so verbindet sich diese Darstellung mit der des vertauschten Koitus. Über den Beginn des Koitus wird der Verfasser noch schreiben, dabei auch über das Bett.

Der Liebhaber lenkt die Frau durch Gespräche ab, während er etwas anderes tut. Sie will nicht dulden, dass der Gürtel gelöst wird, aber er verwirrt sie durch stürmische Küsse. Wenn er sie mit steifem Glied berührt, entsteht die Lust der Frau und der Koitus beginnt. Sonst soll der Liebhaber die Frau so berühren, dass ihre Lust entfacht wird. Wenn sie zum ersten Mal mit ihm zusammenkommt, kann er nicht das Unterkleid lösen und sie so berühren; deshalb soll er sie zwischen den Schenkeln berühren, die aus Scham dicht aneinandergepresst sind, damit sie sich öffnen. Ebenso soll er sie an den Brüsten berühren, wo die Arme eine Art Brustwehr gebildet haben, oder an den Händen, die verschränkt sind, oder am Hals, der durch die Schlinge der Arme geschützt ist. Eine mutige Frau ist jene, die ihm vertraut, die während des Koitus ohne irgendeine Scham nach seinem Wunsch vorgeht. Doch das Mädchen, das zum ersten Mal mit einem Liebhaber zusammenkommt, soll Scham und Verwirrung zeigen, die Augen schließen, anders als jene, die voller Vertrauen ist oder eine mutige Frau.

Nun erklärt der Verfasser die anderen (inneren) Arten des vertauschten Koitus:

Bei der geschlechtlichen Vereinigung soll die Frau auf ihre Natur hin geprüft werden, um herauszufinden, wie sie befriedigt werden kann.

Wohin sie immer ihre Augen wendet, während er mit dem eingeführten Penis vorgeht, dort soll sie gedrückt werden. Das ist das Geheimnis der Mädchen, sagt Suvarnanábha.

Wenn sie einen bestimmten Teil der Vulva mit ihren Augen fixiert, soll er dort kräftig mit dem Penis eindringen. Dort empfindet die Frau schnell Wollust. Dies ist das Geheimnis, das von den Frauen nicht preisgegeben wird. Doch gibt es bei einigen Streit über den Ort der Wollust, ob es nur einen gibt oder viele. Man muss aber wissen, dass sie an jenem Ort besonders heftig gedrückt werden muss, auf den sich ihre Augen besonders heftig wenden.

Es gibt drei Stadien der Lust einer Frau, die den Koitus eingeht: die Lust ist entweder schon gegenwärtig, oder sie ist nah, oder sie muss noch entflammt werden. Diese drei Stadien legt der Verfasser dar:

Die Schlaffheit der Glieder, das Schließen der Augen, das Aufhören der Scham, die sehr enge geschlechtliche Vereinigung: Das sind die Zeichen der Wollust bei Frauen.

Wenn die Glieder sinken und die Augen geschlossen werden, wenn die Frau ihre Schamteile ganz eng an die des Mannes drückt, dann ist die Lust entweder schon gegenwärtig oder doch nahe. Nun erklärt der Verfasser, wie die Lust entfacht werden soll:

Sie schüttelt die Hände, ist traurig, beißt, lässt den Mann nicht los, schlägt ihn mit dem Fuß, und am Ende des Koitus ist sie länger leidenschaftlich als der Mann.

Er soll vor der Einführung des Penis ihre Vulva wie ein Elefant mit der Hand reizen, bis sie nass wird; dann soll er den Penis einführen.

Der Mann muss erkennen, dass er nach der Einführung des Penis früher Lust erreicht als die Frau. Dadurch wird die Lust unterbrochen. Dazu heißt es: »Der beste Körperteil der Frau sieht von innen wie ein Blatt des Lotos aus, kugelrund, faltig und rau wie die Zunge einer Kuh.« Von diesem ersten Ort abgesehen soll der Mann das Übrige mit der Hand reizen, bis es einen nassen Zustand erreicht, und dann seinen Penis einführen. Wenn nämlich die Frau mit nasser Vulva den Koitus eingeht, erreicht sie schnell Wollust. Dabei ähnelt die Hand dem Rüssel des Elefanten. So lesen wir: »Der Ringfinger und der Zeigefinger werden zusammen mit dem Mittelfinger von unten verbunden; so werden sie wegen der Ähnlichkeit mit der Spitze eines Rüssels wie ein künstliches Glied angesehen und nach dem Rüssel benannt.«

Nun erklärt der Verfasser die inneren Gewohnheiten des Mannes beim Koitus:

Die Annäherung, der Wirbel, der Dolch, das Reiben, das Pressen, der Windstoß, der Stoß des Ebers, der Stoß des Stieres, das Spiel des Spatzen, die Schale: Das sind die Gewohnheiten des Mannes beim Koitus.

Die gewöhnliche und direkte Vereinigung ist die Annäherung. Wenn der Penis mit der Hand überall herumgedreht wird, ist dies der Wirbel. Wenn die Geschlechtsteile, die nach unten gebracht worden sind, von oben geschüttelt werden, ist dies der Dolch. Dasselbe umgedreht und sehr heftig vollzogen ist das Reiben. Wenn mit dem Penis gestoßen und das Drücken längere Zeit fortgesetzt wird, ist dies das Pressen. Wenn der Penis sehr weit herausgezogen und kräftig in die Schamteile der Frau gedrückt wird, ist das der Windstoß. Wenn zugleich eine Seite sehr heftig gestoßen wird, ist dies der Stoß des Ebers. Bei abwechselndem Druck auf beide Seiten ist es der Stoß des Stieres. Wenn nach Eingehen einer Vereinigung zwei-, drei- und viermal gestoßen wird, ohne den Penis herauszuziehen, so ist dies das Spiel des Spatzen.

Die Schale heißt jene Handlung, die das Ende der Lust bewirkt.

Die direkte und gewöhnliche Annäherung ist bei den Frauen der Rinderhirten bekannt. Beim »Windstoß« wird der Penis sehr weit eingeführt, bis zur Eichel herausgezogen und dann wie ein Sturmwind in die Schamteile gedrückt. Wenn nur ein Teil gedrückt wird, erinnert das an den schrägen Zahn des Ebers; bei einem Stoß auf beide Seiten ist es, als ob ein Stier mit seinen Hörnern stößt. Bei der Schale werden die Füße beider Liebenden gerade ausgestreckt und die Schamteile an die Schamteile gedrückt.

Diese Arten sollen entsprechend dem Wesen der Frau auf verschiedene Weisen angewendet werden.

Je nach dem Wesen der Frau werden sie sanft, mittelstark oder heftig angewendet. Die äußeren Gewohnheiten des Mannes beim Koitus, wie die Lösung des Unterkleides und so weiter, müssen beim vertauschten Koitus von der Frau als äußere übernommen werden, indem sie etwa den Untergürtel des Liebhabers löst. Auch die inneren Gewohnheiten des Mannes müssen im vertauschten Koitus von der Frau als innere übernommen werden.

Aber beim vertauschten Koitus kommen folgende Arten hinzu: die Zange, das Rad, die Schwingung.

Wenn die Frau nach Art einer Stute den Penis empfängt, ihn dann heftig an sich zieht und ihn lange drückt, ist dies die Zange.

Wenn sie nach Einführung des Penis sich wie ein Rad dreht, so ist dies ein Rad; diese Art ist nur durch Übung zu erlernen. Hierbei soll der Liebhaber seine Schamteile nach oben richten.

Sobald das männliche Glied in die Vulva eingedrungen ist, soll sich hierbei die Frau mit gebogenen Beinen wie eine Töpferscheibe über dem Körper des Liebhabers drehen. Der Liebhaber soll den Penis so hochrichten, dass er nicht herausgleitet und das Rad leicht zu Stande gebracht werden kann.

Wenn sie die Schamteile in jede Richtung zum Schwingen bringt, ist dies die Schwingung.

Wenn dabei eine kreisförmige Bewegung entsteht, ist dies ein Wirbel.

Nach Einführung des Penis soll sie sich ausruhen, indem sie die

Vorderseite des Körpers auf die Vorderseite des seinen legt. Sobald sie sich ausgeruht hat, soll sich der Mann wieder umdrehen. Das ist der vertauschte Koitus.

Der Mann kehrt also nun in seine alte Stellung zurück und liegt wieder oben. Da die Frau Lust empfangen hat und erschöpft ist, ist dies nur vernünftig.

Wenn der Mann vom Koitus erschöpft ist und der Frau erlaubt, dass sie ihm Hilfe bringt und den vertauschten Koitus vollzieht, so geschieht dies auch, um die Natur der Frau zu erforschen.

Hier stehen einige Verse:

Wenn auch die Frau ihre Natur versteckt und ihr Gesicht verstellt, so verrät sie doch, sobald sie oben liegt, in der Lust ihre Veranlagung.

Wenn sie also oben liegt, kann sie in der Lust ihre Veranlagung nicht verheimlichen.

Von welcher Art eine jede Frau ist und wie sehr sie die Lust begehrt, all dies soll man aus ihrem Gebaren schließen.

Was dabei verboten ist, erklärt der Verfasser so:

Aber nach der Menstruation soll die Frau den vertauschten Koitus nicht vollziehen; auch nicht eine Wöchnerin; auch nicht eine Gazelle. Weiter soll es nicht erlaubt sein, dass eine Schwangere oder eine allzu starke Frau den vertauschten Koitus ausübt.

Nach der Menstruation soll dies nicht erlaubt sein, damit sie kein Kind empfängt. Wenn sie aber ein Kind empfängt, werden Sohn oder Tochter mit verkehrter Natur geboren werden. Für die Wöchnerin ist es nicht erlaubt, damit der Uterus kein Blut abgibt. Für die Gazelle ist es nicht erlaubt, damit die Vorhaut des Stieres oder des Hengstes nicht reißt. Für die Schwangere nicht, damit keine Fehlgeburt erfolgt. Eine allzu starke, allzu fette Frau kann den vertauschten Koitus nicht vollenden.

IX. KAPITEL

19. Vom Auparistaka (Mundkoitus)

Es ist nun von den Umarmungen bis zum vertauschten Koitus die Art der vier Liebhaber behandelt worden. Jetzt aber wird, da von einigen die Zwitter als fünfte Art genannt werden, der Mundkoitus beschrieben, der für diese typisch ist:

Die dritte Art von Menschen ist eine doppelte, entweder von weiblicher oder von männlicher Form.

Die Zwitter können Brüste und das Gehaben einer Frau zeigen, oder Barthaare und das Gebaren eines Mannes. Über die weibliche Form sagt der Verfasser:

Die Art, die mit weiblichen Formen ausgestattet ist, soll die Kleidung der Frau, ihre Stimme, Natur, Gewohnheit, die Zartheit, Ängstlichkeit, Einfalt, die Schwäche im Ertragen und die Scham nachahmen.

Dies umschließt die Frisur, den Stil der Tunika, eine Stimme, die sanft wie ein Instrument ist und süße Töne hervorbringt, den langsamen Schritt, das Anlocken von Männern, ein ängstliches Herz, die Unfähigkeit, Schläge, Wind, Hitze und so weiter zu ertragen.

In dessen Mund geschieht das, was sonst in der Vulva zu geschehen pflegt. Das wird der Mundkoitus genannt.

Der Mund dessen, der die Natur der Frau nachahmt, soll die Rolle der Vulva übernehmen. Nun zeigt der Verfasser den Nutzen davon:

Dabei soll er ein Lustgefühl erstreben, das nur aus der Vorstellung entsteht, sowie Geldgewinn. Wie eine Hetäre soll er seine Lebensweise im Gesichte tragen. Dies gilt für die Art, die weiblich ausgerichtet ist.

Über die andere Art sagt der Verfasser:

Der Zwitter von männlicher Art soll sein Verlangen verheimlichen und die Aufgabe eines Reibers erfüllen, wenn er einen Mann bekommen hat. Während des Reibens soll er ihn mit den eigenen Gliedern gleichsam umarmen und die Schenkel des Liebhabers drücken. Wenn die Vertrautheit noch enger geworden ist, soll er die Wurzeln der Oberschenkel zugleich mit den Schamteilen berühren. Er soll das Glied des Liebhabers, sobald er die Erektion bemerkt, mit der Hand reiben und ihn erregen und ihn wegen seiner Geilheit lachend schelten. Wenn er vom Mann nicht aufgefordert wird, obwohl er Zeichen gibt, und er bemerkt, dass das Wesen des Liebhabers unnatürlich ist, soll er von sich aus beginnen. Wenn er aber vom Manne aufgefordert wird, soll er sich sträuben und nur widerwillig beginnen.

Der Zwitter von männlicher Art soll sich bemühen, so zu tun, als ob er sich mit dem Manne nicht verbinden will. Die Aufgabe eines Reibers soll er erfüllen, das heißt vor aller Welt mit der Reibertätigkeit Geld verdienen. Wenn er bemerkt, dass sich der Penis aufrichtet, soll er den Liebhaber ausschelten: »Bist du etwa so geil, dass sich allein durch das Reiben deiner Oberschenkel dein Glied aufrichtet?« An den Zeichen der Lust bemerkt er, dass das Wesen des Mannes unnatürlich ist, und erkennt, dass der andere im Mund erregbar ist. Wenn er nicht aufgefordert wird, den Mundkoitus auszuführen, soll er von sich aus beginnen. Wenn er aber aufgefordert wird, soll er sich weigern.

Jetzt zeigt der Verfasser die verschiedenen Möglichkeiten der Vollendung:

Hierbei gibt es acht Arten der Vollendung: die begrenzte Art, den seitlichen Biss, die äußere Zange, die innere Zange, das Küssen, die Berührung, das Aussaugen der Mangofrucht, das Verschlingen.

Sobald der Zwitter eine von den vielen Arten vollendet hat, soll er Verlangen nach Verweilen zeigen.

Der Liebhaber soll befehlen, dass die nächste Art durchgeführt wird, wenn die erste vollendet ist, und danach die nächste.

In der genannten Reihenfolge sollen, nach dem Befehl des Liebhabers, alle Arten vollständig ausgeführt werden. Ebenso soll die Frau vorgehen, damit sie ihre eigene Begierde befriedigt und die Lust, die nur aus der Vorstellung entsteht, empfängt.

Es gibt zwei Arten der Vollendung, die äußere und die innere. Zur äußeren erklärt der Verfasser:

Der Zwitter soll den Penis mit der Hand ergreifen, an die Lippen führen und ihn schlagend gegen den Mund bewegen: Das ist die begrenzte Art.

Er soll mit der Hand die Eichel freilegen, sie mit den Lippen, ohne Zutun der Zähne, von der Seite drücken und beruhigend sagen: »bis hierher«. Das ist der seitliche Biss.

Wenn er weiter aufgefordert wird, soll er mit geschlossenen Lippen den vorderen Teil des Penis drücken und ihn gleichsam heranführen. Das ist die äußere Zange.

Nun beschreibt der Verfasser die inneren Arten:

Dazu aufgefordert, soll er den Penis ein wenig weiter hineinführen, den vorderen Teil mit den Lippen drücken und dann hinausstoßen; das ist die innere Zange.

Wenn der von der Hand ergriffene Penis wie eine Lippe gepackt wird, ist dies das Küssen.

Wenn die Eichel hierbei von allen Seiten mit der Zungenspitze geschlagen und geleckt wird, dann ist dies die Berührung.

Er soll den Penis, den er so mit Lust eingeführt hat, immer wieder hart drücken und danach loslassen. Das ist das Aussaugen der Mangofrucht.

Auf Wunsch des Mannes soll er den Penis verschlingen und drücken bis zum Ende.

Das Verschlingen wird durchgeführt, bis sich der Same ergießt.

Wie es eines jeden Verlangen ist, so sollen dabei Schreie und Schläge erfolgen. Das ist der Mundkoitus.

Die Schläge und Schreie sollen schwach, mittelmäßig oder heftig sein, je nach der Lust, und sie sollen erfolgen, weil für Umarmungen hier kein Platz ist. Damit ist nun der Mundkoitus gemäß der Lehre, nach Natur, Genuss und Vollendung in seinen verschiedenen Arten erklärt.

Auch ungebundene Frauen, wollüstige, Sklavinnen und Reiberinnen wenden ihn an.

Aber das soll nicht sein, da es nicht mit den heiligen Schriften übereinstimmt und unehrenhaft ist. Wenn man nämlich nachher noch einmal ihren Mund berührt, empfindet man das wohl selbst als unangenehm. So lehren es die Autoren.

Frauen, die sich von ihrer Sippe losgelöst haben, haben auch lose Sitten. Wollüstige führen ihr Leben nach eigenem Gutdünken ohne Rücksicht auf eine Sippe. Reiberinnen verdienen mit dem Reiben ihr Geld und lassen auch den Mundkoitus zu.

Doch im Dharmasatra heißt es: »Gieße deinen Samen nicht in einen Mund aus.« Wenn man den Mund der Frauen als Vulva genossen hat, ekelt man sich danach vor ihm.

Bei einem Hurenverehrer ist dies keine Sünde, doch aus den übrigen Gründen muss es vermieden werden. Das lehrt Vátsyáyana.

Eine Sünde ist der Mundkoitus nur, wenn man ihn mit der Ehefrau vollzieht. Daher sagt Vasistha: »Wer den Koitus im Mund seiner rechtmäßigen Ehefrau vollzieht, dessen Manen bringen fünfzehn Jahre lang keine Kinder hervor.« Zu den übrigen Gründen gehört, dass durch den Mund auch Nahrung eingenommen wird!

Nun geht der Verfasser auf verschiedene Landessitten ein:

Die Prácya verkehren nicht mit Frauen, die den Mundkoitus vollziehen.

Die Bewohner von Ahicchattra verkehren nicht mit Huren, oder aber sie vermeiden den Brauch ihres Mundes.

Sie vermuten, dass Huren den Mundkoitus vollziehen, auch wenn sie es selbst weder gesehen noch gehört haben. Wenn aber die Begierde entflammt worden ist, vermeiden sie jeden Gebrauch des Mundes, also auch das Küssen.

Die Bewohner von Saketa verkehren ohne jegliche Bedenken.

Die Bewohner von Nagaraka vollziehen den Mundkoitus nicht von sich aus.

Die Bewohner von Saurasena vollziehen alles ohne jegliches Bedenken, weil sie alles für rein halten.

Nun sagen manche: Wer kann der Natur, der Unbescholtenheit, den Sitten, dem Verstand, der Wahrheit und der Rede der Frauen vertrauen? Denn sie haben von Natur aus schlechte Sitten. Aber sie dürfen trotzdem nicht verachtet werden, denn nach den heiligen Schriften sind sie als rein anzusehen. So steht geschrieben: Das Kalb ist rein, wenn die Milch herausfließt; der Hund ist rein, wenn er wilde Tiere packt; der Vogel, wenn er eine Frucht pickt; der Mund der Frau, wenn eine Geschlechtsverbindung eingegangen wird.

Wenn auch das Wesen der Frauen in Wahrheit nicht durchschaut werden kann, weil sie auch das tun, was durch Gesetze der Menschen verboten ist, dürfen sie nicht verachtet werden, weil sie mit ihrer Veranlagung nützlich sind, um die drei Ziele des menschlichen Lebens zu erreichen. Wie das Kalb, der Hund und der Vogel rein sind, wenn sie ihrer Art nach handeln, so ist selbst der Mund der Frau rein, wenn sie einen Mundkoitus vollzieht, obwohl er doch zu anderen Zeiten das Auffanggefäß aller unreinen Dinge ist.

Da die Meinungen anständiger Menschen auseinander gehen, soll man die Aussagen der heiligen Schriften bedenken und nach der Landessitte und der eigenen Natur in Zuversicht handeln. Das lehrt Vátsyáyana.

Somit ist der außergewöhnliche Mundkoitus erklärt, so weit Frauen die Handelnden sind; über die Männer aber sagt der Verfasser:

Bei gewissen Männern besorgen junge Sklaven, mit glänzenden Ohrgehängen geschmückt, den Mundkoitus.

Das heißt, diese Sklaven sind auf jede Weise gepflegt und geschmückt. Es sind Sklaven; bei anderen wäre es eine Sünde. Dazu steht geschrieben:

»Vertrauenswürdige Sklaven, denen noch kein Bart wächst, müssen für den Mundkoitus herangezogen werden, denn der Bart gilt als Makel.«

Die Regel gilt für Männer, die gefühlskalt sind, deren Glut gewichen ist, die allzu fett sind, die an Frauen keine Freude haben.

In derselben Art sorgen gewisse Städter, die miteinander befreundet sind, für ihr gegenseitiges Wohl, und einer gewährt jene Wohltat dem anderen.

Sie sagen: »Sorge für mich, so werde ich später für dich sorgen.« Oder sie handeln beide zu gleicher Zeit mit einander zugewandten Körpern, weil sie vor lauter Lust die Zeit nicht abwarten können. Man muss hinzufügen, dass auch Frauen das tun. Daher lesen wir: »Manche Frauen im Frauengemach, die miteinander befreundet sind, verschaffen sich gegenseitig in der Vulva mit dem Mund Lust, wenn sie keine Männer bekommen können.«

Genauso vollziehen Männer jenes bei den Frauen. Man muss wissen, dass diese Art der Vollendung dieselbe ist wie bei einem Kuss auf den Mund.

Wie die Frauen es untereinander durchführen, so besorgen »gewisse Männer«, Sklaven oder Liebhaber, bei den Frauen in der Vulva den Mundkoitus. Die Arten der Vollendung entsprechen denen beim Kuss. Ist hierbei ein Sklave der Handelnde, ist es eine außergewöhnliche, ist es aber ein Liebhaber, eine gewöhnliche Tat.

Wenn aber Mann und Frau mit einander zugewandten Körpern zur gleichen Zeit sich gegenseitig genießen, so ist dies die Liebe der Krähen.

Wie bei der seitlichen Schale legt der Mann seinen Kopf auf die Oberschenkel der Frau, die Frau ihren Kopf auf die Oberschenkel des Mannes. So werden zur gleichen Zeit die Schamteile eines jeden vom Mund des anderen erfasst. Der Name kommt davon, dass so mit beiden Mündern unreine Dinge erfasst werden.

Nun legt der Verfasser dar, dass eine Verbindung zu plebejischen Leuten zu billigen sei, wie ja der Mundkoitus zu Sklaven passt:

Hetären weisen Männer mit hervorragenden Fähigkeiten, auch geschickte und großzügige Männer ab und erfreuen sich an gewöhnlichen Menschen, wie Sklaven, Elefantenwächtern und anderen.

Sie bevorzugen diese Männer, weil die nicht an die städtischen Sitten gebunden sind, und zeigen damit auch ihre sonstige Gesinnung.

Der weise Brahmane aber, der Gefährte und Ratgeber der Könige, oder der, der Vertrauen genießt, soll nicht zulassen, dass an ihm der Mundkoitus vollzogen wird.

Wenn sie jenen Frauen den Mundkoitus an sich gestatten, geht der Ruhm, den sie bei den Menschen haben, und ihr Ansehen verloren. Sie müssen den Makel der Schande sorgsam vermeiden.

Der Mundkoitus ist geheim, die Meinung darüber verschieden, besonders wenn sie durch die Wollust beeinflusst ist. Wer soll dies tun, ein Weiser oder ein anderer? Wann, im Zustand der Trunkenheit oder in einem anderen? Wie und warum, aus Lust oder nach der Landessitte? Wer könnte das entscheiden? Niemand!

X. KAPITEL

20. Anfang und Ende des Liebesgenusses

So ist denn die Wollust bis zum Mundkoitus abgehandelt. Was geschieht nun am Anfang und am Ende des Liebesgenusses?

Umgeben von seinen Freunden und Dienern begrüße der Lebemann am Wohnorte der Wollust, dem hergerichteten Schlafgemach, das mit Blumenspenden geschmückt und von Wohlgerüchen durchzogen ist, die gebadete und geschmückte Frau mit freundlichen Worten und dann mit einem Trunk. An ihrer rechten Seite setze er sich nieder, befühle ihren Haarschopf, den Saum des Gewandes, den Gürtel. Um der künftigen Wollust willen umfasse er sie mit dem linken Arm, aber nicht ungestüm. Der Einleitung entsprechend bediene er sie nun mit Worten des Scherzes und der Zuneigung. Es folgt eine allgemeine Unterhaltung über geheimnisvolle und zweideutige Dinge, Gesang und Instrumentalmusik mit oder ohne Tanz; Unterhaltungen in den Künsten. Dann rege er sie nochmals mit einem Trunk an. Wenn sie in Aufregung geraten ist, entlässt er die übrigen Leute, die er dabei mit Blumen, Salben und Betel beschenkt. Mit ihr allein soll er sie dann durch Umarmungen und so weiter, wie beschrieben, freudig erregen. Dann beginne er, das Untergewand zu lösen und so weiter, wie es oben geschildert ist. So ist der Anfang des Liebesgenusses.

Über das Ende des Liebesgenusses lässt sich sagen: Wenn sie die Leidenschaft gestillt haben, gehen beide verschämt, gleichsam als kennten sie sich nicht, ohne einander anzusehen, einzeln nach dem Toilettezimmer. Von dort zurückgekehrt, setzen sie sich, nicht mehr so verschämt, an den gehörigen Platz und nehmen Betel; er selbst soll klaren Sandel oder eine andere Salbe auf ihre Glieder streichen. Indem er sie mit dem linken Arm umschlingt und in der

Hand beide Becher hält, lasse er sie unter freundlichem Zureden trinken. Oder beide nehmen einen Trunk Wasser, Naschwerk oder was sonst ihrer Gewohnheit entspricht: klare Säfte, Brühen, saure Reismehlbrühe, Getränke mit geröstetem Fleisch als Zukost, Mangofrüchte, gedörrtes Fleisch und Zitronensaft mit Zucker, je nach der Gewohnheit des Landes. Hierbei biete er ihr dies und jenes an, nachdem er jedes Mal gekostet hat, ob es süß, mild und klar ist. Oder wenn sie beide auf dem Dach weilen, setzen sie sich, um den Mondschein zu genießen. Hierbei unterhalte er sie mit geeigneten Erzählungen. Wenn sie auf seinem Schoß liegt und den Mond ansieht, erläutere er ihr die Reihe der Sternbilder und zeige ihr den Polarstern und den Kranz der sieben Sterne des Großen Bären. Das ist das Ende des Liebesgenusses.

21. Die verschiedenen Arten der geschlechtlichen Liebe

Die Liebe aus Leidenschaft, die zu erweckende Liebe, die künstliche, die übertragene, die Liebe wie mit Zwittern, die Liebe mit dem gemeinen Volke und die unbegrenzte Liebe: Das sind die verschiedenen Arten der geschlechtlichen Liebe.

Wenn beide vom ersten Sehen an in Leidenschaft erglühen, wenn ihre Zusammenkunft nur mit großer Mühe ermöglicht worden ist, oder bei der Rückkehr aus der Fremde oder bei einer Vereinigung nach der Trennung infolge eines Streites, ergibt sich die »Liebe aus Leidenschaft«.

Hierbei ist das Verhalten je nach dem Bedürfnis von dem eigenen Gutdünken abhängig.

Wenn zwei Leute mit mittlerer Leidenschaft beginnen und später zur vollen Leidenschaft gelangen, so ist dies die zu erweckende Liebe.

Hier ist das Verlangen als Augenliebe entstanden, ohne die Vereinigung im Herzen. So entsteht die Leidenschaft erst im Umwerben des passiven und in der Begattung durch den aktiven Teil.

Dabei verhalte man sich so, dass man die Leidenschaft immer erst durch die der Eigenart entsprechenden Ausführungen der Vierundsechzig anfacht. Das nennt man die künstliche Liebe, da man einen bestimmten Zweck erreichen will oder weil beide an etwas anderem hängen.

Hierbei beachte man nach dem Lehrbuch alle Hilfsmittel zusammen.

Wenn der Mann jedoch eine andere Herzallerliebste im Sinn hat und von der Vereinigung an bis zur Wollustempfindung danach handelt, so ist dies die übertragene Leidenschaft.

Dies ist auch auf die Frau anzuwenden, die einen anderen Herzallerliebsten im Sinn hat. Die Hilfsmittel sind hier ebenso alle zusammen anzuwenden.

Je nach der ursprünglichen, der erst zu erweckenden und der künstlichen Leidenschaft gibt es drei Liebhaber und drei Liebhaberinnen. Daraus ergeben sich bei entsprechender Vereinigung drei reine und bei der Vertauschung sechs gemischte Liebesgenüsse. Das alles bezieht sich auf Männer und Frauen von gleichem Stande. Nun gibt der Verfasser die verschiedenen Arten der Liebe an, wie sie aus Übermut und so weiter entsteht:

Eine Vereinigung mit einer niedriger stehenden Wasserträgerin oder Dienerin, die bis zur Befriedigung geht, heißt die Zwitterliebe.

Bei der Liebe nach Art der Nicht-Männer von männlicher oder weiblicher Form kümmere man sich nicht um die Umarmungen und so weiter, da es nicht auf das Ergötzen ankommt, sondern nur die aus Übermut entstandene Leidenschaft zu befriedigen ist.

Ebenso ist es bei einer Hetäre mit einem Bauern, wenn die Vereinigung bis zur Befriedigung geht: Dies ist die Liebe mit dem gemeinen Volke.

Wenn die Hetäre, besonders die ganiká, den Ersehnten nicht bekommt und sich aus Übermut mit einem Landmann vereinigt, stellt sie sich durch das Gewöhnliche bloß.

Das gilt ebenso für den Lebemann, der sich mit Frauen vom Dorfe, von Hirtenplätzen und aus den Grenzländern vereinigt.

Nun nennt der Verfasser die besondere Art einer Leidenschaft, die aus Vertrauen entspringt:

Die unbegrenzte Liebe entsteht bei Liebenden, die miteinander vertraut sind, sodass sie einander willfahren. So weit die Liebesgenüsse.

Liebende, die seit langer Zeit vereint sind, verstehen einander vollkommen, und für ihre Liebe gibt es keine Grenze.

Da der Liebesgenuss je nach den verschiedenen Ausführungen und so weiter sehr mannigfaltig ist, spricht der Verfasser in der Mehrzahl von »Liebesgenüssen«.

22. Liebesstreit

So gut wie bei vertrauten Liebenden die unbegrenzte Liebe herrscht, so entsteht doch auch aus Zuneigung Streit. Der Verfasser nennt zuerst die Ursachen des Streites:

Eine Liebhaberin, deren Zuneigung wächst, soll es sich nicht ruhig gefallen lassen, wenn der Liebhaber den Namen der Nebengattin oder eine Unterhaltung mit ihr erwähnt oder die Namen verwechselt oder ihr sonst Übles tut.

Je nach dem Maß ihres Zutrauens soll sie wenig, mäßig oder außerordentlich zürnen. Gewöhnlich ist es der Liebhaber, der Unliebsames tut, mit Worten oder auch mit der Tat. Zu seinen Übeltaten, die sie sich nicht gefallen lassen soll, gehört, dass er das Haus der Nebengattin besucht, ihr Betel und so weiter schickt oder mit ihr vertrauten Umgang hat.

Dann erhebt sich sehr heftiger Streit mit Weinen, Erregung, Schütteln des Haupthaares, Schlägen, Heruntergleiten vom Sitz oder Lager auf die Erde, indem sie die Kränze und Schmucksachen wegwirft und sich auf dem Fußboden lagert.

Wie soll nun der Liebhaber in einem Schuldbewusstsein handeln? Darauf antwortet der Verfasser:

Er soll sie ruhigen Sinnes durch passende beschwichtigende Worte oder einen Fußfall besänftigen, an sie herantreten und sie auf das Lager setzen.

Ein Fußfall kommt dem Liebhaber besonders zu. Er soll keine Veränderung zeigen, denn: »Eine Wunde soll man nicht noch ätzen.« Er soll herantreten, um sie aufzurichten, und soll sagen: »Sei wieder gut, erhebe dich und setze dich aufs Lager!«

Als Antwort auf seine Reden zeige sie nur noch heftigeren Zorn, ziehe sein Gesicht herunter, indem sie ihn bei den Haaren packt, und trete ihn mit dem Fuß ein-, zwei- oder dreimal gegen den Arm, den Kopf, die Brust oder den Rücken. Sie gehe zur Tür, setze sich dort nieder und vergieße Tränen. Aber auch wenn sie außerordentlich zornig ist, soll sie doch von der Türgegend nicht weitergehen, weil das fehlerhaft wäre, lehrt Dattaka. Wenn er sie dort mit List beschwichtigt, soll sie nach Versöhnung verlangen. Aber auch versöhnt soll sie ihn noch mit unwilligen Worten gleichsam stoßen, bis sie endlich, voll Verlangen nach Liebesgenuss mit dem Versöhnten, von dem Liebhaber umarmt wird.

Diese Regeln gelten für anständige junge Frauen und Wiederverheiratete; für die Hetären und fremde Frauen gibt der Verfasser besondere Regeln an:

Die Geliebte, die in einem eigenen Hause wohnt, soll, wenn sie sich aus irgendeinem Grunde mit dem Liebhaber entzweit hat, ihn ebenso angehen. Der Liebhaber soll den Píthamarda, den

Vita und Vidúsaka beauftragen, ihren Zorn zu beschwichtigen. Durch sie versöhnt, soll die Geliebte mit ihnen in seine Wohnung gehen und dort bleiben. Das ist der Liebesstreit.

Ein Fußfall des Liebhabers wäre bei einer außerhalb wohnenden Frau nicht statthaft; so beauftragt er andere. Mit ihnen soll sie gehen, um ihre Hoheit wieder zur Geltung zu bringen, und über Nacht in der Wohnung des Liebhabers bleiben, um Leidenschaft zu entfachen.

Es gibt hier einige Verse:

Der Liebhaber, der die von Bábhravya gelehrten vierundsechzig Künste anwendet, hat Glück bei den trefflichsten Frauen. Darum soll man die Künste der Umarmungen und so weiter lernen, sonst erlangt man kein Glück.

Wer die vierundsechzig Künste nicht beherrscht, mag er auch von anderen Lehrbüchern reden, wird bei den Unterhaltungen in der Gesellschaft der Wissenden nicht besonders beachtet.

Wer diese Künste anwendet, mag er auch anderer Kenntnisse ermangeln, nimmt in der Gesellschaft bei den Unterhaltungen mit Männern und Frauen die erste Stelle ein.

Die vierundsechzig Künste, die von den Wissenden hoch geachtet, selbst vom gemeinen Volk geschätzt, von den Scharen der Hetären als Freudenbringerin hoch angesehen werden, wer sollte die nicht verehren?

Darum ist einer, der sie kenne, schon achtbar, nun vollends einer, der sie anwendet! Besonders bei den Liebhaberinnen ist er das, wie der Verfasser sagt:

Von Mädchen, verheirateten fremden Frauen und Hetären wird ein Mann, der in den vierundsechzig Künsten erfahren ist, mit Zuneigung und Hochachtung angesehen.

DRITTER TEIL

Über den Verkehr mit Mädchen

I. KAPITEL

23. Die Regeln für das Freien

Bei einer ebenbürtigen Frau, die noch keinem anderen angehört hat und dem Lehrbuch gemäß erlangt worden ist, ergeben sich Dharma und Artha, Söhne, Verwandte, neue Freunde und ungetrübte Liebe.

So gepriesen wird die Verbindung mit einer Frau aus gleicher Kaste, die weder in Gedanken noch mit Worten, noch mit der Tat einem anderen gehört hat, weil sonst nach der Überlieferung das erste Kind jenem gehören würde. Wenn man nach dem Freien der im Lehrbuch beschriebenen Zeremonie des Herumführens um das Feuer folgt, ergibt sich Dharma; und das Artha ergibt sich durch die Mitgift. Die Liebeslust wird nicht künstlich sein, da die Vereinigung unter außerordentlichem Zutrauen erfolgt.

Auf ein Mädchen, das von Angehörigen umgeben ist, Vater und Mutter hat, mindestens drei Jahre jünger ist, aus einer achtbaren, reichen Familie mit großem Anhang und vielen Verwandten stammt, denen sie in Liebe verbunden ist; das sowohl von Seiten der Mutter wie von Seiten des Vaters viel Gefolgschaft besitzt; das mit Schönheit, Charakter und Glück verheißenden Zeichen geziert ist; das nicht zu wenig, nicht zu viel und auch nicht etwa gar keine Zähne, Nägel, Ohren, Haare, Augen und Brüste besitzt und von Natur keinen kranken Leib hat; auf ein solches Mädchen soll ein Wissender, mit ebensolchen Vorzügen ausgezeichnet, sein Augenmerk richten.

Wichtig ist die Familie, die Achtung, die sie genießt, der Reichtum, den sie besitzt, der Schutz, den sie dem Mädchen gewährt, aber auch Aussehen, Auftreten, Charakter und Gesundheit des Mädchens. Doch ein Mann, der nicht die gleichen Vorzüge der Familie und so weiter besitzt, hätte keinen Zutritt. Der Mann soll auch die Wissenschaft beherrschen.

Wenn man ein solches Mädchen gewonnen hat, darf man sich selber für glücklich halten, und die Werbung kann von Ebenbürtigen nicht getadelt werden. So sagt Ghotakamukha.

Das Freien ist von zweifacher Art: Es geschieht im Hinblick auf die Eigenschaften als Mensch und mit Rücksicht auf die Astrologie. Zur ersten Art sagt der Verfasser:

Bei dem Werben um das Mädchen sollen Vater und Mutter und Angehörige sich Mühe geben, und ebenso die Freunde, die die Werbung geschickt unterstützen können.

Diese Freunde sollen die augenscheinlichen und ererbten Fehler der übrigen Freier zur Sprache bringen und die Vorzüge des Liebhabers dank seiner Familie und in seinen Eigenschaften als Mann hervorheben, besonders solche, die der Mutter des Mädchens genehm sind, um so den Entschluss zu bestärken.

Als Schicksalskundiger verkleidet, schildere ein Freund das zukünftige Glück des Liebhabers als Wohlergehen dank der Offenbarung durch Vogelflug, Vorzeichen, infolge des Einflusses der Planetenkonstellation und anderer Merkmale.

Der Liebhaber entsendet also einen Pseudoastrologen, der vom Vogelflug spricht, etwa dass bei ruhigem Himmel eine Krähe gekrächzt hat, und von der Konstellation der Glück verheißenden Planeten im dritten, sechsten, zehnten und elften Haus.

Andere Freunde wiederum sollen die Mutter des Mädchens aufregen, indem sie sagen, dass er anderswo ein Mädchen unter besonders ehrenden Umständen bekommen könnte.

Damit die Mutter ihre Tochter hingibt, sollen sie sagen: »Man wünscht ihm die reiche und schöne, hoch angesehene Tochter jenes Generals zu geben; schon morgen wollen wir das Horoskop stellen.«

In der gehörigen Ordnung und nach Schicksal, Vorzeichen, Vogelflug und Orakelstimmen freie man um das Mädchen und gebe es hin.

Das Schicksal richtet sich nach den guten oder schlechten Taten in einer früheren Existenz, und es wird durch die Sternbilder offenbart. »Wird diese, wenn ich sie heirate, mir Wohlfahrt bringen oder nicht?« Daraufhin sind die in den Lehrbüchern enthaltenen Vorzeichen zu beachten, der Vogelflug zu befragen und auf die Orakelstimmen zu hören. In Übereinstimmung damit werbe der Freier und gebe der Anhang des Mädchens es hin.

Nicht aufs Geratewohl gebe man es hin, bloß weil er ein Mann ist, sagt Ghotakamukha.

Ein Mädchen, das schläft, weint oder das Haus verlässt, wenn man um seine Hand anhält, sollte man nicht freien. Eine mit ungebräuchlichem Namen, eine Verborgene, Vergebene, Braunrote, Getüpfelte, ein Mannweib, eine Verwachsene, Scheußliche, Breitstirnige, eine Bastardin, Mannbargewordene, Stumme, eine Freundin, eine, die eine schöne jüngere Schwester hat, und eine, die an Schweiß leidet, meide man.

Ein Mädchen, das schläft, zeigt dadurch, dass es noch sehr jung ist. Eine Weinende ist unglücklich, eine Ausgegangene hält sich nicht an das Heim. Bei einer Verborgenen, die man nicht sieht, muss man Mängel vermuten. Eine Vergebene muss man meiden, weil sie schon einem anderen gehört hat. Die Braunrote und die Getüpfelte sind mit unglückverheißenden Zeichen versehen; die Rötliche wird den Gatten töten, die mit weißen Punkten das Vermögen verschwenden. Eine Verwachsene ist in der Schultergegend verkrümmt und von schlechtem Charakter. Eine Bastardin ist schon von einem anderen Manne geschändet, und sie zu ehelichen, ist unrecht. Bei einem Mädchen, bei dem die Regel eingetreten ist, wurde durch die Menstruation die Vulva verletzt. Ein Mädchen, das im Freundschaftsverhältnis steht, darf nicht begattet werden. Über die »schöne jüngere Schwester« heißt es: »Man führe durch Freien ein geeignetes Mädchen heim und nicht eines, das älter, sondern vier bis acht Jahre jünger ist.« Ein Mädchen, das an Händen und Füßen schwitzt, wird den Gatten töten. Einige lehren: Das Mädchen, das Augen und Herz fesselt, bringt Wohlfahrt; um keine andere soll man sich kümmern.

Wenn man der herzlichen Anhänglichkeit und der Augenliebe folgt, erreicht man die drei Lebensziele. Freilich soll man die Angehörigen berücksichtigen, das Mädchen selbst aber von ganzer Seele. Doch auch wenn Augen und Herz gefesselt sind, beachte man die größere oder geringere Bedeutung von Fehlern.

Die Angehörigen sollen das Mädchen, wenn die Zeit der Hingabe gekommen ist, in feiner Kleidung zur Schau stellen. Am Nachmittag führe die Geschmückte mit ihren Freundinnen beständig Spiele auf. Bei Volksaufläufen, zum Beispiel Opferfesten, zeige man sie eifrig, und ebenso an anderen Festen behandele man sie ganz wie eine Ware.

So schauen die Leute gierig nach ihr, wie nach einem Verkaufsgegenstand; wenn man nicht nach ihr hinsieht, dürfte sie wie eine überzählige Ware liegen bleiben.

Feierlich sollen die Angehörigen die Freier empfangen, die schön anzuschauen sind, freundliche Worte machen und von Angehörigen begleitet sind. Unter einem Vorwand sollen sie das schön geschmückte Mädchen zeigen. Sie sollen das Schicksal gründlich prüfen, bis sie zur Hingabe entschlossen sind.

Feierlich sollen sie sie empfangen, mit saurer Milch, ungehülstem Korn und so weiter. Sie sollen das Mädchen nicht ohne weiteres, sondern unter einem Vorwande zeigen, da sie noch nicht fest entschlossen sind, es hinzugeben. »Die Prüfung des Schicksals stelle man an mit Lehmklößen von einer Kuhkoppel, einer Ackerfurche, einem Teich, einem Baum, einer Leichenstätte, einem unfruchtbaren Landstrich, einem Götterbild und einem Kreuzweg.«

Wenn die Freiwerber zum Bade und so weiter eingeladen werden, sollen sie an demselben Tage noch nichts zugestehen, sondern sagen: »Es wird schon alles werden.«

Je nach der Landessitte heiratet man gemäß dem Lehrbuch nach einem Hochzeitsmodus des Brahma, des Prajápati, der Rsi's oder der Götter. Das sind die Regeln für das Freien.

Bei der Brahma-Art gebe ein Freund das schön geschmückte Mädchen hin, nachdem er es herbeigeholt hat. Bei der Prajápati-Art sagt man: »Übe zusammen mit ihm Tugend!« Eine Rsi-Hochzeit wird es genannt, wenn man Reichtümer und ein paar Kühe mitgibt. Die Art der Götter ist es, wenn ein Priester am Altar die Handlung vollzieht.

24. Die Prüfung der Verbindungen

Das Werben findet nicht statt, ehe man nicht die Verbindung geprüft hat.

Hier gibt es einige Verse:

Gemeinschaftliche Spiele, wie Vers-Ergänzen und so weiter, Heiraten und innige Verbindungen sind nur mit Ebenbürtigen zu unternehmen, nicht mit Höheren oder Niedrigeren.

Wenn ein Liebhaber wie ein Diener lebt, nachdem er das Mädchen genommen hat, so wisse man, dass dies eine hohe Verbindung ist, wie sie von Verständigen gemieden wird.

Wie ein Diener, ein Sklave, lebt ein Mann, der kein Vermögen hat.

Wenn er, umgeben von seinen neuen Verwandten, wie ein großer Herr lebt, so ist auch diese niedrige Verbindung unrühmlich und wird von den Trefflichen getadelt.

Wenn der Liebhaber den Gebieter spielt und der Schwiegervater, Schwager und so weiter wie Diener behandelt, wird eine solche Verbindung von denen getadelt, die den Lauf der Welt kennen.

Wenn ein Spiel getrieben wird, das beiden Wonne bringt und sie auszeichnet, dann wird die Verbindung eingegangen.

Wenn man aber eine hohe Verbindung eingegangen ist, soll man sich später den Anverwandten unterwerfen; nicht aber soll man eine niedrige Verbindung schließen.

So ist eine Verbindung mit Höheren noch immer möglich, eine mit Tieferen aber ist unbedingt verboten.

II. KAPITEL

25. Wie man das Vertrauen des Mädchens gewinnt

Wenn man nun auch das Mädchen auf diese Weise erlangt hat, so ist es doch noch nicht zutraulich. Wie gewinnt man ihr Vertrauen? Zunächst beschreibt der Verfasser die Glück verheißenden Zeremonien nach der Hochzeit:

Wenn beide vereint sind, lagern sie sich drei Nächte lang auf dem Erdboden, üben Enthaltsamkeit und essen ohne Melasse und Salz. Ebenso baden sie sieben Tage lang unter Musik und Gesang, machen Toilette, essen gemeinsam, sehen sich Aufführungen an und verehren die Angehörigen. Das betrifft alle Kasten.

Sie ruhen in den drei ersten Nächten nicht im Bett, sondern auf der Erde. Sie sind enthaltsam, bis die Opferzeremonie des vierten Tages vollbracht ist. Diese Sitte heißt in der Welt »die zehntägige Feier«, und man sagt: »Nachdem man im Hause des Mädchens wie ein Fürst die Feier der zehn Tage vollbracht hat, gehe man mit der Gattin in die eigene Behausung, oder wie es sonst Sitte in der Familie oder in dem Lande ist.«

Nun nennt der Verfasser das Mittel, Vertrauen zu gewinnen: Dazu nähere man sich ihr in der Nacht und in der Einsamkeit mit zarten Werbungen.

Das Mädchen kann von zweierlei Art sein: zum geschlechtlichen Verkehr geneigt oder das Gegenteil. Im ersten Fall sucht man Vertrauen mit Hinblick auf den Liebesgenuss; im anderen, um Furcht und Verschämtheit zu beseitigen. Das geschieht in der Nacht, wenn die Ängstlichkeit nur gering ist, in der Einsamkeit des Hochzeitsgemaches, weil dort die Verschämtheit weicht, und mit zarten Worten und Berührungen, die keine Verwirrung hervorrufen.

Wenn das Mädchen nämlich drei Tage lang den Liebhaber so sieht, dass er kein Wort äußert und wie eine Säule dasteht, dürfte es seiner überdrüssig werden und ihn zu der verächtlichen dritten Form von Menschen, den Zwittern, zählen. So sagen die Anhänger des Bábhravya.

Man nähere sich und gewinne ihr Vertrauen, aber übertrete (während dieser drei Tage) das Gelübde der Enthaltsamkeit nicht. So lehrt Vátsyáyana.

Wenn sich der Liebhaber nähert, gehe er zu Werke, ohne etwas zu überhasten.

Blumenartig sind ja die Frauen und müssen sehr zart umworben werden. Wenn sie ungestüm von Leuten umworben werden, die ihr Vertrauen nicht besitzen, lernen sie die geschlechtliche Vereinigung hassen. Darum nähere man sich in zarter Weise.

Wenn der Freier jedoch mit List ein ungehemmtes Auftreten erreichen kann, dann dringe er vor.

Wenn er bei einer Unterhaltung oder im Spiel so freie Hand bekommen hat, beginnt er mit der Umarmung:

Er umarmt sie, wie es ihr recht ist, da die Umarmung nicht zu lange dauert. Er beginne mit dem Oberkörper. Der Teil oberhalb des Nabels kann die Annäherung vertragen. Die Umarmung des Unterleibes würde Verwirrung verursachen.

Das tue er bei einer, die das Jungfrauenalter erreicht hat und ihm von früher her schon vertraut ist, im Schein der Lampe, aber bei einem Mädchen und bei einer, mit der er noch nicht vertraut ist, in der Dunkelheit.

Wenn sie die Umarmung geduldet hat, gibt er ihr mit seinem Mund Betel. Wenn sie darauf nicht eingeht, lasse er sie es nehmen nach freundlichen Reden, Verwünschungen, Gegenforderungen und Fußfällen. Selbst ein verschämtes und heftig zürnendes Weib kann einem Fußfall nicht widerstehen: Das ist allgemein gültig.

Er soll ihr mit seinem Munde Betel geben, da beim Küssen Geduld erwünscht ist. Wenn sie den Betel nicht nimmt, soll er sagen: »Bei meinem Leibe beschwöre ich dich!« oder fordern: »Gib du es mir!« Der Fußfall ist das letzte Stadium, denn es gibt kein weiteres Mittel, um die Frau zu bewegen, dass sie die Verschämtheit aufgibt und den Zorn fahren lässt.

Wenn er den Betel darreicht, gebe er ihr einen zarten, lauteren und nicht übermäßigen Kuss. Wenn sie damit gewonnen ist, bringe er sie zum Sprechen. Um sie sprechen zu hören, frage er, als wisse er es selbst nicht, nach irgendetwas, das sich mit wenigen Lauten beantworten lässt. Wenn sie hierbei nicht dreist wird, frage er wiederholt, voller Freundlichkeit und ohne sie zu verwirren. Wenn sie auch dann nicht redet, fahre er beharrlich fort.

Über einen schallenden Kuss würde sie beschämt sein. Wenn sie durch den Kuss günstig gestimmt ist, bringe er sie zum Sprechen. Aber bekommt sie nicht seine Beharrlichkeit satt? Dazu sagt der Verfasser:

Alle Mädchen nämlich lassen sich die vom Manne angewendeten Worte gefallen und sagen nicht einmal ein geringfügiges Wort dagegen. So lehrt Ghotakamukha.

Nun sagt der Verfasser, wie das Mädchen sprechen soll:

Wenn sie aber beharrlich gefragt wird, soll sie durch Bewegen des Kopfes Antworten geben; bei einem Zank aber soll sie den Kopf nicht bewegen.

Wenn sie nicht spricht und er sie treibt und wieder treibt, soll sie auf die Frage »Bist du zornig?« den Kopf nicht bewegen, um eben den Zorn anzudeuten. Sonst bewegt sie nur den Kopf zur Antwort, um sich vor Dreistigkeit in Acht zu nehmen.

Wenn sie gefragt wird: »Verlangst du nach mir oder verlangst du nicht nach mir? Gefalle ich dir oder gefalle ich dir nicht?«, soll sie lange unbeweglich bleiben. Wird sie beharrlich gedrängt, bewege sie den Kopf entsprechend; wird sie aber noch weiter gedrängt, so widerstrebe sie.

»Verlangst du nach mir?«, ist eine Frage zur Gegenwart. »Gefalle ich dir?« ist eine Frage für die Zeit vor der Hochzeit. Die Fragen sind schwer zu beantworten, so bleibe sie lange unbeweglich. Wenn sie die Frage bejaht, so ist das Dreistigkeit und Leichtfertigkeit; wenn sie sie verneint, ist es Härte. Mit der Bewegung des Kopfes offenbart sie noch nichts Bestimmtes, wird sie aber weiter angetrieben, rede sie Verkehrtes, um ihren Zorn auszudrücken: »Du gefällst mir nicht, ich verlange nicht nach dir.«

Nun nennt der Verfasser die Regeln für den Fall, dass das Mädchen dem Liebhaber schon von früher her bekannt ist:

Wenn sie vertraut ist, lässt man eine geneigte und für beide Teile vertrauenswürdige Freundin dazwischentreten und eine Geschichte erzählen. Dabei lächele die Umworbene mit gesenktem Antlitz. Wenn die Freundin zu viel sagt, schelte und streite sie. Die Freundin sage im Scherz Dinge, die jene nicht gesagt hat, mit den Worten: »Das hat sie gesagt.« Hierbei stoße sie die Freundin weg. Um Antwort gebeten, bleibe sie still sitzen. Wenn sie aber beharrlich gefragt wird, sage sie mit undeutlichen Worten und unsicherem Sinn: »So etwas sage ich nicht!« Den Liebhaber blicke sie bisweilen lächelnd von der Seite an. Das ist die Einleitung der Unterhaltung.

Man lässt die Freundin etwas erzählen, das besagt: »Seitdem du bei diesem oder jenem Spiele mit ihr bekannt geworden bist, seitdem gefällst du ihr!« Bei diesem Bericht lächele die Umworbene verschämt, um anzudeuten, dass es sich wirklich so verhält. Wenn die Freundin zu viel sagt, schelte sie, den Liebhaber jedoch blicke sie von der Seite an, um das Übermaß ihrer Zuneigung anzudeuten.

Wenn sie so vertraut geworden sind, lege sie ohne ein Wort in seine Nähe den erbetenen Betel, die Salben oder den Kranz, oder befestige es an seinem Obergewande. Bei dieser Gelegenheit berühre er sie mit dem tönenden Nägelmal an den Brustknospen. Wird ihm gewehrt, sage er: »Umarme auch du mich, dann will ich es nicht wieder tun!« Unter dieser Bedingung bringe er sie dazu, ihn zu umarmen. Er selbst führe seine Hand bis zur Nabelgegend und wieder zurück. Allmählich setze er sie auf seinen Schoß und gehe weiter und weiter. Wenn sie nicht darauf eingeht, versetze er sie in Furcht.

»Ich werde auf deiner Unterlippe Zahnwunden verursachen und Nägelmale auf der Wölbung der Brüste; und nachdem ich bei mir selbst das Gleiche getan habe, werde ich bei der Schar deiner Freundinnen erzählen, du hättest das getan. Was wirst du dann dazu sagen?« Mit solchen Einschüchterungen für Kinder, die aber zugleich eine Beruhigung für sie sind, verwirre er sie nach und nach. In der zweiten und dritten Nacht, wenn sie etwas mehr vertraut ist, arbeite er mit der Hand.

Wenn man Kinder schreckt, ist in den drohenden Reden schon die Beruhigung enthalten, dass man nicht wirklich so handeln wird. Nach und nach wird in der ersten Nacht das Vertrauen gewonnen, in der zweiten und dritten Nacht aber, wo es schon einen Überschuss davon gibt, sorge er, dass sie an den Achseln, den Schenkeln und der Schamgegend die Berührung seiner Hand zu fühlen bekommt.

Er schreite zum Küssen an allen Gliedern.

Wenn er die Hand auf die Schenkel gelegt und sie gestreichelt hat, streichle er auch die Vereinigungsstelle der Schenkel. Wird das verboten, verwirre er sie durch die Frage: »Was ist weiter dabei?«, und er fahre ruhig damit fort. Danach befühle er die Schamgegend, binde den Gürtel los; löse das Untergewand, lege die Kleider ab und streichle die Verbindungsstelle der Schenkel. Das alles geschieht unter anderen Vorwänden.

Hat er den Penis eingeführt, so ergötze er sie; nicht zur Unzeit aber breche er das Gelübde. Er unterrichte sie, zeige die eigene Zuneigung und beschreibe die früheren Wünsche. Für die Zukunft lasse er erkennen, dass sein Verhalten gegen sie in Willfährigkeit bestehen werde; die Furcht vor Nebenbuhlerinnen beseitige er. Wenn sie mit der Zeit den Mädchenstand allmählich verlassen hat, nähere er sich ihr, ohne sie zu erschrecken. So gewinnt man das Vertrauen des Mädchens.

Für das Streicheln gibt es eine bestimmte Reihenfolge, wie sie hier beschrieben ist. Durch die wiederholte Erwähnung des Streichelns an der Schamleiste wird angedeutet, dass man davon nicht lassen soll, da man auf diese Weise auch die Scham selbst berühren kann. Das alles geschieht in den ersten drei Nächten unter anderen Vorwänden, das heißt ohne das Gelübde zu brechen. Hat der Liebhaber, nach dem Opfer am vierten Tage, den Penis eingeführt, rufe er ohne Erschrecken ihre Liebeswonne hervor. Er unterrichte sie und beschreibe die Wünsche, die er sich ausgedacht hat, etwa ihre Lippen zu trinken und so weiter. Der Autor fasst nun zusammen:

So mache man das Mädchen mit List bereit; auf diese Weise wird es voller Zuneigung und recht vertraut.

Nicht durch übermäßiges Anklammern an die natürliche Ordnung noch durch übermäßiges Handeln gegen die natürliche Ordnung kommt man bei den Mädchen ans Ziel; darum gewinne man sie auf dem Mittelweg.

Das Ziel ist die Liebeswonne. Ginge man nur nach der natürlichen Ordnung vor, wäre das der Weg auch für die Zukunft, und dann gäbe es keinen weiteren Erfolg auf diesem Gebiete, da sein freier Wille getötet wäre. Handelt man aber strikt gegen die natürliche Ordnung und gegen das Herkommen, wie soll man dann Erfolg haben, da dann Abneigung eintritt? Der Mittelweg, auf dem man ein Mädchen gewinnt, ist die List.

Wer sich darauf versteht, das Vertrauen der Mädchen zu gewinnen, was ihm selbst Liebe einbringt und bei den Frauen den Stolz mehrt, der wird bei ihnen beliebt sein. Wer aber ein Mädchen als zu schamhaft verschmäht, der wird gleich einem Vieh verachtet, weil er das weibliche Wesen nicht versteht.

Ein Mädchen aber, das mit Ungestüm von einem Manne genossen wird, der sich auf Mädchenherzen nicht versteht, bekommt Furcht, Zittern, Verwirrung und Hass zugleich. Wenn sie nicht zum Genuss der Liebe gekommen oder durch ihn mit Verwirrung besudelt ist, wird sie entweder zur Männerfeindin, oder sie läuft, feindlich gesinnt, einem anderen Manne nach.

III. KAPITEL

26. Wie man an ein Mädchen herankommt

Ein Mann, der an Geld arm, aber an Vorzügen reich ist; oder einer mit mäßigen Vorzügen, aber arm an Verbindungen; oder ein reicher Nachbar; oder einer, der als Kind gilt und ein gewöhnlicher Gast ist, soll nicht um das Mädchen freien, da es für ihn unerreichbar ist. Von Kindheit an soll er sie sich geneigt machen.

Und wenn er, mit solchen Eigenschaften, von Vater und Mutter getrennt als Kind im Hause eines Onkels im Südlande in demütiger Stellung weilt, soll er die Tochter des Onkels, die wegen des Reichtums an Geld für ihn unerreichbar ist, zu gewinnen suchen, auch wenn sie schon versprochen ist. Auch nach einer anderen, die außen steht, soll er trachten. Da auf diese Weise bei dem Mädchen das Dharma erreicht wird, so ist diese Erlangung preiswürdig, sagt Ghotakamukha.

Ein Mittelloser bekommt das Mädchen nicht, ebenso wenig jemand, dem die Angehörigen fehlen. Ein Nachbar bekommt sie nicht, weil es vielleicht Streit über die Grenzziehung gibt. Einer, der als Kind gilt und ungehinderten Zugang zum Hause hat, bekommt sie nicht, da man ihn nicht beachtet. Da man sie nicht freien kann, soll man sie sich von Kindheit an geneigt machen, dann lässt sie sich nach dem Gandharven-Ritus heimführen, der in der eigenmächtigen Verbindung besteht. Auch die Gandharven-Hochzeit ist gesetzlich gebilligt.

Wie sich Knaben ein Mädchen geneigt machen können, beschreibt der Verfasser so:

Mit ihr zusammen betreibe der Knabe Blumensammeln, Flechten, Häuserbauen, Puppenspiel, das Bereiten von Speise und Trank. Er richte sich nach dem Grade der Bekanntheit und dem Alter. Nach ihrer Neigung soll er mit ihr und mit ihren so beschäftigten Sklaven und Sklavinnen das Würfelspiel treiben, das Webespiel, paar oder unpaar, Kleinfingerspiel und so weiter, Mittelfingerfangen, Sechssteinespiel und andere lokale Spiele. Dazu die Bewegungsspiele: das Augenschließen, Anfangen, Salzkarawane, Windschlagen, Weizenhaufen, Fingertippen und andere örtliche Spiele mit ihren Freundinnen.

Beim Mittelfingerfangen wird der Mittelfinger, der von den anderen Fingern umstellt und versteckt ist, ergriffen. Beim Sechssteinespiel werden sechs ganz kleine Steine mit dem Innern der

Hand hochgeworfen und mit dem Handrücken aufgefangen. Wenn das Mädchen mit ihren Sklaven und Sklavinnen spielt, soll er mitspielen, und nachdem er so zu ungehindertem Auftreten gelangt ist, auch mit ihr. Beim »Augenspiel« lässt man einen die Augen schließen, die Übrigen verstecken sich; darauf tut jener die Augen auf, und wen er findet, dem werden nun die Augen geschlossen. Beim »Weizenhaufen« tut man Rupien in Reis und vermischt sie; jeder nimmt davon einen Teil und sucht darin nach den Rupien. Solche und ähnliche Spiele sind gewöhnlich die Mittel der Annäherung für einen Knaben. Nun nennt der Verfasser jene, die für einen Jüngling angebracht sind:

Mit einem Mädchen, das er als ihre Vertraute kennt, soll er feste Freundschaft schließen und vertrauten Umgang pflegen. Ihre Milchschwester soll er mit außerordentlich viel Liebe und Fürsorge behandeln. Denn wenn diese ihm geneigt ist, kann sie, sobald sie den Stand der Dinge erkannt hat, ihn und sie vereinigen, ohne ihn abzuweisen. Auch wenn sie nicht darum angegangen wird, kann sie als Lehrerin handeln: Denn selbst wenn sie den Stand der Dinge nicht kennt, kann sie doch aus Zuneigung seine Vorzüge ins rechte Licht setzen, sodass die Umworbene Zuneigung empfindet.

Wonach die Umworbene auch immer Verlangen zeigt, das möge er ausfindig machen und ihr verschaffen. Seltsame Spielzeuge, auch wenn man sie nur selten bei Mädchen findet, mache er ihr leicht zurecht. So mache er ihr einen mit vielen Streifen versehenen und mit kleinen Linien verzierten Ball; ferner Puppen aus Garn, Holz, Büffelhorn und Elfenbein, aus dem Überrest von Honig, Mehl und Ton. Er zeige ihr seine Kochkunst, indem er Essen kocht. Er bringe ihr zwei aus Holz gefertigte Schafe, die miteinander verbunden sind, ein weibliches und ein männliches; Ziegen und Schafe; Gotteshäuser aus Ton, gespaltenem Rohr oder Holz; Käfige für Papageien, Nachtigallen, Liebespredigerkrähen, Reiher, Hähne und Rebhühner; Wassergefäße von seltsamer Form; Amulette und zierliche Lauten; Toilettegefäße, Lack, roten und gelben Arsenik, Zinnober; ferner Sandel und Saffran; Betelfrüchte und Blätter, je nach der Zeit. Er schenke je nach Möglichkeit heimlich oder offen.

Er strebe dahin, dass sie merkt, *wie* er alle ihre Wünsche befriedigt. Sie zu sehen, bitte er heimlich. Ebenso beginne er eine Unterhaltung. Als Grund für das heimliche Schenken gebe er die Furcht vor den Eltern an oder dass auch ein anderer nach dem Geschenk verlangt. Wenn die Zuneigung wächst, ergötze er sie, falls sie an Geschichten Gefallen findet, durch herzerfreuende Erzählungen. Wenn sie an wundersamen Dingen Freude hat, setze er sie durch Zauberkunststücke in Erstaunen. Ist sie für die Künste eingenommen, so erfreue er sie mit seiner Geschicklichkeit darin; liebt sie den Gesang, dann mit ohrenschmeichelnden Gesängen.

An Festtagen, bei Prozessionen, Verfinsterungen oder wenn sie auf dem Heimwege ist, bringe er ihr mannigfache Kränze, verschiedene Arten Schmucksachen für die Ohren, besonders auch reiche Perlengehänge, und spende ihr Kleider, Ringe und Schmuck, wenn er nicht meint, dass es ihm Schaden bringt. Da er bessere Kenntnisse besitzt als andere Männer, lehre er ihre Milchschwester mit Bezug auf andere Männer die vierundsechzig Künste. Mit solchem Unterricht offenbare er bei der Umworbenen seine Gewandtheit im Liebesgenuss. Er zeige sich selbst ständig in feiner Kleidung. An ihren Gebärden und ihrem Äußeren merke er, dass sie Liebe empfindet. Jungfrauen lieben nämlich in erster Linie einen Mann, den sie kennen und der sich beständig zeigt. Aber auch wenn sie lieben, treten sie doch nicht selbst werbend auf, wie es allgemein heißt. So kann man an ein Mädchen herankommen.

27. Erklärung der Gebärden und des Äußeren

Ein Mädchen lässt seine Liebe immer an äußeren Zeichen und Handlungen erkennen.

Diese Gebärden und das Äußere wollen wir jetzt behandeln.

Auge in Auge sieht sie ihn nicht an. Wenn er sie ansieht, zeigt sie Verlegenheit. Unter einem Vorwande enthülle sie ihm ihren prächtigen Körper. Sie betrachtet den Liebhaber, wenn er andere Gedanken hat. Eine Frage beantwortet sie lächelnd, mit undeutlichen Lauten und unsicherem Sinn, ganz langsam und mit geneigtem Antlitz. Sie liebt langes Verweilen in seiner Nähe. Wenn sie meint, dass er sie sehen kann, redet sie fern von ihm die Umgebung an und verändert ihr Gesicht. Bei irgendeinem Anblick stößt sie ein Lachen aus. Dort beginnt sie eine Erzählung, um verweilen zu können; sie umarmt und küsst ein Kind, das auf ihrem Schoß sitzt; sie malt einer Dienerin ein Stirnzeichen.

Sie vertraut seinen Freunden, deren Worte lobt und befolgt sie. Mit seinen Dienern hält sie Freundschaft, spricht und spielt mit ihnen, beauftragt sie mit ihren Geschäften, als wäre sie die Herrin; wenn sie zu einem anderen über den Liebhaber sprechen, hört sie aufmerksam zu. Von der Milchschwester angetrieben, betritt sie die Behausung des Liebhabers, und indem sie die Schwester dazwischenstellt, verlangt sie, mit ihm zu spielen, zu scherzen und zu sprechen. Sie vermeidet, ungeschmückt gesehen zu werden. Wenn er sie um einen Ohrschmuck, einen Ring oder Kranz bittet, nimmt sie es beherzt ab und legt es in die Hand der Freundin. Was er ihr gegeben hat, behält sie stets. Werden andere Freier erwähnt, ist sie bestürzt, und mit deren Anhang verkehrt sie nicht.

Sie enthüllt ihre Brüste, Achseln und so weiter unter dem Vorwande, sie verhüllen zu wollen. Wenn sie ein Kind küsst, sind diese Küsse »übertragene«. Wenn er nach ihrem Schmuck als Andenken verlangt, nimmt sie ihn ab in dem Gedanken: »Wird er es wohl annehmen?«, gibt es ihm aber aus Scham nicht direkt in die Hand.

Die beiden Abschnitte dieses Kapitels fasst der Autor zusammen:

Wenn man diese von Liebe erfüllten Gebärden und diese äußeren Zeichen beobachtet hat, so erwäge man zur Vereinigung mit dem Mädchen diese und jene Mittel.

Von dreierlei Art kann das Mädchen sein: Kind, Jugendliche oder Erwachsene. Wie man sie der Reihe nach umwirbt, sagt der Verfasser so:

Durch kindliche Spiele ist das Kind zu gewinnen; durch die Künste die Jugendliche; und die Erwachsene, indem man Vertraute gewinnt.

IV. KAPITEL

28. Die Bemühungen des Mannes

Besonders für einen Mann, der keinen Beistand hat, gelten die Regeln dieses Abschnittes.

Wenn ein Mädchen durch sein Äußeres und seine Gebärden seine Zuneigung hat erkennen lassen, gewinne man es mit List.

Bei dem Spiel und den Unterhaltungen ergreife er im Streite bedeutsam ihre Hand.

Beim Blätterritzen zeige er ihr ein Paar, das seine eigenen Gedanken andeuten soll.

Wie im Streit ergreife er ihre Hand, damit sie merkt: »Er hat mich erwählt.« Mit den Umarmungen richte er sich nach den Umständen, da er nun ein freieres Auftreten annehmen kann. Beim Blätterritzen zeige er ihr etwa ein Paar Gänse, um die geschlechtliche Vereinigung anzudeuten.

Beim Wasserspiele tauche er fern von ihr ins Wasser, schwimme in ihre Nähe, berühre sie, und tauche dort auf.

Beim Jungblattspiele und so weiter teile er ihr ganz besonders seine Liebe mit.

Er berichte von seinem Kummer, ohne ihn allen direkt mitzuteilen. Unter anderem Vorwande erzähle er auch einen liebevollen Traum.

So sage er: »Ich weiß nicht, was für ein Schmerz meine Seele betroffen hat!« oder berichte: »Ich habe mich im Traum mit einer getroffen, die dir im Aussehen glich!«

Im Theater und in Gesellschaft der Angehörigen setze er sich in ihre Nähe; hierbei berühre er sie unter einem Vorwande.

Er stelle seinen Fuß auf ihren. Darauf berühre er nach und nach eine Zehe nach der anderen. Mit der großen Zehe stoße er an die Nägelspitzen. Danach trachte er von Stufe zu Stufe weiter.

So versuche er, allmählich auch andere Stellen zu berühren, die Schamgegend, die Schenkel, die Hinterbacken und so weiter.

Nach diesen äußeren Mitteln der Bemühung nennt der Verfasser nun auch die inneren:

Bei dem Reinigen der Füße drücke er ihre Zehen mit der Zange seiner Zehen.

Bei der Übergabe oder der Annahme eines Gegenstandes bekunde er eine entsprechende Liebesregung.

Beim Mundausspülen bespritze er sie mit dem Wasser.

Wenn er etwa eine Betelfrucht überreicht oder annimmt, berühre er dabei das Mädchen mit den Nägeln.

Wenn er in der Einsamkeit und in der Dunkelheit mit ihr zusammensitzt, mache er sie dreist; ebenso, wenn sie das gleiche Lager benutzen.

Hierbei offenbare er, der Wahrheit entsprechend, seine Liebe, ohne sie zu verwirren.

Aus Furcht vor Abweisung offenbare er sich mit Gebärden,

nicht mit Worten. Wenn er es mit Worten tun will, dann nach diesen Regeln:

»In der Einsamkeit habe ich etwas zu erzählen!« Nach diesen Worten lasse er wortlos seine Liebe erkennen, wie wir es in dem Teil über die fremden Frauen beschreiben werden.

»Ich habe etwas zu erzählen!« Nur so viel ist zu sagen; und wenn sie dann fragt: »Was denn?«, lasse er wortlos sein Verlangen nach geschlechtlicher Vereinigung erkennen.

Wenn der Mann aber ihre Liebe erkannt hat, hole er sie unter dem Vorwand, krank zu sein, in seine Behausung, um sich mit ihr zu unterhalten.

Wenn sie gekommen ist, bitte er sie, seinen Kopf zu drücken. Er nehme ihre Hand und lege sie sich in bedeutsamer Weise auf Augen und Stirn.

Unter dem Vorwand, er müsse ein Heilmittel haben, trage er ihr seine ärztliche Behandlung auf.

»Das musst du machen! Das kann nämlich keiner außer einem Mädchen herstellen!« Wenn sie gehen will, entlasse er sie nur, wenn sie zusagt wiederzukommen.

Diese Kniffe sollen drei Nächte und drei Tagesabschnitte lang angewandt werden.

Nun nennt der Verfasser den Erfolg bei dieser Anweisung:

Wenn sie kommt, so erweitere er die Unterhaltung, um sie beständig sehen zu können. Auch mit anderen Frauen zusammen treffe er sie, um ihr Vertrauen zu gewinnen. Weiter und weiter gehe er mit seinen Werbungen; nicht aber verrate er seine Absicht mit Worten.

Selbst einer, dessen Bemühungen um Liebe weit gediehen sind, hat nämlich kein Glück bei den Mädchen, wenn er der Werbung überdrüssig wird und mit ihr nachlässt: So sagt Ghotakamukha.

Wenn er sie aber für vollständig gewonnen ansieht, dann nähere er sich ihr.

Nun gibt der Verfasser die Zeit dafür an:

In der Dunkelheit, am Abend und in der Nacht sind die Frauen von geringer Ängstlichkeit, zum Beischlaf entschlossen und leidenschaftlich, sie weisen den Mann nicht zurück.

In der Dunkelheit kann man alle Weiber gewinnen, die man haben will. Die Frauen sind wenig ängstlich, weil sie nicht gesehen werden. Sie verlangen selbst nach der fleischlichen Vereinigung und wehren dem Manne nicht.

Wenn jedoch ein einzelner Mann seine Ziele nicht alleine erreichen kann, lasse er sie in seine Nähe bringen von der Milchschwester oder Freundin, die in die Sache eingeweiht ist, mit dem Mädchen vertraut verkehrt und die Angelegenheit verschweigt. Dann umwerbe er das Mädchen wie oben beschrieben. Oder er sende seine Sklavin ab, damit sie zunächst ihre Freundin wird.

Bei Opfern, Hochzeiten, Prozessionen, Festen, Gelagen, bei Volksaufläufen gelegentlich der Schaustellung, achte man auf die Gebärden und das Äußere des Mädchens, prüfe die Zuneigung und nähere sich ihm, sobald es sich an einem einsamen Orte befindet. Frauen nämlich, deren Liebe man erkannt hat, weisen den Mann nicht ab, wenn sie am rechten Orte und zur rechten Zeit bedrängt werden.

29. Das Aufsuchen des zu gewinnenden Mannes

Ebenso wie ein Mann, der arm an Geld und so weiter ist, ein Mädchen auf eigene Faust zu gewinnen sucht, weil es anders für ihn unerreichbar ist, so kann auch ein Mädchen, das von niemandem in die Ehe gegeben wird, selbstständig auf die Suche gehen.

Ein Mädchen mit geringen Gelegenheiten, reich an Vorzügen, aber arm an Geld, das, wenn auch aus edlem Geschlecht, von Gleichgestellten nicht aufgesucht wird oder der Eltern beraubt ist oder im Hause von Verwandten lebt, soll sich um seine Verheiratung auf eigene Faust kümmern, wenn es das jugendliche Alter erreicht hat.

Dazu heißt es: »Drei Jahre soll die Tochter warten, wie es (nach Eintritt der Menstruation) recht ist; nach dieser Zeit aber soll sie selbst einen entsprechenden Gatten suchen.«

Sie umwerbe mit Kindesliebe einen mit Vorzügen ausgestatteten, kräftigen und ansehnlichen Mann. Oder einen, von dem sie meint: »Er wird mir von selbst, ohne Rücksicht auf die Eltern, infolge der Schwachheit des Fleisches angehören«, den mache sie sich geneigt, indem sie ihn voller Liebe und Fürsorge umwirbt und sich ihm ständig zeigt.

Ein Mann, dem sich ein Mädchen mit der Liebe nähert, wie sie in der Kindheit beim Spiel herrscht, wird glücklich erlangt. Aber auch ein Mann, von dem sie voraussetzt, dass er die Sinne nicht zu zügeln im Stande ist, ist leicht zu gewinnen.

In Gesellschaft der Milchschwestern und Freundinnen stelle sie ihm die Mutter vor.

Wenn die Mutter nicht mehr lebt, stelle sie ihm eine andere als Mutter vor. In der Gesellschaft der Freundinnen weicht die Verschämtheit. Wie sich ein Mädchen auf die Werbung vorbereiten soll, beschreibt der Verfasser mit den Worten:

Mit Blumen, Wohlgerüchen und Betel in der Hand sei sie in der Einsamkeit und am Abend bei ihm. Sie offenbare ihm ihre Geschicklichkeit in den Künsten. Beim Massieren und bei dem Drücken des Kopfes zeige sie ihre Erfahrung. Sie erzähle Geschichten, die dem Wesen des Umworbenen entsprechen und richte sich nach den Regeln, die sonst für einen Mann gelten, der an ein Mädchen herangeht.

Auch wenn sie sehr liebt, soll sie nicht selbst den ersten Schritt tun; denn eine junge Frau, die so handelt, verliert ihr Glück. So lehren die Meister.

Doch wenn er sich nähert, greife sie zu.

Seinen Umarmungen komme sie aber in gehöriger Weise entgegen. In der Umarmung zeige sie keine Aufregung. Eine zarte Äußerung nehme sie hin, als verstände sie sie nicht. Ihren Mund lasse sie nur mit Gewalt ergreifen. Wenn sie um die Ausführung des Liebesgenusses gebeten wird, soll sie die Schamteile nur nach heftigem Sträuben berühren.

Auch wenn sie aufgefordert wird, soll sie nicht gar zu entgegenkommend sein, denn die Zeiten können sich ändern. Wenn sie aber meint: »Er ist mir zugetan und wird nicht zurücktreten«, dann ermuntere sie den Werbenden, um aus dem Kinderstande auszutreten. Wenn sie den Stand des Mädchens verloren hat, melde sie es den Vertrauten.

Wenn sie weiß, dass der Mann sie nicht mehr verlassen wird, treibe sie ihn dazu, dass er ihr unter Beachtung des Gandharven-Ritus die Jungfernschaft nimmt. Danach sage sie den Vertrauten, dass sie nach Gandharven-Art geheiratet worden ist.

30. Wie ein Mädchen durch Annäherung gewinnt

Ein viel umworbenes Mädchen nehme den Mann zum Gatten, den es für passend und ergeben hält und der ihr Vertrauen einflößt.

So findet sie einen, auf den sie sich stützen kann und der ihr das äußerliche Glück des Liebesgenusses und damit die Ursache für das spätere innerliche Glück bietet.

Wenn sie ohne Rücksicht auf Vorzüge, Schönheit und Erfahrung einen Gatten nur aus Verlangen nach Geld sucht, dabei sogar die Rivalität von Nebenbuhlerinnen in Kauf nimmt, dann locke sie nicht einen Mann an sich, der mit Vorzügen ausgestattet, ergeben und fähig ist, auch wenn er heftig nach ihr verlangt und sie mit allen Mitteln umwirbt.

Doch besser ist ein Ergebener, wenn er auch arm ist, und einer, der für sich allein steht, auch wenn er keine Vorzüge hat, als einer, der viele Frauen besitzt, mag er auch mit Tugenden ausgestattet sein.

Gewöhnlich haben reiche Leute viele Frauen, die sich frei bewegen können: Aber wenn auch der äußerliche Genuss vorhanden ist, so verdienen sie doch, trotz des außerlichen Gluckes, sein Vertrauen.

Wenn aber ein niedriger Mann sich bewirbt oder ein Graukopf oder einer, der viel verreist, so sind sie der Vereinigung nicht würdig.

Wer ganz nach eigenem Belieben seine Werbung betreibt, auf heuchlerisches Spiel aus ist, aber Frau und Kinder hat, der ist der Verbindung nicht würdig.

Bei gleichen Tugenden ist unter den Bewerbern nur ein Freier, der sie ehelichen wird.

Nur der wird der richtige Gatte sein, der alle Eigenschaften besitzt, die sie schätzt.

V. KAPITEL

31. Die Hochzeitsfeier

Zunächst gibt der Verfasser die Regeln für solche Hochzeiten, die mit fremder Hilfe zu Stande kommen:

Wenn es unmöglich ist, das Mädchen allein zu sehen, nähert man sich gewöhnlich, indem man durch Liebe und Fürsorge seine Milchschwester gewinnt.

Man schicke also die Milchschwester, die selbst schon einen Mann hat, als Bevollmächtigte in die Nähe der Umworbenen.

Die Vertraute gewinne das Mädchen, das den Liebhaber nicht

zu kennen vorgibt, indem sie dessen Vorzüge lobt. Sie schildere ihr ganz besonders die herrlichen Tugenden des Liebhabers. Die Fehler der übrigen Freier, die die Gefühle des Mädchens verwirren, ziehe sie ans Licht, spreche von dem Mangel an Verständnis für die Vorzüge des werbenden Mannes bei den Eltern des Mädchens, von deren Habgier und dem Leichtsinn der Verwandten. Sie erzähle ihr von anderen ebenbürtigen Mädchen, der Sakuntalá und so weiter, die nach eigener Wahl einen Gatten fanden und der Liebeslust teilhaftig wurden, während man in feinen Familien Frauen findet, die unter der Rivalität der Nebenbuhlerinnen zu leiden haben, Abneigung gegen den Gatten empfinden, unglücklich sind und verlassen werden. Sie schildere seine Zukunft, das ununterbrochene Glück, da sie mit ihm allein bleiben wird, und seine Zuneigung zu der Geliebten. Wenn das Mädchen Verlangen empfindet, beseitige die Vertraute die Gefahr, ihre Ängstlichkeit und Scham mit guten Gründen und führe alle Geschäfte einer Botin. Sie sage: »Der Liebhaber wird dich mit Gewalt gewinnen, gleich als wüsstest du nichts davon«; so dürfte es wohl getan sein.

So sage die Vertraute: »Deine Eltern verstehen nichts von den Vorzügen dieses Mannes, und sie sind so habgierig, dass sie einen tugendreichen Mann aufgeben und einem anderen nachjagen, der an Geld reich, aber an Tugenden arm ist.«

So besorge die Vertraute die Geschäfte der Botin, wie sie später beschrieben werden. Indem sie sagt, der Liebhaber werde sie nehmen »gleich als wüsstest du nichts davon«, deutet sie an: »So trifft dich keine Schuld.«

Das Mädchen, das er erlangt hat und das sich an geeignetem Orte befindet, heirate der Liebhaber, nachdem er aus dem Hause eines Brahmanen Feuer geholt, heiliges Gras gestreut, nach Vorschrift geopfert hat und dreimal um das Feuer gegangen ist. Darauf melde er es der Mutter und dem Vater. Heiraten nämlich, die angesichts des Feuers geschlossen werden, sind unlöslich: So lautet die Überlieferung der Meister.

Nachdem er sie entjungfert hat, teile er dies allmählich seinen Verwandten mit. Er wirke dahin, dass die Verwandten sie ihm ohne häusliches Ungemach und aus Furcht vor Strafe geben. Darauf gewinne er ihre Verwandten durch liebevolles Umschmeicheln und Zuneigung. So handele man nach dem Gandharven-Ritus.

Nachdem er sie also beschlafen, nicht bloß geheiratet hat, teile er dies seinen Angehörigen mit, damit sie die Frau aufnehmen. Dass sie von dem Liebhaber heimlich gewonnen wurde, bildet einen Makel; wird sie ihm nun nicht überlassen, leidet die Familie Schaden. Wenn der König hört, dass sie ihm die Geliebte nach der Hochzeit verweigert, dürfte er Strafe über sie verhängen:

Wenn das Mädchen die Einwilligung nicht gibt, gewinne er eine anständige Frau, die dort aus und ein geht, von früher her bekannt ist und ihm wohl will, und lasse durch sie das Mädchen unter einem Vorwande an einen geeigneten Ort bringen. Darauf hole er aus dem Haus eines Brahmanen Feuer und vollende den Ritus.

Wenn eine Hochzeit bevorsteht, lasse die Vertraute die Mutter des Mädchens Reue empfinden wegen der Fehler des in Aussicht genommenen Gatten. Dann führe sie mit Einwilligung des Mädchens den Liebhaber nachts in das Haus einer Nachbarin. Darauf hole sie aus dem Hause eines Brahmanen Feuer und vollende den Ritus.

Wenn der gleichaltrige Bruder des Mädchens an Hetären oder fremden Weibern hängt, umschmeichle ihn der Liebhaber geraume Zeit lang durch Liebesdienste, die nicht leicht auszuführen sind, und mit freundlichen Aufwartungen. Schließlich teile er ihm seine Absichten mit. Gewöhnlich lassen nämlich junge Leute sogar ihr Leben für ihre Freunde von gleichem Charakter, gleichen Neigungen und gleichem Alter. Darauf lasse der Liebhaber das Mädchen durch den Bruder unter einem Vorwande an einen geeigneten Ort holen, und es geschehe weiter, wie oben beschrieben.

Der Ritus der Dämonen besteht darin, dass man ein schlafendes oder trunkenes Mädchen erlangt. Dazu sagt der Verfasser:

Am Astamícandriká-Fest lasse die Milchschwester die Umworbene einen berauschenden Trank trinken und bringe sie, indem sie irgendeinen persönlichen Grund angibt, zu dem Liebhaber an einen geeigneten Ort. Wenn er sie, die infolge des Trunkes ohne Bewusstsein ist, dort befleckt hat, teile er seine Heirat mit.

An diesem Fest wird tags unter andächtigen Übungen gefastet und in der Nacht gewacht, bis der Mond aufgeht. Daraus ergibt sich die Gelegenheit.

Wenn die Milchschwester das Mädchen schlafend mit ihm allein gelassen hat und er die Umworbene befleckt, während sie ohne Bewusstsein ist, geschieht das Gleiche.

Doch folgt in diesen Fällen nicht der Ritus des Herbeiholens von Feuer und so weiter, da diese Hochzeit ungesetzlich ist.

Der Ritus des Teufels besteht in dem gewaltsamen Raube:

Wenn der Liebhaber erfahren hat, dass sich die Geliebte nach einem anderen Orte oder nach einem Garten begibt, so verjage oder töte er, von Freunden wohl umgeben, die Wächter und raube das Mädchen. Das ist die Hochzeitsfeier.

Auch diese Heirat ist ungesetzlich. Welche unter den acht Hochzeitsarten aber ist die Beste? Darauf antwortete der Verfasser:

Immer der zuerst geschilderte Hochzeitsritus dürfte der bessere sein; wo er aber unmöglich ist, wähle man den Folgenden.

Die ersten vier genannten Riten sind die gesetzlichen. Dabei ist der Brahma-Ritus besser als der nach Gandharven-Art. Manche meinen, es gibt nur sechs Arten, und davon ist der Gandharven-Ritus besser als der der Halbgötter, und diese beiden gelten noch für gesetzlich. Einige sagen: Der Ritus der Halbgötter ist besser als der der Dämonen, da dieser gesetzwidrig ist; und auch der Ritus der Dämonen ist besser als der des Teufels, denn wenn auch beide gesetzwidrig sind, so besteht doch der Ritus des Teufels in Gewalttätigkeit.

Da der Lohn der Hochzeitsfeiern die Zuneigung ist, so steht der Gandharven-Ritus, mag er auch in der Reihenfolge der Mittelste sein, doch als treffliche Verbindung in hohem Ansehen.

Da der Gandharven-Ritus Wonne bringt, ohne viel Mühe vollzogen werden kann und ohne förmliches Freien geschieht, sein Wesen aber in der Zuneigung besteht, so gilt er als der Allerbeste.

VIERTER TEIL

Über die verheirateten Frauen

I. KAPITEL

32. Das Benehmen der einzigen Gattin

Wie muss sich nun das Mädchen dem Gatten gegenüber verhalten, nachdem es von dem Mann heimgeführt worden ist? So folgt nun der Teil über die verheirateten Frauen.

Es gibt zwei Arten von Ehefrauen: Sie ist entweder die einzige Gattin, oder sie hat noch Genossinnen. Hier wird zunächst von dem Benehmen der einzigen Gattin gehandelt.

Die einzige Gattin bringe dem Gatten tiefes Vertrauen entgegen und handle immer nach seinen Wünschen, als ob er ein göttliches Wesen wäre.

»Der Gatte ist die Gottheit der Frauen«, sagt die Regel. Deshalb handle die Gattin stets nach seinem Herzen.

Mit seiner Billigung nehme sie die Sorge für die Familie auf sich, mit seiner Erlaubnis sorge sie für Haus und Garten. Indem sie diese Pflichten auf sich nimmt, mache sie sich von ihm abhängig.

Das Haus halte sie rein und wohl gesäubert; an den geeigneten Stellen befinden sich mannigfaltige Blumen; der Fußboden sei glatt; der Anblick herzerfreuend; dreimal am Tage finden die Opferspenden statt; der Hausaltar werde in Ehren gehalten.

Nichts anderes als dies nämlich wirkt auf den Hausherrn besonders herzgewinnend, sagt Gonardíya.

Gegen ältere Verwandte, die Schar der Diener, die Schwestern des Liebhabers und deren Gatten sei sie nach Gebühr zuvorkommend. Sie sei also von ehrerbietigem Benehmen gegen jeden Einzelnen, indem sie ihn mit Worten und Werken bedient.

An vollständig gesäuberten Stellen lege sie Beete für Grünes und Gemüse an und pflanze Zuckerrohrstängel, Kümmel, Senf, Petersilie und Fenchel. Ebenso sollen Büsche verschiedener Blumen wie Jasmin, Muskatbaum, gelber Amarant, Navamáliká, Tagara, chinesische Rose und andere gepflanzt werden, dazu wohlriechende Kräuter und Wurzeln; und im Baumgarten lege sie reizende freie Plätze an. In der Mitte grabe sie einen Brunnen, Teich oder See.

Sie verkehre nicht mit Almosenempfängerinnen, Bettelnonnen, frommen Bettlerinnen, liederlichen Frauen, Gauklerinnen, Wahrsagerinnen und Wurzelzauberinnen.

Sie halte sich von Frauen fern, die vom Bettel leben oder die Unzucht treiben. Auch ein Verkehr mit Gauklerinnen oder mit Zauberinnen, deren Geschäft darin besteht, jemanden mit einer Zauberwurzel gefügig zu machen, würde bei dem Gatten Zweifel erwecken.

Beim Essen mache sie ausfindig, was er liebt und was er verschmäht; was ihm zuträglich und was ihm unzuträglich ist.

Wenn sie hört, dass er sich von außen der Behausung nähert, sage sie: »Was ist zu tun?« und stehe im Hause bereit.

Sie wasche eigenhändig seine Füße, indem sie die Dienerin zurückweist.

Dem Liebhaber trete sie in der Einsamkeit nicht ohne ihren Schmuck vor Augen. Denn wenn er sieht, dass sie ihren Körper nicht geschmückt hat, könnte er Widerwillen empfinden.

Wenn er verschwendet oder an Unwürdige gibt, ermahne sie ihn unter vier Augen. Denn wenn es öffentlich geschähe, müsste er sich schämen.

Besuche zur Brautschau, zu Hochzeiten und Opferfesten, Unterhaltungen mit den Freundinnen und Prozessionen zu Gottheiten unternehme sie nur mit Erlaubnis. Sonst dürfte sie für ausschweifend gehalten werden.

Nach ihm lege sie sich nieder, vor ihm erhebe sie sich; wenn er schläft, wecke sie ihn nicht.

Die Küche sei wohl geschützt und hell.

Bei Vergehen des Liebhabers sei sie etwas betrübt, mache ihm aber keine übermäßigen Vorwürfe.

Mit spöttischen Reden aber tadele sie ihn, wenn er unter seinen Freunden weilt oder allein ist.

Sie vermeide unpassende Äußerungen, böse Blicke, den Aufenthalt an der Türgegend oder den Blick dorthin, die Unterhaltung im Lusthain und langes Verweilen an einsamen Orten.

So soll sie unkluge Worte und unfreundliches Aussehen vermeiden, soll nicht mit abgewandtem Gesicht sprechen, weil diese Dinge Abneigung zeugen. Wenn sie sich an der Tür aufhält oder dort hinschaut, deutet das an, dass sie ohne Mühe gewonnen werden kann. Auch langes Verweilen an menschenleeren Orten im Hause dürfte ein Nachlassen der Zuneigung bewirken.

Sie hüte sich vor Schweiß, Zahnfäule und üblem Geruch, denn dies sind Ursachen der Abneigung.

Reiche Schmucksachen, mannigfache Blumen und Salben, das Gewand in verschiedenen Farben glänzend – das bildet die Toilette beim Liebesbesuch. Ein außerordentlich zartes, feines Seidengewand, ein mäßiger Schmuck, Wohlgeruch und nicht zu viel Salben, etliche weiße und andere Blumen bilden die Toilette bei Vergnügungen.

Wenn sie den Liebhaber zur Liebe aufsucht, ist sie herzgewinnend, wenn sie sich reich schmückt und glänzend kleidet. Zart sei das Gewand, nicht zu reichlich der Schmuck und die Salbe bei Prozessionen, Spielen und Vergnügungen.

Ein Gelübde oder Fasten des Liebhabers mache sie aus eigenem Entschluss selbst mit; und wenn ihr gewehrt wird, umgehe sie sein Wort mit dem Ausspruch: »Hier bin ich nicht zurückzuweisen.«

Sie nehme an seinen Bußübungen teil, um ihre Liebe zu bekunden, und seinen Einspruch wehre sie ab, um ihre Liebe deutlich herauszustellen.

Gerätschaften aus Ton, Rohr, Holz, Leder und Metall soll sie rechtzeitig und wohlfeil einkaufen.

Ferner berge sie Salz und Öle, schwer erhältliche wohlriechende Salben, katuka-Gefäße und Arzneien heimlich im Hause.

Sie sammle und säe rechtzeitig den Samen von Rettich, Wurzeln, Eierpflanzen, Flaschengurke, Knoblauchzwiebeln und allen möglichen Kräutern.

Vor Fremden spreche sie nicht über das eigene Vermögen noch über die Pläne des Gatten. Denn der Gatte darf nicht glauben, sie verrate Geheimnisse.

Sie übertreffe die Frauen ihres Standes an Erfahrung, Verstand, Schönheit, in der Kochkunst und in der Hingabe für ihren Mann.

Nachdem sie ihre jährlichen Einkünfte berechnet hat, richte sie danach die Ausgaben ein.

Sie verstehe das Bereiten von Schmelzbutter aus der Milch, die beim Mahl übrig geblieben ist; ebenso von Öl und Melasse; das Spinnen von Garn aus Baumwolle und das Weben des Garnes; das Zusammendrehen von Hängern, Seilen, Stricken und Bast; die Arbeit des Stampfens und Enthülsens; die Verwendung von Schaum und Schleim, Spelzen, Körnern, Parfüms und Kohlen; die Berechnung von Lohn und Lebensunterhalt der Diener; die Sorge für Landwirtschaft und Viehzucht und die Regeln für den Wagenbau; die Prüfung der Widder, Hähne, Wachteln, Papageien, Predigerkrähen, Nachtigallen, Pfauen, Affen und des Wildes; endlich die Abstimmung der täglichen Einnahmen und Ausgaben.

Sie sammle seine alten, abgetragenen Kleider und erfreue damit, mögen sie bunt oder einfarbig sein, die pflichteifrigen Diener oder schenke sie Leuten, die durch solche Spenden geehrt werden.

Die Freunde des Liebhabers ehre sie gehörig durch Beschenken mit Kränzen, Salben und Betel. Sie diene der Schwiegermutter und dem Schwiegervater, sei ihnen untertan, gebe ihnen keine Widerworte, führe gemessene und nicht heftige Reden und lache nicht laut. Den Freunden und Feinden seiner Eltern gegenüber handele sie wie gegen ihre eigenen Freunde und Feinde. Bei der Mahlzeit sei sie bescheiden. Gegen ihre Umgebung zeige sie sich liebenswürdig. Sie schenke niemandem etwas, ohne es ihrem Liebhaber mitzuteilen. Die Dienstboten beschränke sie auf die betreffende Beschäftigung, und bei festlichen Gelegenheiten erweise sie ihnen Ehre. Das ist das Benehmen der einzigen Gattin.

33. Das Verhalten während der Reise des Mannes

Die einzige Gattin benimmt sich anders, solange der Geliebte in der Nähe ist, als wenn er verreist ist.

Wenn er verreist ist, trägt sie nur Glück verheißenden Schmuck, fastet eifrig zu Ehren der Gottheit, wartet auf Nachrichten und kümmert sich um das Hauswesen.

Ihr Lager sei im Schoße der Eltern. Mit deren Erlaubnis gehe sie ihren Beschäftigungen nach. Sie bemühe sich, Dinge zu erwerben oder wiederherzustellen, die dem Geliebten erwünscht sind.

Sie bereite ihr Lager in der Nähe der Schwiegermutter und ihrer Leute, um ihrer eigenen Reinheit willen. Sie richte ihre Beschäftigungen nach dem Willen der Eltern, um ihre Willfährigkeit zu beweisen.

Bei den ständigen und den gelegentlichen Beschäftigungen sei der Aufwand der gewöhnliche. Sie denke daran, die von ihm begonnenen Arbeiten zu beenden.

Sie gehe nicht in den Kreis ihrer Angehörigen, außer bei Unfällen und Festen. Wenn sie geht, so gehe sie unter Aufsicht eines

Menschen aus der Umgebung ihres Liebhabers, bleibe nicht zu lange und lege die Kleidung nicht ab.

Sie unternehme die von den Eltern gutgeheißenen Fasten.

Mit ehrlichen, gehorsamen Dienern mehre sie nach Erlaubnis das Vermögen und verringere nach Kräften durch Kauf und Verkauf die Ausgaben.

Bei seiner Rückkehr zeige sie sich zunächst in der gewöhnlichen Verfassung, opfere den Gottheiten und bringe Geschenke herbei. Das ist das Verhalten während der Abwesenheit des Mannes.

Sie zeige sich also erst in der Kleidung, die der Abwesenheit des Mannes entsprach, um ihr Verhalten anzudeuten. Durch Geschenke und Opfer zeige sie ihre Freude.

Um die beiden Abschnitte zusammenzufassen, sagt der Verfasser:

Trefflichen Wandel führe die Frau, die das Wohl des Liebhabers im Auge hat, als einzige Gattin; mag sie nun eine junge Frau oder eine Wiederverheiratete oder eine Hetäre sein.

Dharma, Artha und Káma, eine geachtete Stellung und einen Gatten ohne Nebenfrauen erlangen jene Frauen, die nach dieser Regel leben.

II. KAPITEL

34. Das Benehmen der ältesten Gattin gegenüber den Nebenfrauen

Zunächst gibt der Verfasser die Gründe für die Vielweiberei an:

Man heiratet eine zweite Frau zu Lebzeiten der ersten, wenn die erste beschränkt oder boshaft ist; wenn man ihre Liebe nicht erwidern kann; wenn sie keine Kinder gebiert; wenn sie in häufiger Wiederholung nur Mädchen zur Welt bringt; oder weil der Liebhaber unbeständig ist.

Das suche die Frau von Anfang an zu vermeiden, indem sie Liebe, Charakter und Gewandtheit zeigt. Wenn sie aber keine Kinder bekommt, gebe sie selbst den Anstoß, dass er eine zweite Frau nimmt.

Die Unbeständigkeit des Liebhabers soll sie durch ihre Gewandtheit überwinden. Wenn sie aber keine Kinder bekommt, soll sie sagen: »Verheirate dich nochmals!« Das Gleiche gilt, wenn sie nur Mädchen gebiert, da das Heiraten den Zweck hat, Söhne zu bekommen.

Wenn sie durch eine zweite Frau zurückgesetzt werden soll, verschaffe sie ihr unter Aufbietung aller Kräfte eine höhere Stellung als sie sie selbst hat.

Wenn sie eine Nebenfrau zur Gesellschaft bekommen soll, aber noch nicht zurückgesetzt ist, soll sie so handeln. Was aber soll sie tun, wenn sie ersetzt worden ist? Darauf sagt der Verfasser:

Wenn die neue Frau kommt, betrachte sie sie wie eine Schwester. Sie lasse ihr sehr eifrig die abendliche Ausstattung so besorgen, dass auch der Liebhaber das weiß. Feindseligkeiten, die auf der Begünstigung des Liebhabers oder Überhebung der Nebenfrau beruhen, beachte sie nicht.

Sie lasse ihr durch eine Dienerin den abendlichen Schmuck besorgen, um ihr ihre Liebe zu zeigen. Wenn die Nebenfrau dünkelhaft auftritt, kümmere sie sich nicht darum, aus Furcht, unterliegen zu müssen.

Wenn jene dem Gatten gegenüber unaufmerksam ist, so beachte sie das nicht. Wenn aber jene meint, dass sie ihre Sache schon von selbst richtig führen werde, belehre sie sie höflich.

Vor den Ohren des Liebhabers und unter vier Augen zeige sie die außerordentlichen Besonderheiten der anderen.

Deren Kinder behandle sie wie die eigenen; ihre Freunde liebenswürdig, ihre eigenen Verwandten nicht übertrieben höflich, gegen die Verwandten der anderen sei sie außerordentlich rücksichtsvoll.

Wenn die erste Gattin aber durch mehrere zurückgesetzt worden ist, dann verbinde sie sich mit derjenigen, die ihr am nächsten steht.

Diejenige aber, die der Liebhaber gerade am meisten begünstigt, entzweie sie mit der früheren Favoritin, indem sie sie aufreizt. Darauf zeige sie Mitgefühl.

Im Bunde mit anderen Nebenfrauen, suche sie, ohne selbst am Streit teilzunehmen, die am meisten begünstigte Frau herabzusetzen.

Wenn eine andere aber mit dem Liebhaber entzweit ist, tröste sie sie, indem sie ihre Partei ergreift und sie aufrichtet.

Sie mehre den Streit. Wenn sie aber merkt, dass der Zwist nur unbedeutend ist, fache sie ihn selbst an.

Wenn sie findet, dass der Liebhaber immer noch zu jener freundlich ist, dann bemühe sie sich selber um den Frieden. Das ist das Benehmen der ältesten Gattin.

35. Das Benehmen der jüngsten Gattin

Wie soll nun die jüngste Gattin handeln?

Die jüngste Gattin aber betrachte die älteste wie eine Mutter.

Ohne ihr Wissen gebe sie keine Geschenke, selbst nicht an ihre Angehörigen.

Ihre Angelegenheiten besorge sie ganz auf die älteste Gattin gestützt.

Mit ihrer Erlaubnis schlafe sie bei dem Gatten. Ihre Reden hinterbringe sie keinem anderen. Ihre Kinder beachte sie mehr als die eigenen. Heimlich bediene sie eifrig den Gatten.

Das heißt, sie bediene ihn während des Beischlafes so, dass er sich an ihr mehr als an den anderen ergötzt.

Sie erzähle nicht von Kümmernissen, die aus der Feindschaft der Nebenfrauen entstehen.

Denn wenn sie selbst davon erzählt, dürfte es der Liebhaber nicht glauben; so lasse sie es ihm von jemand anders erzählen.

Sie trachte nach der ganz besonderen, heimlichen Gunst des Gatten. Sie spreche: »Von dieser Gunst lebe ich wie von der Spende eines Zehrgeldes.«

Doch erzähle sie weder aus Großsprecherei noch in der Leidenschaft öffentlich davon. Denn eine Frau, die Geheimnisse verrät, wird vom Gatten verachtet.

Aus Furcht vor der ältesten Gattin trachte sie ganz nach heimlicher Ehrung, sagt Gonardíya.

Denn wenn die älteste Gattin die besondere Gunst bemerkt, dürfte sie zürnen und auf Verderben sinnen.

Wenn die älteste Gattin unfruchtbar ist und keine Kinder hat, habe sie Mitgefühl und lasse auch den Liebhaber Mitgefühl hegen. Wenn sie aber die andere besiegt hat, führe sie das Leben einer einzigen Gattin. Das ist das Benehmen der jüngsten Gattin.

Die Frauen, die zwischen der ältesten und der jüngsten Gattin stehen, sollen sich entsprechend ihrem Range benehmen.

36. Das Benehmen der Witwe, die wieder geheiratet hat

Wie ein Mädchen Gattin wird, so auch eine wiederverheiratete Witwe. Sie kann entjungfert sein oder nicht entjungfert. Im zweiten Fall fällt sie unter den Begriff Mädchen und bleibt der feierlichen Zurüstung würdig. So heißt es: »Sie wird wiederum der Vorschrift gemäß geheiratet, da ihre Jungfernschaft nicht zerstört worden ist.«

Eine Witwe, die infolge der Schwachheit des Fleisches wieder einen wohl lebenden Mann mit Vorzügen findet, ist eine Wiederverheiratete.

Wenn sie sich aber nach Belieben wieder entfernt, weil der Gatte ohne Vorzüge ist, kann sie einen anderen aufsuchen, sagen die Anhänger des Bábhravya. Nach Glück verlangend, kann sie wohl wieder einen anderen suchen.

Wenn auch der Mann mit Vorzügen geschmückt und dem Lebensgenuss ergeben ist, so gibt es doch keine ganze Fülle des Glücks, wenn er dem Herzen der Frau nicht zusagt. Eine Frau, die sich immer wieder von Männern entfernt, die ihr nicht zusagen, gehört zu einer besonderen Art von Hetären.

Sie suche durch die Verwandten von dem Liebhaber Dinge zu erreichen, die Aufwand fordern, wie Gelage, Gärten, fromme Spenden, Bedienung der Freunde.

Oder aus ihrem eigenen Vermögen bestreite sie ihren und seinen Schmuck. Bei Liebesgaben gibt es keine Beschränkung.

Wenn sie, ihrem eigenen Verlangen folgend, aus dem Haus geht, soll sie eine Liebesgabe eintauschen gegen eine andere, die sie vom Liebhaber empfängt. Wird sie aber hinausgeworfen, so gebe sie nichts.

Sie übernehme seine Behausung wie eine Gebieterin.

Wie soll sie sich gegen die Frauen benehmen, die rechtmäßig geheiratet worden sind? Darauf antwortet der Verfasser:

Gegen die Frauen aus edlem Geschlecht sei sie liebenswürdig.

Gegen die Dienerschaft aller sei sie freundlich, voller Scherze, gegen die Freunde rücksichtsvoll. Sie zeige Gewandtheit in den Künsten und Kenntnisse, die über das gewöhnliche Maß hinausgehen.

Bei Gelegenheiten zum Streite tadele sie selbst den Liebhaber.

Häufig wiederholte Trennung, Umgang mit freien Weibern, Ausbleiben während zweier Nächte hintereinander, Verlassen des Schlafgemachs sind solche Gelegenheiten zum Streit.

Heimlich warte sie ihm mit den vierundsechzig Künsten auf. Den Nebenfrauen sei sie gefällig, deren Kindern schenke sie Schmuck; wie ein Gebieter werde sie von ihnen bedient. Schmucksachen und Kleidung beschaffe sie sorgfältig. Der Dienerschaft und den Freunden gegenüber sei sie außerordentlich freigiebig. Ihr Sinn sei gerichtet auf Gesellschaften, Gelage, Belustigungen in den Gärten und bei Prozessionen. Das ist das Treiben der Wiederverheirateten.

Heimlich, auf dem Lager des Liebhabers, unterhalte sie ihn mit den Künsten von den Umarmungen bis zum Koitus. In allem sei sie gefällig und richte ihren Sinn auf Geselligkeit.

37. Das Benehmen der zurückgesetzten Frau

Unter den Gattinnen ist vielleicht auch eine, die ihrem Mann nicht gefällt. Wie soll sie sich benehmen?

Eine Frau aber, die ihrem Mann nicht gefällt, und die unter der Rivalität der Nebenfrauen zu leiden hat, schließe sich an diejenige unter ihnen an, die bei dem Gatten gleichsam die oberste Stellung einnimmt. Sie zeige offen ihre Kenntnisse in den Künsten. Da sie zurückgesetzt ist, hat sie keine Geheimnisse.

Indem sie ihre Gewandtheit zeigt, kann sie bewirken, dass ihre Zurücksetzung aufgehoben wird.

Für die Kinder des Liebhabers leiste sie Wärterinnendienste.

Sie gewinne seine Freunde und lasse durch sie ihre Anhänglichkeit offenbaren.

Bei frommen Handlungen, Gelübden und Fasten gehe sie voran.

Gegen die Dienerschaft sei sie freundlich. Sie betrachte sich selbst nicht als etwas Besonderes.

Auf dem Lager erwidere sie nach seiner Gepflogenheit seine Leidenschaft.

Sie tadele ihn nicht und zeige sich nicht spröde.

Wie der Liebhaber vorgeht, so erwidere sie seine Leidenschaft, auch wenn sie selbst kein Verlangen danach hat, bis zur Sättigung. Sie halte ihm nicht vor, dass er sie nicht leiden könne, und zeige keine Missgunst, indem sie etwa ihre Glieder verhüllt.

Eine Gattin, mit der er entzweit ist, bringe sie zur Liebe zurück.

Eine Frau, die er heimlich liebt, bringe sie mit ihm zusammen und verstecke sie.

Bei einer fremden Frau, die er liebt, mache sie sich zu seiner Botin, spreche zu keinem anderen darüber und führe die beiden zum Liebesgenuss zusammen.

Sie arbeite darauf hin, dass der Liebhaber an ihre Gattinnentreue und Offenheit glaubt.

So soll sie sich bemühen, denn gewöhnlich sind Beschränktheit und Bosheit die Gründe der Zurücksetzung.

38. Das Leben im Harem

Kränze, Salben und Gewänder sollen die Gebieterinnen durch ihre Kämmerer und Zofen dem König darbringen. Der König nehme es an und gebe ihnen als Gegengeschenk Opferüberbleibsel. Am Nachmittag besuche er alle wohl geputzten Frauen des Harems auf einmal.

Je nach Zeit und Würde weise er ihnen ihre Plätze an, behandele sie achtungsvoll und beginne scherzhafte Geschichten. Ebenso besuche er die Wiederverheirateten. Darauf die Hetären, die im Hause wohnen, und die Schauspielerinnen. Ihnen kommt der Platz auf den Galerien zu. In der Mitte sitzen also die rechtmäßig geheirateten Königinnen, in der Galerie dahinter die Wiederverheirateten, dahinter die Hetären, die zum Harem gehören, und wiederum dahinter die Schauspielerinnen, die zu einer Aufführung bestellt sind.

Die Kammerfrauen aber sollen, von ihren Dienerinnen begleitet, dem König, wenn er sich am Tage vom Lager erhebt, melden, welche Frau an der Reihe ist, welche übergangen wurde, und welche die Regel hat. Sie sollen die Geschenke, die die Frauen gesandt und mit einem Ringabdruck versehen haben, wie Salben und so weiter, überbringen und Reihe und Regeln angeben. Die Frau, deren Geschenk der König dabei annimmt, bezeichnet er damit als an der Reihe. Bei Festen und einem Gelage werden alle ihrem Range entsprechend geehrt; ebenso bei Konzerten und Schaustellungen.

Die Frauen, die im Harem wohnen, dürfen nicht hinausgehen, und die Frauen von draußen haben keinen Zutritt, abgesehen von solchen, deren Lauterkeit man kennt. So können alle Handlungen unbeeinträchtigt ausgeführt werden. Dies ist das Leben im Harem.

39. Über den Umgang des Mannes mit mehreren Frauen

Wie der König, so kann auch ein Mann aus dem Volke mehrere Frauen haben. Allgemein gilt:

Ein Mann, der viele Frauen zusammenbringt, sei von gleicher Art gegen alle; er zeige keine Missachtung und dulde keine Lügen. Selbst Frauen, die der Vorzüge und der Schönheit ermangeln, vernachlässige er nicht.

Die Art des Wollustspieles oder ein körperliches Gebrechen

oder die vertrauliche Zurechtweisung der einen teile er den anderen nicht mit.

Nun beschreibt der Verfasser den Umgang im Einzelnen:

Der Mann ergötze die Frauen, die eine, indem er heimlich ihr Vertrauen erweckt, die andere durch offene Gunst; wieder eine andere durch Ehrerbietung. Heimlich handele er gegen die, die schamhaft ist, offene Gunst erweise er jener, die unter den Nebenfrauen eine hohe Stellung erlangen will; und Ehrerbietung jener, die Geist besitzt.

Durch den Besuch der Gärten, durch Genüsse, Geschenke, Verehrung ihrer Verwandten und durch heimliche Liebesdienste ergötze er jede für sich. Bei jeder richte er sich nach ihrem besonderen Geschmack, und Liebesdienste im Geheimen widme er jener, die die Wollust liebt.

Eine junge Frau, die ihren Zorn besiegt und nach dem Lehrbuche lebt, wie es ihr jeweils zukommt, macht sich den Gatten untertan und steht über den Nebenfrauen.

FÜNFTER TEIL

Über die Frauen anderer Männer

I. KAPITEL

40. Darstellung des Charakters von Mann und Frau

Die Vereinigung des Liebhabers mit einem Mädchen oder einer Wiederverheirateten ist in allen Einzelheiten dargestellt worden. Da nun bei der Hetäre bloß Liebe, bei Frauen anderer Männer aber Vermögen und Liebe zu holen sind, folgt vor dem Teil über die Hetären die Abhandlung über diese Frauen. Doch kann man nicht zu weiteren Taten schreiten, ehe man nicht den Charakter von Mann und Frau erkannt hat.

Die Liebe zu fremden Frauen ist doch aber verboten? – Darauf erwidert der Verfasser:

Der Besuch bei fremden Frauen geschieht aus den bekannten Gründen. Der Mann prüfe, wie erreichbar, ungefährlich und besuchenswert sie sind.

Auch wenn Gründe wie Wollust, das Verlangen nach Kindern und andere vorliegen, eine fremde Frau aufzusuchen, frage man sich, ob es möglich ist, sie zu gewinnen; ob keine Gefahr dabei ist; ob sie nicht aussätzig, verrückt und so weiter ist.

Wenn man also irgendein Weib gesehen hat und eine Liebe entstanden ist, die nach geschlechtlicher Vereinigung verlangt, kann ein Zustand erreicht werden, in dem man nicht mehr fähig ist, gegen die Wünsche anzukämpfen und sie so zu mildern.

Die Liebe fängt mit Geistesverwirrung an, und wenn das Ziel nicht erreicht wird, wächst sie mit jedem Augenblick und geht bis zum Aufgeben des Geistes. Über die Stufen sagt der Verfasser:

Die Liebe hat zehn Stufen:

Augenliebe, Gedenken im Herzen, Entstehen von Vorsätzen, Schlaflosigkeit, Abmagern, Abwendung von der Sinnenwelt, Aufhören des Schamgefühls, Wahnsinn, Ohnmacht und Tod.

Wenn jemand ein Weib erblickt, so werden in dem Wunsch nach geschlechtlicher Vereinigung sogleich seine Augen verliebt; wenn das Ziel nicht erreicht wird, haftet die Seele an diesem Wunsch, und es entstehen Gedanken wie: »Wie werde ich sie erlangen? Und wenn ich sie erlangt habe, werde ich so und so auftreten!« Während der Mann so nachdenkt, findet er keinen Schlaf. Er magert ab, kümmert sich nicht um die übrigen Sinnesobjekte, und weil er sich derart abwendet, wird er so schamlos, dass er selbst vor seinen Eltern keine Scheu mehr hat. Da sein Schamgefühl erloschen ist, folgt der Wahnsinn, dann die »Ohnmacht«, das heißt, dass er nicht mehr bei sich ist; und darauf der Tod – das Aufgeben des Geistes. An diesen Zeichen kann man die Stufen der Liebe erkennen.

An der Haltung und den äußeren Merkmalen erkenne man Charakter, Wahrhaftigkeit, Lauterkeit, Zugänglichkeit und Temperament der jungen Frau, sagen die Meister.

Wo die Haltung und die Merkmale keine Hinweise ergeben, beurteile man das Wesen der Frau nach den Gebärden und dem Äußeren, lehrt Vátsyáyana.

Aus der Haltung und den Körpermerkmalen kann man mit Sicherheit nur Charakter, Wahrhaftigkeit und Lauterkeit erkennen, nicht aber, ob eine Frau erreichbar oder unerreichbar, von feurigem oder von mattem Temperament ist. Das kann man nach den Gebärden und dem Äußeren beurteilen, wie es in dem Teil über den Verkehr mit Mädchen besprochen wurde.

Die Frau empfindet Liebe, wenn sie irgendeinen schmucken Mann erblickt. Ebenso ergeht es dem Mann gegenüber der Frau. Aus gewissen Rücksichten wird bisweilen nichts daraus. So lehrt Gonikáputra.

Die Frau bedenkt nicht Recht oder Unrecht: Sie liebt eben! Aus besonderen Gründen zeigt sie aber kein Entgegenkommen. Wird sie in der entsprechenden Weise vom Manne umworben, so tritt sie zurück, wie gern sie auch darauf eingehen möchte. Wenn sie immer wieder umworben wird, wird sie glücklich gewonnen.

Der Mann jedoch, der die Satzungen der Moral und die Überlieferung der Edlen bedenkt, tritt zurück, auch wenn er Liebe empfindet. Von dieser Überzeugung erfüllt, wird er nicht gewonnen, auch wenn er umworben wird. Ohne bestimmten Grund wirbt er, und auch wenn er geworben hat, tut er es nicht wieder. Hat er die Frau gewonnen, so wird er gleichgültig. Er verschmäht die leicht zu gewinnende Frau und verlangt nach einer, die schwer zu gewinnen ist. So lautet die allgemeine Meinung.

Wegen ihrer tiefen Verblendung bedenkt die verliebte Frau bei ihrem Handeln nicht, ob etwas recht ist oder nicht. Doch zeigt sie kein Entgegenkommen, weil sie darin für sich eine Sünde sieht. Erst durch ständiges Umwerben wird sie schließlich gewonnen. Der Mann aber hat das Überirdische und das Herkommen der Gebildeten vor Augen. Er wirbt ohne bestimmte Gründe. Hat er die Frau gewonnen, wird er gleichgültig: Er wirbt, vereinigt sich aber geschlechtlich nicht mit der Umworbenen. Dass er nach einer verlangt, die schwer zu gewinnen ist, das ist das Wesen seines Charakters.

Es gibt folgende Gründe der Zurückhaltung: Liebe zu dem Gatten, Rücksicht auf die Kinder, vorgeschrittenes Alter, durch Unglück gedrückte Stimmung, die Unmöglichkeit zum Alleinsein mit dem Geliebten; Zorn darüber, dass er seine Anträge ohne Achtung macht; die Aussichtslosigkeit, da er bald wieder gehen wird und seine Gedanken anderswo gefesselt sind; Unwille darüber, dass er sein Wesen nicht enthüllt; Rücksicht auf seine Freunde, denen er sich anvertraut hat; Befürchtung, dass er ohne Ziel wirbt; Ängstlichkeit, weil er eine hoch stehende Persönlichkeit ist; bei der »Gazelle« die Befürchtung, dass er von feurigem Temperament oder stark ausgerüstet ist; Scham, weil er ein Lebemann und in den Künsten erfahren ist, oder weil er in freundschaftlichem Verhältnis zu ihr gestanden hat; Unwille darüber, dass er Ort und Zeit nicht kennt; Fehlen der Ehrerbietung, weil er für sie eine Ursache der Erniedrigung ist; Verachtung, weil er nicht merkt, dass er ermutigt worden ist; bei der »Elefantenkuh«, dass er ein Hase von mattem Temperament sein könnte; Mitleid: »Durch mich soll er keine Unannehmlichkeiten haben!«; Ekel, da sie an ihm ein Gebrechen entdeckt; Furcht, sie könne durchschaut und von ihren Angehörigen verstoßen werden; Gleichgültigkeit, weil er ein Graukopf ist; der Verdacht, er könne von dem Gatten beauftragt sein, um sie auf die Probe zu stellen; und endlich: die Rücksicht auf die Moral.

Liebe zum Gatten ist ein Grund zur Zurückhaltung, auch wenn ein anderes Verlangen gehegt wird. Die Frau nimmt Rücksicht, wenn sie gerade einen Säugling hat. Eine Frau von reiferen Jahren schämt sich, ihren Leib fremden Männern ungestüm hinzugeben. Wenn der Gatte immer in der Nähe ist, findet die Frau keine freie Zeit, in der sie sich mit dem anderen Mann geschlechtlich vereinigen könnte. Sie weiß, dass die Vereinigung mit dem Liebhaber nicht lange dauern wird; es gibt keine Zukunft.

Wenn der fremde Mann eine hoch stehende Persönlichkeit ist, kann er ihr bei einem unbedachtsamen Fehltritt Verderben bereiten. Eine Gazelle mag fürchten, dass er ein zu stark ausgerüsteter Hengst sei. Bei einem Lebemann mag sie sich ihres bäurischen Wesens und ihrer Unerfahrenheit schämen. Eine »Elefantenkuh« empfindet Verachtung, wenn er ein »Hase« von mattem Temperament ist. Ekel empfindet eine Frau, wenn sie an seinem Leibe Krankheiten, üblen Geruch und so weiter findet. Endlich gibt es hier und da auch Frauen, die trotz der Verliebtheit Recht und Unrecht bedenken.

Nun nennt der Verfasser die Gegenmaßregeln:

Welchen der genannten Gründe der Zurückhaltung der Mann auch entdeckt, er sollte sich von Anfang an bemühen, sie zu überwinden.

Die Gründe, die von Edelmut eingegeben sind, durch Steigerung der Leidenschaft; jene, die sich aus Unfähigkeit ergeben, indem man Hilfsmittel benutzt; jene, die sich aus Ehrerbietung ergeben, durch recht innigen Verkehr; jene, die auf Erniedrigung beruhen, durch besonderen Stolz und Erfahrenheit; jene, die sich aus ihrer Demütigung ergeben, durch Ehrerbietung; jene, die von Furcht eingegeben sind, indem man Vertrauen gewinnt.

Die Liebe zum Gatten, die Rücksicht auf Kinder, das vorgeschrittene Alter, durch Unglück gedrückte Stimmung und die Rücksicht auf die Moral: Das sind bei der Frau die Gründe aus Edelmut. Hier verfahre man so, dass ihre Leidenschaft wächst. Die Unmöglichkeit zum Alleinsein, der Gedanke, dass er keine Unannehmlichkeiten haben soll, wenn sie an ihm ein Gebrechen entdeckt, dass er ein Lebemann ist, dass er in freundschaftlichem Verhältnis zu ihr gestanden hat, und der Argwohn, dass er vom Gatten beauftragt sein könnte, sind Gründe aus Ehrerbietung. Sie beseitige man, indem man außerordentliche Vertrautheit herstellt, bis ihre Sprödigkeit gegen ihn ins Schwanken gerät. Der Gedanke, dass er ziellos wirbt, dass er den rechten Ort und die rechte Zeit nicht kennt, dass er Ursache ihrer Erniedrigung ist, dass er die Ermutigung nicht merkt, und dass er ein Graukopf ist: Diese Gründe, die auf der Erniedrigung der Liebhaberin beruhen, beseitige man durch Stolz und Erfahrenheit, also durch den Beweis, dass man das Lehrbuch kennt und die Künste versteht. Dass er ohne Achtung seine Anträge macht, dass er sein Wesen nicht enthüllt, dass er sich seinen Freunden anvertraut hat: Diese Gründe, die sich aus der Demütigung der Liebhaberin ergeben, beseitige man durch eine Ehrerbietung, die sich ganz ausschließlich auf diese Frau beschränkt. Dass er eine hoch stehende Persönlichkeit ist; dass er von feurigem Temperament oder stark ausgerüstet ist; dass er ein Hase von mattem Temperament sein und dass sie von ihren Angehörigen durchschaut und verstoßen werden könnte: Diese Gründe aus Furcht beseitige man, indem man so verfährt, dass sie keine Furcht mehr empfindet.

41. Die Männer, die bei den Frauen vom Glück begünstigt sind

Nachdem man so den Charakter geprüft hat, bedenke man, ob man Glück haben wird, da sonst von einer Annäherung keine Rede ist.

Folgende Männer aber haben in der Regel Glück bei Frauen: die Kenner des Lehrbuches der Liebe; die im Erzählen von Geschichten bewandert sind; die von Kindheit an mit ihnen zusammen gewesen sind; die in der Jugendfülle stehen; die durch Spiele und ähnliche Handlungen ihr Vertrauen gewonnen haben; die Befehle ausführen; die trefflich unterhalten; die Liebesdienste tun; ehemalige Boten eines anderen Mannes; Kenner der schwachen Seiten der Frau; die von einer trefflichen Frau begehrt werden; die mit der Freundin heimlich zu tun gehabt haben; die als beliebt bekannt sind; die mit ihnen zusammen erzogen worden sind; verliebte Nachbarn; ebensolche Diener; der Gatte der Milchschwester; soeben Verschwägerte; Leute, die gern ins Theater und in die öffentlichen Gärten gehen und freigiebig sind; Männer, deren Feuer als das eines »Stieres« bekannt ist; Dreiste; Helden; Männer, die an Wissen, Schönheit und guten Eigenschaften dem Gatten überlegen sind und sich kostbar kleiden und teuer leben.

42. Die mühelos zu gewinnenden Frauen

Wie man bei sich selbst prüfen muss, ob man Glück hat, so auch bei den Frauen.

Die mühelos zu gewinnenden Frauen sind folgende: die durch bloßes Werben erreicht werden können; die sich immer in der Türgegend aufhalten; die vom Hausdach auf die Hauptstraße blicken; die in dem Hause eines beliebten Nachbarn schwatzen; die ständig herausgucken; die, wenn man sie anblickt, von der Seite Blicke werfen; die ohne Grund durch eine Nebenfrau hintangesetzt worden sind; die den Gatten hassen und von ihm gehasst werden; die kein Verbot kennen; die Kinderlosen; die ständig im Schoße der Angehörigen geweilt haben; deren Kinder gestorben sind; die gern Gesellschaften feiern; die Liebe erweisen; die Gattinnen der Schauspieler; junge Frauen, deren Männer gestorben sind; Arme, die viele Genüsse lieben; erste Gattinnen, die viele Schwäger haben; Ehrgeizige, die unbedeutende Männer haben; Frauen, die auf ihre Gewandtheit stolz und über die Torheit des Gatten, über seine Bedeutungslosigkeit, seine Habgier empört sind; die dem Manne ebenbürtig an Einsicht, Charakter, Verstand, Handlungsweise und Gewohnheiten sind; die von Natur zu derselben Partei gehören; die ohne Verschulden Missachtung erfahren; die ebenso schönen Frauen untergeordnet werden; deren Gatte verreist ist; Frauen von Eifersüchtigen, Unsauberen, Entmannten, Saumseligen, Weibischen, Buckligen, Zwergen, Hässlichen, Juwelieren, Bauern, übel Riechenden, Kranken und Greisen.

Frauen, die sich an der Tür aufhalten, die auf das Hausdach gestiegen sind, die in dem Haus eines beliebten Nachbarn schwatzen, offenbaren damit ihre Leichtfertigkeit. Eine Frau, die zurückgesetzt worden ist, oder die von ihrem Gatten keine Kinder bekommt, wendet sich an andere Männer. Die Gattinnen von Mimen, Tänzern und so weiter sind gewöhnlich Hetären. Arme verlangen nach einem Freigiebigen, der viele Genüsse gewährt. Erste Gattinnen, die viele Schwäger besitzen, werden von ihnen gewöhnlich benutzt. Frauen von Juwelieren, die ständig auf dem Markt zu tun haben, stehen meist in schlechtem Ruf. Die Frauen von Greisen, die den Beischlaf nicht mehr vollziehen können, sind ausschweifend.

Nun fasst der Autor den Inhalt dieser drei Abschnitte zusammen, indem er sagt:

Ein Verlangen, das auf natürliche Weise entstanden ist, durch bestimmte Handlungen gekräftigt und durch Einsicht von der Unruhe befreit wird, dürfte fest und beständig sein.

Ein Mann, der seine eigenen Aussichten geprüft, den Charakter der Frauen erforscht und die Gründe der Zurückhaltung beseitigt hat, ist bei den Frauen vom Glück begünstigt.

II. KAPITEL

43. Das Anknüpfen der Bekanntschaft

Wie ein Mädchen durch selbstständiges Werben gewonnen wird und nicht durch die Botin, so sind umgekehrt die Frauen anderer, die von zartem Wesen sind, durch die Botin zu gewinnen, nicht durch eigenes Handeln. So lehren die Meister.

Da die Mädchen die geschlechtliche Vereinigung noch nicht kennen, findet das Werben um sie gewöhnlich auf listige Weise statt; und zwar kann das nur ein Liebhaber ausführen, nicht die Botin. Dies ist in dem Abschnitt über die Bemühungen des einzelnen Liebhabers beschrieben worden. Bei den Frauen anderer, die den Liebesgenuss bereits kennen, kommen Fremde zur Geltung, besonders wenn jene von zartem Wesen sind. Hierbei ist das Zeigen der Liebe eine Sache der Botin.

Überall, wo die Möglichkeit vorhanden ist, ist eigenes Handeln richtiger; wo das schwierig durchzuführen ist, benutzt man die Botin.

Die zum ersten Male Ehebruch treiben und sich ohne Schwierigkeit sprechen lassen, verführe man selbst; sonst bediene man sich der Botin.

Frauen, die schon mehrmals ihren Ruf geschädigt haben und nicht unbeschränkt zu sprechen sind, können nicht so leicht erlangt werden.

Ein selbstständiges Werben ist nicht denkbar, ohne Bekanntschaft geschlossen zu haben. Daher sagt der Verfasser:

Wer selbstständig werben will, schließe zuerst Bekanntschaft.

Eine Frau zu sehen, kann entweder sich von selbst ergeben oder künstlich herbeigeführt werden. Es ergibt sich von selbst in der Nähe der eigenen Wohnung, künstlich herbeigeführt werden kann es in der Nähe der Wohnung eines Freundes, eines Verwandten, Ministers oder Arztes, bei Hochzeiten, Opfern, Festen, Gelagen, Gartenbesuchen und so weiter.

Dabei gibt es zwei Mittel, die Bekanntschaft zu machen, ein äußerliches und ein innerliches. Zum Ersten sagt der Verfasser:

Wenn man sie sieht, blicke man beständig bedeutungsvoll, ordne sein Haar, knacke mit den Nägeln, lasse die Schmucksachen spielen, drücke die Lippen zusammen und treibe dies und jenes Ähnliche. Mit den Genossen zusammen erzähle man vor ihren Augen Geschichten, die auf sie gemünzt sind, aber mit anderen Namen; man zeige Freigiebigkeit und Genussfreude; auf dem Schoße eines Freundes sitzend gähne man und strecke die Glieder; man ziehe die eine Braue zusammen; spreche undeutlich; höre auf ihre Worte; führe in Bezug auf sie mit einem Knaben oder jemand anderem eine doppelsinnige Unterhaltung; deute ihr hierbei selbst seine Wünsche an; küsse und umarme unter einem Vorwand ein Kind, indem man sie damit meint; gebe dem Kinde mit der Zunge Betel, berühre mit dem Zeigefinger die Kinngegend: Das alles wende man je nach den Umständen und der Gelegenheit an. Ein Kind, das auf ihrem Schoße sitzt, liebkose man, gebe ihm Spielzeug und nehme es wieder; dadurch genähert, knüpfe man eine Unterhaltung an. Nachdem man mit jemandem, der ungehindert mit ihr verkehren kann, Freundschaft geschlossen hat, handle man entsprechend: Im Anschluss daran suche man bei ihr ein und aus zugehen und erzähle für sie hörbar, aber ohne sie anzusehen, von dem Lehrbuch der Liebe.

Mit einem bestimmten Ausdruck in Gesicht und Augen blicke er sie an, bringe an seinen eigenen Gliedern das tönende Nägelmal zur Ausführung, erzähle Geschichten, die seine Vorzüge besonders herausheben, und spreche undeutlich, sodass sie sich fragt: »Sagt er denn etwas zu mir?« Bei einer doppelsinnigen Unterhaltung beziehen sich die Reden teils auf den Knaben, mit dem man spricht, teils auf die Geliebte. Die Küsse und Umarmungen eines Kindes sind übertragene. Sodass sie es hören kann, deute man seine Erfahrung an, indem man vom Lehrbuch der Liebe spricht.

Über die innerlichen Mittel sagt der Verfasser:

Wenn aber die Bekanntschaft fortgeschritten ist, händige er ihr etwas zur Aufbewahrung aus; dies nehme er von Tag zu Tag und von Augenblick zu Augenblick in einzelnen Teilen zurück: Parfüms und Betelfrüchte. Er bringe sie mit seinen eigenen Frauen in vertraulicher Unterhaltung an einsamem Orte zusammen. Wenn sie nach einem Goldarbeiter, Edelsteinhändler, Juwelier oder Safranfärber und so weiter Verlangen zeigt, bemühe er sich selbst, das unter denen zu besorgen, die sonst ihn bedienen, um sie beständig zu sehen und ihr Vertrauen zu gewinnen. Während er diese Geschäfte eifrig betreibt, besuche er die Umworbene lange Zeit so, dass die Leute es wissen; hierbei richte er sein Augenmerk auch noch auf andere Dinge: Nach welchen Diensten, Gegenständen oder Geschicklichkeiten sie verlangt, er führe sie aus, zeige den Fundort oder die Herkunft und alle Handgriffe und Kenntnisse, die er selbst besitzt. Mit ihr und ihrer Umgebung streite er über frühere Vorgänge in der Welt und darüber, wie man die Eigenschaften der Dinge prüft. Hierbei werden Wetten abgeschlossen, wobei er sie zur Schiedsrichterin mache.

»Wir wollen uns heimlich zusammensetzen und ein Gelage feiern!« Mit diesen Worten bringe er sie mit seinen Frauen zusammen. Um alles, was sie verlangt, bemühe er sich, um sie ständig zu sehen. Er sehe sie nicht heimlich, sondern so, als sei er seit langer Zeit mit den Leuten bekannt.

44. Die Annäherungen

Nachdem er ihre Bekanntschaft gemacht und ihre Gebärden und ihr Äußeres erkannt hat, umwerbe er sie auf listige Weise wie sonst ein Mädchen. Gewöhnlich sind dabei die Werbungen zarter Natur, da die Mädchen die geschlechtliche Vereinigung noch nicht kennen; bei den anderen wende man sie dreist an, da sie den Liebesgenuss schon gekostet haben. Wenn man ihr Äußeres durchschaut hat und ihre liebevolle Gesinnung ans Licht gekommen ist, besorge man ihr wertvolles Parfüm, ein Obergewand, eine Blume oder einen Ring. Wenn sie aus seiner Hand Betel empfängt, während er sich anschickt, mit ihr in Gesellschaft zu gehen, bitte er um eine Blume aus ihrem Haarschopf. Wenn er selbst ihr eine Blume gibt, soll es eine wertvolle mit den Spuren seiner Nägel und Zähne gezeichnete sein.

Wenn seine Werbungen ihre Bedenken zerstreut haben, finde der Reihe nach an einsamem Orte statt: der Besuch, die Umarmung, das Küssen, das Betelnehmen, das Beschenken, der Tausch der Blumen und, das Berühren der intimen Stellen. Die Annäherungen geschehen der Reihe nach, je nachdem sie die Befangenheit abgelegt hat. Von den Umarmungen und so weiter geht er dazu über, die Achseln zu drücken, die Vereinigungsstelle der Schenkel und so weiter. Das Berühren der Schamgegend geschieht erst, wenn man schon weit vorgeschritten ist.

Nun nennt der Verfasser Fälle, wo man die Annäherung unterlassen soll:

Wo man um eine wirbt, da soll man nicht noch um eine andere werben.

Eine ängstliche, bewachte, furchtsame und von der Schwiegermutter begleitete Frau beachtet ein Verständiger, der seine eigene Art kennt, nicht.

In einem Haus, in dem der Gatte der Geliebten eine fremde Frau besucht, soll der Liebhaber keine Frau besuchen, selbst wenn sie unschwer zu erlangen wäre. Bei manchen Frauen weiß der Verständige, dass er erfolglos bleiben wird, und er bemüht sich nicht.

III. KAPITEL

45. Die Prüfung des Charakters der Frau

Der Werbende prüfe das Verhalten der Frau. Danach erkenne man ihr Wesen. Dann wende man die Werbungen an.

Wenn sie ihre geheimen Gedanken nicht offenbart, gewinne man sie durch eine Botin.

Wenn sie die Werbung nicht annimmt, aber immer wieder mit ihm zusammenkommt, so wisse man, dass sie unschlüssigen Sinnes ist; eine solche Frau gewinne man nach und nach.

Wenn sie die Werbung nicht annimmt, aber sich ganz besonders geschmückt wieder zeigt und so mit ihm zusammentrifft, so wisse man, dass sie an einsamem Ort mit Ungestüm genommen werden muss.

Eine Frau, die sich viele Umwerbungen gefallen lässt, aber sich sogar nach langer Zeit nicht hingibt, ist eine Kokette, und sie gewinnt man, indem man den vertraulichen Umgang aufgibt.

Eine Frau, auch wenn sie umworben wird, hält sich zurück, kommt nicht mit ihm zusammen, weist ihn aber auch nicht ab, wegen seiner und ihrer eigenen Hoheit und des Stolzes. Eine solche Frau ist nur mit Mühe durch einen außerordentlich vertrauten Verkehr zu gewinnen. Der Mann gewinne sie durch eine Botin, die ihre Schwächen kennt. Doch wenn sie ihn bei der Werbung in rauer Weise zurückweist, ist sie zu verschmähen. Aber wenn sie Liebe zeigt, suche er sie selbst dann zu gewinnen, wenn er hart zurückgewiesen wird.

Aus bestimmtem Anlass duldet sie eine Berührung, will aber nicht darauf eingehen, da sie unschlüssigen Sinnes ist: Eine solche Frau muss durch Geduld und Ausdauer erlangt werden. Eine solche Frau duldet es zwar, wenn er sie unter einem Vorwande berührt, tut aber so, als verstände sie die Absichten des Liebhabers nicht. Hier muss man Geduld üben, indem man die Berührung nicht unterbricht.

Wenn sie in seiner Nähe ruht, lege er wie im Schlaf die Hand auf sie. Ebenso beobachtet sie ihn, indem sie vorgibt, zu schlafen. Erwacht aber, weist sie ihn ab, da sie noch mehr Werbungen erwartet. So prüfe er ihr Wesen. Wenn sie nach mehr Werbungen verlangt, rührt das von dem Zweifel: »Hat er im wirklichen Schlafe seine Hand hergelegt? Oder hat er es im erheuchelten Schlafe getan, um mich zu umwerben?«

Damit ist auch gemeint, dass man den Fuß an den Fuß legt.

Wenn dies in Gang gekommen ist, so schreite man weiter zur Umarmung der Schlafenden. Wenn sie das nicht duldet und sich erhebt, aber am nächsten Tag ihr gewöhnliches Wesen zeigt, so wisse man, dass sie nach Werbung verlangt. Lässt sie sich jedoch nicht blicken, so wisse man, dass sie durch eine Botin gewonnen werden muss.

Wenn sie sich lange Zeit nicht hat blicken lassen und dann doch in der gewöhnlichen Verfassung mit ihm zusammenkommt, nähere er sich ihr, da sie ja gekennzeichnet und ihr unentschlossenes Wesen durchschaut ist.

Selbst wenn sie gerade nicht umworben wird, verrät sie sich. In der Einsamkeit offenbart sie ihr Selbst. Sie spricht unter Zittern und Stocken; sie hat schwitzende Finger und Zehen und schwitzendes Gesicht. Zum Drücken des Kopfes und Massieren der Schenkel bietet sie sich dem Liebhaber selbst an. Sie ist eine Kranke und eine Masseuse, die mit der einen Hand massiert, damit die Berührung andeutet, und ihn mit dem anderen Arm umarmt. Im Zustand des Erstaunens oder wie schlaftrunken steht sie da, indem sie ihn mit beiden Schenkeln und Armen berührt. Sie legt eine Stelle der Stirn auf seine Schenkel. Wird sie mit dem Massieren der Verbindungsstelle der Schenkel beauftragt, ist sie nicht widerspenstig; dabei lässt sie die eine Hand unbeweglich liegen; erst nach geraumer Zeit nimmt sie sie weg, nachdem er sie mit der Zange seiner Glieder gepresst hat. Wenn sie so die Werbungen des Liebhabers angenommen hat, kommt sie am nächsten Tage wieder, um zu massieren. Sie ist nicht übermäßig vertraut, weist ihn aber auch nicht zurück. An einsamem Ort offenbart sie ihren Zustand, ebenso anderswo an versteckten Stellen. Wenn sie nur von einem Diener in ihrer Umgebung erreicht werden kann und dabei verharrt, obwohl sie ihr Wesen verraten hat, dann ist sie durch eine Botin zu gewinnen, die ihre Schwächen kennt. Wenn sie aber auch die Botin zurückweist, dann ist sie verdächtig. So weit die Prüfung des Wesens.

Durch das Massieren deutet sie die Wonne der Berührung an und lässt den Liebhaber ihre eigene Wonne merken. An der Verbindungsstelle der Schenkel lässt sie die Hand unbeweglich liegen, um nicht ohne seine ausdrückliche Aufforderung die Schamgegend zu berühren. An einsamem Ort offenbart sie ihren Zustand, damit es keiner merkt, oder an anderen versteckten Stellen, etwa im Menschengetümmel.

Zuerst knüpfe man eine Bekanntschaft an, darauf eine Unterhaltung, und mit der Unterhaltung erfolge zugleich die Ergründung des Wesens.

Wenn der Mann aus der Gegenrede ersieht, dass sein Wesen einen Widerhall findet, dann umwerbe er die Frau ohne Bedenken. Die Frau, die ihre Neigung früh zu erkennen gibt, ist schon beim ersten Sehen schnell zu umwerben.

Eine Frau, die durch ihr Äußeres nur wenig verrät, jedoch offen Antwort gibt, ist wollustverlangend; man soll versuchen, sie im selben Augenblick zu gewinnen.

Bei einer festen, unentschlossenen und prüfenden Frau gilt diese kurze Regel: Man gehe Schritt für Schritt mit Geduld. Nun ist es klar, wie die Weiber gewonnen werden.

IV. KAPITEL

46. Die Taten der Botin

Wo eine direkte Werbung unmöglich ist, tritt die Botin in Erscheinung.

Eine Frau, deren Gebärden und Äußeres man erkannt hat, die sich aber nur sehr selten sehen lässt, und eine, die einem noch unbekannt ist, beschleiche man mit Hilfe einer Botin.

Es gibt drei Arten von Botinnen: die bevollmächtigte, die beschränkte und die Briefträgerin. Hier nennt der Verfasser deren Befugnisse im Allgemeinen:

Nachdem die Botin bei der Frau durch ehrbares Wesen Zutritt

gefunden hat, ergötze sie sie durch erdichtete Erzählungen; durch Offenbarung von Mitteln, den Mann zu bezaubern; durch weltliche Geschichten, Erzählungen der Dichter, Abenteuer von fremden Frauen und durch Lobpreisen ihrer Schönheit, ihrer Liebenswürdigkeit und ihres Charakters. Sie lasse sie Reue empfinden, indem sie sagt: »Wie kommt eine so treffliche Frau wie du zu einem solchen Gatten? Liebste, er ist nicht würdig, dir auch nur einen Sklavendienst zu leisten!« Wenn sie gewandt genug ist, erwähne sie in ihrer Gegenwart mit großem Nachdruck sein mattes Temperament, seine Eifersucht, Falschheit, Undankbarkeit, seine Unlust zum Liebesgenuss, seinen Geiz, seine Unbeständigkeit und andere geheime Fehler an ihm; und über welches Gebrechen sie die Frau empört sieht, darüber rede sie eindringlicher weiter.

Nachdem man das Vertrauen der Liebhaberin, die zum ersten Mal Ehebruch treiben will und von zartem Wesen ist, gewonnen hat, nähere man sich ihr durch eine Botin, sagt Gonikáputra.

Sie berichte über des Liebhabers Wandel, sein Wesen und seine Liebe. Ist die Umworbene in der richtigen Verfassung, dann erörtere die Botin vor ihr listig ihren Hauptzweck in folgender Weise: »Höre diese merkwürdige Begebenheit, Liebe. Der Liebhaber dort, ein so feiner junger Mann, befindet sich in geistiger Umnachtung, nachdem er dich nur gesehen hat. Von Natur sehr zart, hat er nun Qualen zu dulden, er, der vorher nie von einer anderen Seite gequält worden ist. Daher ist es möglich, dass er heute noch den Tod erleidet.« So schildert sie. Hat sie das glücklich erreicht, so führe sie am nächsten Tag die Erzählung fort, nachdem sie die gnädige Gesinnung der Umworbenen an der Stimme, dem Gesicht und den Augen gemerkt hat. Sie spreche von der Manneskraft des Liebhabers, seiner Kenntnis der vierundsechzig Künste und seiner Beliebtheit. Sie schildere seinen heimlichen Liebesgenuss mit einer angesehenen Frau, mag er stattgefunden haben oder nicht; und sie beachte dabei ihr Äußeres.

Die Botin muss abwarten, bis die Liebhaberin in der richtigen Verfassung ist; wenn vorher davon die Rede ist, dürfte es Nachteile bringen. Sie betone, dass er nicht der Sohn irgendeines beliebigen Menschen ist, sondern ein feiner junger Mann. Wenn sie sagt, dass er vorher nie gequält worden ist, heißt das, dass die Frauen sonst nach seinen Worten handeln. Sie erzähle von Liebesschicksalen wie dem der Ahalyá, der Gattin des Gotama, die in den Götterkönig verliebt war.

Bei ihren Worten beachte die Botin das Äußere der Umworbenen. Wodurch sich die Liebe äußert, zeigt der Verfasser, indem er sagt:

Sie unterhält sich, indem sie die Botin lächelnd ansieht. Sie lädt sie zum Sitzen ein. Sie fragt, wo sie gewesen, geruht, gegessen, sich herumgetrieben oder was sie sonst getan hat. Sie zeigt sich an einsamem Ort. Sie lässt sich kleine Geschichten erzählen. Sie sitzt in Gedanken da, seufzt und gähnt. Sie spendet Liebesgaben und gedenkt ihrer an hohen Festen. Sie entlässt sie unter der Bedingung, dass sie wiederkommt.

»Da du gute Worte im Munde führst, wie kannst du so etwas Unschickliches sagen?« Mit diesen Worten lässt sie weiter erzählen. Sie will von den Fehlern des Liebhabers hören, die in Hinterlist und Wankelmut bestehen könnten. Sie trägt Verlangen, dass die Botin dies und jenes von einem früheren Sehen und der Anknüpfung eines Gespräches erzähle, indem sie selbst davon spricht. Wenn die Wünsche des Liebhabers aufgezählt werden, lacht sie geringschätzig, ohne Unmut zu äußern.

Wenn die Umworbene nach den Verrichtungen der Botin fragt, denkt sie: »Auf diese Weise wird sie etwas sagen, was mit dem Liebhaber in Verbindung steht! Sie zeigt sich an einsamem Orte in der Hoffnung, die Botin werde ihr irgendein Geheimnis erzählen. Sie schenkt ihr Armspangen und Gewänder und gedenkt ihrer an hohen Festen mit den Worten: »Warum kommst du heute nicht?« Wenn die Botin zu ihr sagt: »Dein Anblick, ja, das bloße Vernehmen deines Namens beglückt den Liebhaber«, und es folgt etwas Unschickliches, dann fragt sie nach dem Grund dafür, um mehr zu hören. Wenn davon die Rede ist, dass der Tag kommen möge, an dem der Liebhaber sie durch Fußfälle günstig stimmen und ihre Lippen trinken werde, lacht sie, als wolle sie sagen: »Das ist eine falsche Hoffnung dieses hinterlistigen Betrügers!«, aber sie äußert keinen Unmut, weil sie denkt: »Sein Wunsch wird in Erfüllung gehen.«

Die Botin bestärke sie, deren Wesen sie durchschaut hat, durch die Erinnerungen an den Liebhaber. Ist sie aber noch nicht mit der Umworbenen vertraut, dann gewinne sie sie, indem sie von seinen Vorzügen erzählt und von seiner leidenschaftlichen Liebe berichtet.

Es gibt mehrere Arten von Botinnen: die bevollmächtigte, die beschränkte, die Briefträgerin, die selbstständige Botin, die unkundige, die Gattin als Botin, die stumme Botin und die Windbotin.

Die bevollmächtigte Botin ist jene, die nach eigenem Ermessen das Ziel erreicht, nachdem sie bei dem Liebhaber und der Liebhaberin nach Wunsch den Sachverhalt kennen gelernt hat.

Sie erreicht ein dreifaches Ziel: dass die beiden, die sich gegenseitig noch nicht besitzen, Neigung füreinander fassen; dass sie einander gewinnen, und dass sie sich im gegenseitigen Besitz geschlechtlich vereinigen.

Gewöhnlich verwendet man die bevollmächtigte Botin bei solchen, die miteinander bekannt sind und sich schon gesprochen haben. Von der Liebhaberin wird sie auch dann beauftragt, wenn die beiden sich noch nicht kennen und nicht gesprochen haben. Sie wird auch aus Neugier bei solchen verwendet, die einander entsprechen und füreinander passen, sich aber noch nicht kennen.

Die beschränkte Botin ist jene, die nur einen Teil der Sache und nur einen Teil der Werbung kennt und den Rest vollendet.

Sie wird verwendet bei solchen, die gegenseitig ihr Wesen erkannt haben, sich aber nur sehr selten sehen können.

Die Briefträgerin bringt nur Botschaften.

Sie dient dazu, Ort und Zeit der Zusammenkunft anzugeben für solche, deren Neigung sehr tief ist und die vertraut sind.

Die selbstständige Botin ist von zweierlei Art: Entweder sie arbeitet für andere, oder sie arbeitet für sich. Für diese selbstständige Botin gibt der Verfasser die Regeln an:

Wenn eine Botin, von einer anderen ausgeschickt, selbstständig zu dem Liebhaber geht und, anscheinend ohne etwas zu wissen, entweder einen Liebesgenuss schildert, den sie mit ihm zusammen im Traume vollzogen habe, oder vom Verwechseln eines Namens redet, oder seine Gattin tadelt und unter solchem Vorwande selber Eifersucht zeigt, oder irgendeinen Gegenstand hingibt, der mit den Nägeln und Zähnen gezeichnet ist, oder sagt: »Ich habe daran gedacht, dir zuerst etwas zu geben«, oder in der Einsamkeit fragt: »Welche ist schöner, ich oder deine Gattin?« Das ist eine selbstständige Botin. Sie zeigt sich an einsamem Ort und wird dort empfangen.

Auch diejenige ist eine selbstständige Botin, die sich zwar unter dem Schein freundlicher Gesinnung angeblich einer anderen widmet, aber beim Überbringen von deren Botschaften den Liebhaber für sich gewinnt und die andere vernichtet.

Hiermit ist auch der Liebhaber gemeint, der für einen anderen Mann den Boten macht.

Wenn die Botin das Vertrauen der einfältigen Gattin des Liebhabers gewonnen und ungehinderten Zutritt erlangt hat, frage sie nach dem Treiben des Umworbenen. Sie lehre sie die Kniffe, schmücke sie bedeutungsvoll, lasse sie Zorn auf den Mann fassen, lasse sie hören: So musst du handeln! Sie selbst bringe ihr Nägel- und Zahnmale bei und teile dem Umworbenen auf diese Weise ihr Wesen mit. Das ist die unkundige Botin.

Man lasse durch die Botin auch die Antworten der Liebhaberin überbringen.

Oder man beauftrage die eigene, einfältige Gattin, bringe sie mit der Umworbenen in vertraulicher Weise zusammen, lasse durch sie das eigene Wesen offenbaren und die eigene Geschicklichkeit ausposaunen. Das ist die Gattin als Botin. Durch sie ergründet man das Wesen der Umworbenen.

Oder man sende eine junge Dienerin, die noch keine Sünde kennt, mit einem unschädlichen Mittel ab. Dabei lege man in einem Kranz oder einem Ohrgehänge heimlich einen Brief nieder oder ein Nägel- und Zahnmal. Das ist die stumme Botin. Durch sie erbitte man Antwort.

Sie ist eine Art Briefträgerin. Wenn die Geliebte aus dem Geschenk das Briefblatt herausnimmt, entsteht die Frage: »Was suchst du da?«, und es gibt Gelegenheit, Antwort zu erbitten.

Eine, die gleichgültig ein Wort übermittelt, das eine geheime Botschaft enthält, die von keinem anderen verstanden werden kann, oder hinter dem gewöhnlichen Sinn einen anderen hat, das ist eine Windbotin. Das sind die verschiedenen Arten der Botin.

Das Wort soll an etwas erinnern, das dem Liebhaber oder der Liebhaberin früher begegnet ist. Nur der Empfänger solcher Botschaft versteht ihren Sinn. Hier ist an die Kunst der verabredeten Sprachen zu erinnern. Auch die »Windbotin« ist eine Art Briefträgerin.

Doch gibt es noch andere Boten, so sagen die Anhänger des Bábhravya: »Puppen, auffallende Gegenstände, Tiere, Papageien und Predigerkrähen verrichten Botendienste für alle, die heimliche Liebe hegen.«

Welche Frauen sind nun Botinnen? Darauf antwortet der Verfasser:

Witwen, Wahrsagerinnen, Sklavinnen, Bettelnonnen und Künstlerinnen finden schnell Zutritt, gewinnen das Vertrauen und versehen den Dienst einer Botin.

Die Funktion einer Botin fasst der Autor zusammen, indem er sagt:

Sie lasse Hass gegen den Gatten fassen, schildere die Reize des Liebhabers und offenbare auch vor anderen seine eigentümliche Art des Liebesgenusses.

Sie schildere seine Leidenschaft und immer wieder seine Erfahrung in der Wollust; sie betone, dass er von hervorragenden Frauen begehrt wird, und preise seinen Mut.

Sie schildere also seine Manneskraft und seine Kenntnis der vierundsechzig Künste, und das auch vor den Freundinnen der Umworbenen, damit sie es ihr erzählen. Seinen Mut preise sie damit, dass er in ihrer Nähe oder auf dem Totenacker ruhen wolle.

V. KAPITEL

47. Das Liebesleben der großen Herren

Da große Herren nicht in fremde Häuser gehen können, ist für sie gewöhnlich kein Liebesleben denkbar: Wie kann man also davon reden? Dazu sagt der Verfasser:

Für Könige oder hohe Beamte gibt es kein Besuchen fremder Häuser; denn vom Volk wird ihr Wandel gesehen und zur Richtschnur genommen.

Ihr Wandel wird gesehen, weil sie immer vom Volk umgeben sind. Und es heißt: »Alles, was der Vornehme treibt, das tun auch die übrigen Leute.«

Wegen der Unmöglichkeit des Besuches und wegen der Verwerflichkeit des Beispiels sollen sie darum nichts Unbedachtes vollbringen. Denn auch andere Leute könnten sich danach richten, was bei den Trefflichen Tadel einbrächte. Die großen Herren sollen nichts vollbringen, was nutzlos ist, da sie auch bei den eigenen Frauen Wollust finden können. Wenn sie aber notwendig so handeln müssen, so mögen sie Hilfsmittel anwenden.

Wenn sie aus anderen Gründen so handeln müssen, oder auf einer Reise oder in der Leidenschaft, so mögen sie Kniffe anwenden. Die sind von zweierlei Art: heimlich oder offen.

Auch die großen Herren sind von zweierlei Art: niedrig und hoch. Nun sagt der Verfasser mit Bezug auf die niedrigen Herren über das heimliche Verfahren:

Für den jugendlichen Schulzen, Beamten und Sohn des Getreidemeisters sind die Frauen der Bauern auf ein bloßes Wort hin zu gewinnen. Diese nennen die Lebemänner die Untreuen.

Ein »Beamter« ist mit dem Nießbrauch des Dorfes betreut und darüber gesetzt. Ein »Getreidemeister« ist der Dorfälteste, dem die Bauern für das Ackerland Arbeiter stellen. Wenn solche Herren jugendlich sind, verlangen die Frauen der Bauern keine Umwerbungen. Das gilt aber nicht für alle, sondern nur für die »Untreuen«.

Die geschlechtliche Vereinigung mit ihnen findet statt bei den Fronarbeiten, beim Betreten der Getreidespeicher, beim Heraus- und Hineinschaffen von Dingen, beim Schmücken der Häuser, bei der Feldarbeit; beim Abliefern von Baumwolle, Schafwolle, Lein- und Hanfbast; beim Abholen des Garnes; dem Kauf, Verkauf und Tausch von Waren und mancherlei anderen Geschäften.

Fronarbeiten sind Dienste wie Mahlen, Stampfen, Kochen und so weiter. Zur Feldarbeit gehört das Säen, Hüten, Jäten und so weiter. Noch andere Geschäfte geben Veranlassung, den Hof des Herrn zu betreten.

Ebenso ist es bei dem Hürdenmeister mit den Hirtenweibern; beim Webemeister mit den Witwen, Schutzlosen und Nonnen; beim Stadtaufseher mit den umherschweifenden Frauen, da er durch das nächtliche Umherschweifen deren schwache Seiten kennt; beim Marktmeister während des Ein- und Verkaufes.

Der Hürdenmeister findet Gelegenheit beim Milchquirlen und ähnlichen Arbeiten. Der Webemeister lässt von Witwen und anderen armen Frauen das Garn des Königs spinnen. Der Stadtaufseher ist zum Polizeihauptmann bestellt, und er kennt die umherschweifenden Frauen. Der Marktmeister ist beauftragt, die königlichen Waren zu kaufen und zu verkaufen. Bei allen solchen Geschäften findet die geschlechtliche Vereinigung statt.

Mit Bezug auf den heimlichen Liebesgenuss hoher Herren sagt der Verfasser:

Am Mondfest des achten Tages des Halbmonates, am Kaumudí-Fest, Frühlingsfest und so weiter spielen die Frauen aus den Flecken, Orten und Dörfern gewöhnlich im Hause des Herrschers mit den Haremsinsassen.

Das Kaumudí-Fest ist die unter Wachen und Spielen gefeierte Vollmondnacht im Monat Asvina.

Hierbei begeben sich am Ende des Gelages die Frauen aus der Stadt je nach ihrer Bekanntschaft mit den Haremsinsassen einzeln in die Frauengemächer, sitzen in Unterhaltungen da, werden geehrt, machen sich ans Trinken und entfernen sich gegen Abend.

Sie gehen also, nachdem sie den Tag im Hause des Fürsten verbracht haben.

Hierbei rede eine beauftragte Sklavin des Fürsten, die mit der Auserkorenen von früher bekannt ist, diese dort an. Sie gewinne sie durch das Zeigen reizender Sachen. Vorher schon sage sie zu der Frau, die noch in ihrem eigenen Hause weilt: »Bei jenem Spiel werde ich dir die reizenden Sachen im Hause des Fürsten zeigen!« So gewinne sie sie zur rechten Zeit. »Draußen will ich dir den Korallen-Estrich zeigen«, den Edelstein-Fußboden, den Baumgarten, die Weinlaube, die Badehäuser und jene Söller, die heimliche Zugänge haben; die Gemälde, zahme Gazellen, Kunstwerke, Vögel,

Tiger- und Löwenkäfige und was sie sonst noch in ihrer Gegenwart geschildert hat. In der Einsamkeit erzähle sie von der Leidenschaft, die der Herrscher auf die Umworbene gerichtet hat, und schildere seine Gewandtheit im Liebesgenuss. Sie bewirke, dass die Auserkorene unter dem Versprechen der Verschwiegenheit einwilligt.

Die Beauftragte des Herrschers bemüht sich, bei der Auserkorenen, die er zu beschlafen wünscht, schon vorher Sehnsucht zu erregen.

Wenn die Umworbene darauf nicht eingeht, komme der Herrscher selbst, ehre sie mit Höflichkeitsbezeugungen, ergötze sie und verabschiede sich unter Beweisen der Zuneigung. Oder er lasse aus Sehnsucht die Frauen des Gatten der Auserkorenen, dessen Zuneigung er gewonnen, beständig in seinen Harem kommen. Hierbei kommen die Dienste der abgesandten Sklavin des Fürsten, wie oben beschrieben, zu Hilfe. Oder eine Haremsfrau schließt mit der Auserkorenen Freundschaft, indem sie ihr die eigene Dienerin schickt; ist die Freundschaft geschlossen, dann lade sie sie unter einem Vorwande zum Besuch ein. Wenn die Umworbene eingetreten ist, Ehren erfahren und getrunken hat, dann kommt die abgesandte Sklavin des Fürsten und bemüht sich wie oben beschrieben. Oder: Um die Auserkorene auf jenem Gebiete des Wissens zu sehen, für das sie berühmt ist, lade eine Haremsfrau sie freundschaftlich ein. Wenn sie eingetreten ist, kommt die abgesandte Sklavin des Fürsten.

Oder eine Bettelnonne sagt zu der Gattin eines Mannes, den Unglück getroffen hat oder der in Furcht lebt: »Jene Haremsfrau, die beim Fürsten viel gilt und sein Gehör findet, hört auf meine Worte. Da ich von Natur mitleidigen Herzens bin, werde ich durch dies und jenes Mittel Zutritt bei ihr suchen und auch dir Zutritt verschaffen. Sie wird das schwere Missgeschick deines Gatten abwenden.« Wenn die Auserkorene darauf eingeht, bringe die Bettelnonne sie zwei- oder dreimal dorthin. Die Haremsfrau heiße sie furchtlos sein; und wenn die Umworbene hört, dass sie getrost sein solle, und darüber hoch erfreut ist, kommt die abgesandte Sklavin des Fürsten mit ihrer Botschaft.

Hierin eingeschlossen sind die Frauen solcher Männer, die einen Lebensunterhalt suchen; die von Ministern gepeinigt werden; die mit Gewalt gefangen gehalten werden; die im Lebenskampf schwach sind; die mit ihren Gütern nicht zufrieden sind; die dem Fürsten genehm sein wollen; die eine Stelle unter den Höflingen erstreben; die von Angehörigen bedrängt werden; die ihre Angehörigen bedrängen wollen; Spione und andere, die bestimmte Zwecke verfolgen.

Neben die Sklavin des Fürsten tritt hier eine vom Herrscher beauftragte Haremsfrau. Eine Bettelnonne wird unter Umständen als Dritte beauftragt. Diese heimlichen Mittel werden angewandt bei Frauen, die ihre Familien nicht verlassen haben.

Wenn die Auserkorene mit einem anderen zusammen lebt, der sie aushält, bringe man sie allmählich in den Harem, indem man sie zur Sklavin gemacht hat. Oder man bringe die Auserkorene, nachdem man durch einen Kundschafter ihren Gatten als Feind des Herrschers verdächtigt hat, durch List in den Harem, indem man sie gefangen nimmt. Das sind heimliche Mittel. Sie werden gewöhnlich von den Söhnen des Fürsten angewandt.

Eine Frau, die von einem beliebigen Mann nach den Regeln des eleganten Lebens ausgehalten wird und offen ein liederliches Leben führt, ist eine besondere Art von Hetäre. Doch bringe man sie allmählich, und nicht mit einem Schlage, in den Harem, damit es nicht heißt, dass der Anschlag von dem Herrscher ausgeht. Der Kundschafter darf nur einen wirklichen Makel geltend machen; die Verdächtigung eines rechtschaffenen Mannes wäre unrecht. Bei einem wirklichen Makel ist auch die Gefangennahme seiner Frau nicht unrecht. Diese Mittel werden angewandt gegen Frauen, die ihre Familien verlassen haben. Es sind Mittel für die

Söhne des Fürsten, nicht für den Fürsten selbst. In seinen Kreisen werden sie nur ab und zu gebraucht.

Die offen angewendeten Mittel stehen besonders dem Könige zu.

Sie müssen dem Brauch entsprechen, der in jener Gegend von den Alten festgesetzt ist. Daher werden Liebesabenteuer des Königs von dem großen Haufen nicht zur Richtschnur genommen, auch wenn man sie vor Augen hat, weil die Könige im Rahmen der Sitte frei verfügen können. Der Verfasser nennt folgende Beispiele:

Bei den Bewohnern von Andhra gehen die zur Heirat versprochenen Töchter des Landes am zehnten Tage mit irgendeinem passenden Geschenk in den Harem und werden entlassen, nachdem sie genossen worden sind. Bei den Bewohnern von Vatsagulma besuchen die Haremsinsassen der Minister den König, um ihn nachts zu bedienen. Bei den Bewohnern von Vidarbha lassen die Haremsfrauen unter dem Vorwande der Freundschaft schöne Frauen des Landes einen ganzen oder halben Monat dort zubringen. Bei den Bewohnern des äußersten Westens gibt man seine eigenen ansehnlichen Frauen als Liebesgabe den Ministern und Königen. Um mit dem König zu tändeln, gehen bei den Bewohnern von Surástra die Frauen aus der Stadt und die vom Lande in Scharen und einzeln an den königlichen Hof.

Zusammenfassend sagt nun der Autor:

Diese und andere Mittel, fremde Frauen zu gewinnen, gibt es in den verschiedenen Ländern, und sie werden von den Königen in Umlauf gesetzt.

Nicht aber wende sie ein König an, der auf das Wohl der Menschen bedacht ist. Wer die Schar der sechs Feinde besiegt, besiegt die Welt.

Ein Herrscher der Erde trägt den Sieg nicht davon, wenn er nicht die »sechs Feinde« (der Vernunft) besiegt hat: Liebe, Zorn, Gier, Stolz, Übermut und Freude.

VI. KAPITEL

48. Das Treiben der Frauen im Harem

Ebenso wie Herrscher dürfen auch Haremsfrauen nicht in fremde Häuser gehen und Lebemänner nicht in den Harem kommen. So wird nun das Leben im Harem nach diesen beiden Gesichtspunkten behandelt. Mit Bezug auf den ersten sagt der Verfasser:

Da die Harems bewacht werden, kann sie kein Mann besuchen. Da dort nur ein einziger Gatte vielen Frauen gemeinsam ist, finden sie keine Befriedigung. Darum müssen sie sich künstlich untereinander zufrieden stellen.

Mit Hilfsmitteln verhilft eine der anderen zum Wollustgenusse. Sie schmücken die Milchschwester, Freundin oder Sklavin nach Art eines Mannes und stillen ihr Verlangen durch Knollen, Wurzeln und Früchte, die an Form dem Glied gleichen, oder durch künstliche Glieder.

Wenn sie eine Frau als Mann schmücken und sich dabei einen Mann vorstellen, können sie einen übermäßigen Grad an Geilheit erreichen, und auch eine ungewöhnliche Befriedigung. Wurzeln und Früchte – wie die Flaschengurke – sind gereinigt anzuwenden. Das ist nur eine Unterhaltung aus Neugier; nicht aber soll so die Liebe beschaffen sein, da dann das Stillen der Geilheit nicht die Hauptsache ist.

Auch können die Frauen männliche Bildsäulen umarmen, an denen die Geschlechtsmerkmale noch undeutlich sind.

Sogar ein einzelner Mann kann viele Frauen befriedigen, wenn er Mitleid mit den Liebeskranken hat, wie es bei den Bewohnern des Ostens geschieht. So sagt der Verfasser:

Mitleidsvoll besuchen die Fürsten auch ohne Liebesregung dank Anwendung künstlicher Vorrichtungen in *einer* Nacht sogar mehrere Frauen. Zu der sie aber Liebe hegen, die an der Reihe ist oder ihre Regel hat, gegen die handeln sie aus Neigung. So ist die Sitte bei den Bewohnern des Ostens.

Die Fürsten selbst haben also kein Verlangen nach geschlechtlicher Vereinigung, und sie benutzen künstliche Vorrichtungen, indem sie zum Beispiel einen künstlichen Penis an der Hüfte befestigen. Anders handeln sie bei den Frauen, die sie aus Neigung besuchen.

Männer, die keine Frau auftreiben können, befriedigen sich bei andersartigen Wesen wie Schafen und Stuten, oder bei Bildsäulen mit weiblichen Grundformen, an denen weibliche Geschlechtsteile angebracht sind. Zum Berühren des eigenen Penis heißt es: »Wenn man sich mit beiden Händen auf den Fußboden stützt und mit gerade ausgestreckten Füßen dasitzt, reibe man den Penis an der Mitte des Armes; das ist die Ausführung des Löwenschrittes. Wenn man unter Berufung auf die Verfluchung sagt, die Ergießung des Samens an falschen Stellen sei unrecht, so ist zu entgegnen, nach dem Práyascittavidhána sei es erlaubt.

Oft lassen die Frauen im Harem in Frauenkleider gehüllte Lebemänner mit den Dienerinnen eintreten. Um die Männer zu überreden, müssen sich Milchschwestern, die mit den Frauen drinnen befreundet sind, Mühe geben, indem sie die Chancen aufzeigen. Sie beschreiben die Geräumigkeit des Gebäudes, die Unachtsamkeit der Wächter und weisen darauf hin, dass die Dienerschaft nicht ständig anwesend ist. Sie sollen die Leute nicht durch eine unwahre Darstellung bewegen, einzutreten, weil das ein Fehler ist.

Die Lebemänner werden mit den Dienerinnen eingelassen, die am Abend den Harem betreten, um aufzuwarten. Doch wenn der Harem wirklich nicht leicht zu betreten ist, sollen die Lebemänner nicht durch unwahre Darstellung überredet werden, weil man so Schuldlose in Schuld stürzen und ohne Aussicht auf Erfolg Leute in Gefahr bringen würde.

Ein Lebemann aber betrete von selbst auch einen leicht zugänglichen Harem nicht, weil er voll Gefahren steckt, sagt Vátsyáyana.

Doch gibt der Verfasser auch einen besonderen Fall an:

Wenn er aber gesehen hat, dass der Harem einen Ausgang hat, dicht von einem Lustwalde umgeben ist, verschieden lange Hallen besitzt, wenige und unaufmerksame Wachen hat, oder dass der Fürst verreist ist, aus diesen Gründen und wenn er um des Vorteiles willen mehrfach eingeladen wird, dann trete er ein, nachdem ihm jene eine List angegeben und er den Zugang zu den Hallen erspäht hat. Wenn es möglich ist, entferne er sich jeden Tag neu.

Die Frauen im Harem können ihm eine List angeben: dass er in der und der Kleidung kommen solle, zu der und der Zeit, mit dem und dem Gegenstand. Das ist das Verhalten beim Überreden durch die Haremsfrauen.

Nun beschreibt der Verfasser das Verhalten eines Mannes, der selbstständig auf Verführung ausgeht.

Unter einem Vorwande verkehre er mit den Wächtern draußen. Er zeige sich anhänglich an eine Dienerin, die drinnen zu tun hat und um seine Sache weiß. Wenn er eine solche nicht findet, offenbare er seinen Kummer durch die Frauen, die hineingehen, und richte einen vollständigen Botendienst ein. Er lerne die Späher des Fürsten kennen. Wenn die Botin keinen Zutritt erlangen kann, stelle er sich da auf, wo die Auserkorene, deren Wesen er kennt, ihn sehen kann. Auch dort schütze er den Wächtern gegenüber eine Liebschaft mit einer Dienerin vor. Wenn die Umworbene die Augen auf ihn richtet, bekunde er durch Gebärden sein Wesen. Wo sie zu erscheinen pflegt, dort lege er ein Gemälde nieder, welches sie darstellt, oder doppelsinnige Bruchstücke von Liedern, Spielsachen, mit Malen gekennzeichnete Kränze und Ringe. Die Antwort, die sie gibt, betrachte er eingehend. Darauf bemühe er sich hineinzukommen.

Er schließe Freundschaft mit den Wächtern, damit sie nachlässig werden. Er lerne die Kundschafter des Fürsten kennen, um besser auf der Hut sein zu können. Er werbe um eine Frau, deren Wesen er kennt, denn sonst wäre seine Aufstellung selbst dort, wo sie ihn sehen kann, nutzlos.

An dem Ort stelle er sich heimlich vorher auf, von dem er weiß, dass sie beständig hingeht. Oder in der Verkleidung als Wächter trete er zu der von ihr angegebenen Zeit ein. Oder er wird in einen Teppich oder Mantel versteckt hinein- und herausgeschafft. Oder er verliere mittels der Zauberei putáputa Schatten und Gestalt.

Die Ausführung hierbei ist diese: Man verbrenne ohne Rauch das Herz eines Ichneumons, Früchte der Trigonella corniculata und Lagenaria vulgaris sowie Schlangenaugen. Darauf verreibe man dies mit gleichen Teilen schwarzer Augensalbe. Wenn man damit die Augen salbt, geht man ohne Schatten und Gestalt einher.

Oder er dringe beim Fest der Vollmondsnacht ein mit der Menge derer, die Lampen tragen, oder durch einen unterirdischen Gang.

Hier gilt das Folgende:

Auch bei dem Herausschaffen von Gegenständen; bei dem Hineinschaffen von Getränken für festliche Gelage; bei dem Umherlaufen von Dienerinnen; ebenso beim Wechsel der Wohnung, bei der Ablösung der Wachen, beim Besuch der Gärten und bei Prozessionen, bei der Heimkehr von einer Prozession; wenn der Fürst zu einer Wallfahrt verreist ist, die erst nach geraumer Zeit Erfolg hat: Da geschieht gewöhnlich das Eindringen und Hinausschaffen junger Männer.

Die Bewohnerinnen des Harems, die untereinander ihre Ziele kennen, mögen die übrigen Frauen verraten, wenn sie nicht alle ein einziges Ziel haben.

Wer wegen des Verschuldens der anderen Frauen bei der Verfolgung seines Zieles keinen Verrat zu fürchten braucht, der genießt beständig nach Wunsch seine Früchte.

Damit ist das Treiben der Frauen im Harem, soweit es heimlich ist, beschrieben. Das öffentliche aber richtet sich nach der Gewohnheit des Landes.

Bei den Bewohnern des äußersten Westens bringen die Frauen, die am königlichen Hofe verkehren, ansehnliche Männer in den Harem, da dieser dort nicht besonders sorgfältig bewacht wird. Bei den Bewohnern von Abhíra besorgen die Frauen ihre Absicht mit den Haremswächtern, die aus der Kriegerkaste stammen. Bei den Bewohnern von Vatsagulma schaffen sie junge Lebemänner mit Hilfe der Botinnen in deren Kleidung hinein. Bei den Bewohnern von Vidarbha vermischen sich die Frauen mit den Söhnen des Königs, die frei ein und aus gehen, ausgenommen die leibliche Mutter. Bei den Bewohnern von Strírajya vermischen sich die Frauen mit Angehörigen und Verwandten, die sie besuchen, doch mit keinem anderen. Bei den Bewohnern von Gauda vermischen sie sich mit Brahmanen, Freunden, Bedienten, Sklaven und Rufwärtern. Bei den Bewohnern vom Induslande sind es die Pförtner, Diener und andere derartige Leute, die im Harem freien Zutritt haben. Bei den Bewohnern des Himavat bestechen tollkühne Männer den Wächter mit Geld und dringen gemeinsam ein.

Mit der Absicht, Blumenspenden zu überbringen, besuchen die Brahmanen der Stadt mit Wissen des Königs die Haremsfrauen. Ihre Unterhaltung findet hinter einem Vorhang statt. Bei dieser Gelegenheit geschieht die Vereinigung: So ist es bei den Bewohnern von Vanga, Anga und Kalinga.

Bei den Bewohnern des Ostens verbergen neun oder zehn Frauen zusammen je einen Jüngling. Das ist das Treiben der Frauen im Harem.

49. Das Beschützen der Frauen

Wie man dank solcher Hilfsmittel mit einer fremden Frau schläft, so kann es auch ein anderer mit unseren Frauen tun: Darum wird jetzt das Beschützen der Frauen behandelt.

Vor Gelegenheiten, andere Männer zu treffen, beschütze man seine eigenen Frauen.

Man setze über den Harem Wächter, die von den Anfechtungen der Liebe frei sind, lehren die Meister. Die könnten ja aber aus Furcht oder gegen Entgelt einen Fremden einlassen; darum lehrt Gonikáputra, dass es Leute sein sollen, die von den Anfechtungen der Liebe, der Furcht und der Bestechung frei sind. Nichts Böses sinnt die Tugend; aber auch diese gibt man wohl aus Furcht auf: Deshalb nehme man Leute, deren Tugend nicht durch die Furcht anfechtbar ist, lehrt Vátsyáyana.

Ein reiner Mann, dessen Tugend von Versuchungen frei ist, beschläft keine fremde Frau und begeht auch aus Geldgier keinen Verrat an seinem Herrn; aber aus Furcht lässt man wohl bisweilen die Tugend unbeachtet.

Manche meinen, ein Mittel, seine Frauen zu bewachen, sei es, sie auf die Probe zu stellen. Dazu sagt der Verfasser:

Um die Lauterkeit oder Unlauterkeit seiner eigenen Frauen zu ergründen, prüfe man sie durch Frauen, die die Reden anderer überbringen und deren Aufgabe geheim ist; so sagen die Anhänger des Bábhravya. Da aber Böses bei jungen Frauen leicht Erfolg hat, soll man nicht törichterweise die Verführung Unschuldiger begünstigen. So lehrt Vátsyáyana.

Nun werden die Ursachen des Verderbens aufgezählt, von denen die Frauen fern zu halten sind:

Schwatzhaftigkeit, Zügellosigkeit, Ausgelassenheit des Gatten, freies Benehmen in Gegenwart anderer Männer, Leben während der Reise, Aufenthalt in unwirtlichen Gegenden, Schädigung der eigenen Existenzmittel, Verkehr mit zügellosen Weibern und die Eifersucht des Gatten sind die Ursachen des Verderbens der Frauen.

Indem er den Inhalt dieses Teiles zusammenfasst, sagt der Autor:

Wenn einer nach dem Lehrbuch die Mittel übersieht, die in dem Teil über die fremden Weiber gekennzeichnet sind, hat er, als Kenner des Lehrbuchs, von seiner eigenen Frau keinen Betrug zu befürchten.

Da diese Ausführungen nun unter bestimmten Umständen gelten, da man nun auch die Gefahren vor Augen hat und oft Tugend und Vermögen dabei verkehrt werden, so kümmere man sich nicht um fremde Weiber.

Darum dient dieser Teil nur zum Besten der Männer, damit sie die Frauen bewachen und andere Leute verdächtigen. So braucht man die Regeln dieses Teiles auch sonst nicht zu wissen.

SECHSTER TEIL

Über die Hetären

I. KAPITEL

50. Über die Freunde, die Besucher und die Gründe des Besuches

Obgleich für die Männer wie für die Hetären das Ergebnis des Liebesgenusses das Gleiche ist, so ist doch die Hetäre, als ausübender Teil, die Hauptsache, nicht der Mann. So sagt der Verfasser:

Die Hetären haben durch den Besuch von Männern Wollustgenuss und natürlicherweise Gewinn. Das Verhalten auf Grund der Wollust ist das natürliche; es ist künstlich, wenn es um des Geldes willen angenommen wird. Auch das künstliche Verhalten möge die Hetäre wie das natürliche gestalten; denn die Männer fassen Vertrauen zu solchen Frauen, die in Liebe aufgehen. Sie zeige keine Gier, um ihm das Liebesverlangen klar zu offenbaren. Um sich die Zukunft zu sichern, erwerbe sie ihre Gelder nicht durch schlechte Mittel. Beständig zeige sie sich im Schmuck und blicke auf die Hauptstraße, sodass sie gesehen wird, aber sei nicht zu sehr enthüllt, da sie gleich einer Ware ist.

Es ist der natürliche Vorgang, dass die Liebe eine Geldquelle für die Hetäre ist. Handelt sie so, dass sie die Wollust im Auge hat, ist die natürliche Leidenschaft dabei; hat sie aber das Geld im Auge, fehlt die Leidenschaft. Sie soll andeuten, dass sie in Liebe aufgeht, nicht aber, dass sie auf Gelderwerb sinnt. Sie zeige keine Geldgier, um zu beweisen, dass ihr Verhalten ein natürliches ist. Auf diese Weise bekommt sie auch in natürlicher Weise glücklich Geldspenden von dem treu ergebenen Liebhaber. Sie soll sich zeigen, aber nicht zu sehr enthüllt, weil eine Ware, die allzu offen aufgestellt wird, an Wert verliert.

Nun untersucht der Verfasser die Freunde der Hetäre:

Sie mache jene zu ihren Freunden, durch die sie den Liebhaber gewinnt, die ihn anderen Hetären abjagen, ihrem eigenen Missgeschick begegnen, Geld erwerben und von den Besuchern nicht gedemütigt werden. Das aber sind Wachleute, Gerichtspersonen, Astrologen, Tollkühne, Helden, an Wissen Gleiche, in den Künsten Erfahrene, Píthamarda, Vita, Vidúsaka, Kranzwinder, Händler mit Wohlgerüchen, Schankwirte, Wäscher, Barbiere, Bettelmönche und noch andere, die ihren Zwecken dienen können.

Wachleute und Gerichtspersonen wie Richter verhindern Unfälle und verhelfen zu Geld. Astrologen führen Besucher zu, die sie mit den Worten aufstacheln: »Wenn du dich mit dieser Frau vereinigst, wirst du wohlfahren!« Tollkühne und Helden gehen ohne Rücksicht auf den Leib drauflos, verhüten Missgeschick und verhelfen zu Geld. Leute, die von der Liebhaberin Künste erlernen, führen ihr Besucher zu, indem sie davon reden. Píthamarda und so weiter führen ihr Besucher zu, da sie viel in fremde Häuser kommen. Der eine verhilft zu diesem, der andere zu jenem, darum sind auch andere Freunde genannt. Freunde sind in Liebe und Fürsorge freundlich zu behandeln, aber nicht zu beschlafen; denn wenn sie jene beschliefen, würden diese den eigenen Vorteil wahrnehmen, nicht aber den der Hetäre.

Nun untersucht der Verfasser die Besucher:

Besucher, die nur Geld bringen, sind Folgende: die Unabhängigen; die in der ersten Jugend stehen; Reiche; die nicht von anderen erhalten werden; Beamte; solche, deren Existenzmittel mühelos einkommen; Nebenbuhler; Leute mit großen Einkünften; Leute, die an ihre eigene Beliebtheit glauben; Prahler; Impotente, die den Titel »Mann« beanspruchen; Männer, die mit ihresgleichen rivalisieren; von Natur Freigiebige; Männer, die beim König oder Minister einflussreich sind; Fatalisten; Männer, die auf ihren Reichtum stolz sind; Männer, die der Botmäßigkeit der

Eltern gerade entwachsen sind; Männer, die für ihre Angehörigen wichtig sind; reiche einzige Söhne; Mitglieder eines Ordens; heimlich Liebende; Helden und Ärzte.

Einer, der von anderen erhalten wird, kann kaum etwas geben, und was er gibt, ist eine Quälerei. Nebenbuhler, die mit anderen Liebhabern rivalisieren, geben viel. Prahler spenden, um ihren Ruhm zu verbreiten. Einflussreiche lassen den König oder Minister zahlen, dem sie gesagt haben: »Das ist meine Geliebte.« Fatalisten meinen, dass die Wohlfahrt durch Unglück, nicht aber durch den Genuss schwinde, und so geben sie viel. Einzigen Söhnen wird auch dann nicht von ihren Vätern gewehrt, wenn sie viel verschwenden, damit sie nicht anderswohin gehen. Mitglieder eines Ordens lieben nicht offen, damit es die Welt nicht merkt. Auch Ärzte, die nicht freigebig sind, spenden, indem sie die Hetäre, wenn sie krank ist, heilen.

Deren Reichtum aber in Liebe und Ruhm besteht, die sind um ihrer Vorzüge willen zu beschlafen.

Aus hohem Geschlecht, gelehrt, ein Kenner aller Texte; ein Dichter, erfahren im Geschichtenerzählen; beredt, entschlossen, bewandert in den verschiedenen Kunstfertigkeiten, das Alter achtend, nach hohen Zielen trachtend; von großer Ausdauer, tiefer Ergebenheit; nicht missgünstig; freigebig, Freunden zugeneigt; eingenommen für Versammlungen, Gesellschaften, Schauspiel, Gelage und gemeinsame Spiele; gesund, unverstümmelten Leibes, kräftig; kein Schnapstrinker; voll Manneskraft, liebenswürdig; ein Führer und Schmeichler der Frauen, aber nicht ihr Knecht; selbstständig lebend, nicht roh, nicht eifersüchtig und nicht bedenklich: Das sind die Vorzüge des Liebhabers.

Er soll nicht nur die Logik kennen, sondern alle Texte, auch die ketzerischen. Er soll alle Vorzüge eines Mannes haben, wie sie bestimmt worden sind: Heldentum, Strenge, Schnelligkeit und Gewandtheit. Er soll fähig sein, den Koitus auszuführen. Als Führer soll er die Frauen behandeln und sie unter Höflichkeitsbezeugungen belehren. Als Schmeichler soll er Gebrechen am Äußeren ihrer Körper verdecken. Er soll ohne Bedenken ans Werk gehen.

Das Wort »Liebhaber« ist als gemeinschaftliche Bezeichnung gewählt. Mit Bezug auf das Mädchen, die Wiederverheiratete, die fremde Frau und die Hetäre bekommt er jeweils besondere Bezeichnungen, der Reihe nach: Freier, Buhle, Glücklicher und Besucher.

Für die Liebhaberin dagegen ergeben sich folgende Eigenschaften: Sie sei versehen mit Schönheit, Jugend, Glück verheißenden Merkmalen und Anmut; sei in die Vorzüge der Männer verliebt, nicht in das Geld; sie verlange nach Vereinigung in Liebe, sei festen Sinnes, sei stets von ein und derselben Art, trachte nach Hervorragendem; lebe beständig, aber nicht knausrig; liebe Gesellschaften und Künste.

Sie soll auf eine bloß äußerliche Vereinigung verzichten und verlange nach einer Vereinigung in Wollust. Sie gebe sich immer gleich und sei keine Betrügerin. Sie erfreue sich nicht an beliebigen Dingen, sondern trachte nach hervorragenden.

Es ist hier von der »Liebhaberin« im gleichen Sinne die Rede wie vorhin vom »Liebhaber«. Denn auch für die Hetäre gilt, wenn der Verfasser sagt:

Die Liebhaberin besitze Verstand, Charakter, gesitteten Wandel, Redlichkeit, Dankbarkeit, Weit- und Fernsicht, Treue gegen ihr gegebenes Wort, Kenntnis von Ort und Zeit, elegantes Wesen; sie sei frei von Traurigkeit, übermäßigem Lachen, Verräterei, Zorn, Gier, Dünkel und Liederlichkeit; sie rede nach dem Vorredner und sei erfahren in dem Lehrbuch der Liebe mit dessen Nebenwissenschaften. Das sind die gemeinschaftlichen Vorzüge der Liebhaberinnen. Wenn man sie umkehrt, erhält man die Fehler.

Sie wisse, was der Sitte nach am rechten Ort und in der rechten Zeit gilt. Traurigkeit könnte als Bettelei aufgefasst werden.

Sie soll aber auch nicht fortwährend kichern. Sie soll die Freunde nicht verraten und nicht über die Fehler anderer reden. Sie spreche, wenn niemand anders spricht. Aus der Umkehr der Vorzüge ergeben sich die Fehler: Abkunft aus unedlem Geschlecht, Hässlichkeit, Mangel an Klugheit und so weiter. Selbst wenn Vorzüge vorhanden sind, werden solche Liebhaberinnen nicht besucht, die besondere Fehler haben.

Nun spricht der Verfasser von denen, die keine Besuche machen dürfen:

Schwindsüchtige, Kranke, an Würmern Leidende, Leute mit übel riechendem Atem, mit geliebten Gattinnen, von rohen Reden, Knausrige, Hartherzige, von den Eltern Verlassene, Räuber, Heuchler; Leute, die mit Wurzeln Kunststücke machen; die sich um Ehre oder Unehre nicht kümmern; die sich für Geld sogar von ihren Feinden kaufen lassen; und Schamlose dürfen keine Besuche machen.

Das Wort »Krankheit« ist zwar nur eine allgemeine Bezeichnung, aber es bedeutet hier den Aussatz. Die Krankheit, die unter dem Namen »Kotfliege« bekannt ist, besteht darin, dass sich an der Öffnung, durch die der Kot entleert wird, Würmer einfinden. Wenn nun durch die Samenergießung eines solchen Mannes eine Frau schwanger wird, altert sie rasch.

Wenn ein Mann mit übel riechendem Atem, ohne sich zu besinnen, Neigung zu einer Frau fasst wie eine Krähe, die ihren Schnabel auf Reines wie Unreines stößt, so ist er nicht zu beschlafen. Männer, deren Neigung einer geliebten Gattin gilt, spenden auch keine Gelder. Wer sich aus Geldgier sogar mit seinen Feinden verbindet, wie kann der freigebig sein?

Nun prüft der Verfasser die Gründe für den Liebesbesuch:

Leidenschaft, Furcht, Geld, Wetteifer, Vergeltung einer Feindseligkeit, Neugier, Parteinahme, Kummer, Moral, Ruhm, Mitleid, Freundeswort, Scham, Ähnlichkeit mit dem Geliebten, Befreiung von der Leidenschaft, Ebenbürtigkeit, Hausgenossenschaft, Beständigkeit und Würde sind die Gründe des Besuches; so sagen die Meister.

Das ist die Untersuchung über die Freunde, die Besucher und jene, die nicht besuchen sollen, und über die Gründe des Besuches.

51. Das Gewinnen der Besucher

Nun schildert der Verfasser, wie sich die Hetäre die Besucher geneigt machen soll:

Selbst wenn sie von dem Besucher eingeladen wird, soll sie nicht sogleich darauf eingehen, da die Männer eine Frau verachten, die leicht zu erringen ist. Um seine Neigung zu ergründen, schicke sie Diener und so weiter, Masseure, Sänger und Spaßmacher zu ihm oder solche Leute, die ihm anhängen. Durch diese ergründe sie die Lauterkeit oder Unlauterkeit, Neigung oder Abneigung, Anhänglichkeit oder Nichtanhänglichkeit, Freigiebigkeit oder Knausrigkeit des Liebhabers. Wenn sie sich über ihn klar geworden ist, schließe sie mit ihm durch Vermittlung des Vita den Liebesbund.

Der Verfasser gibt nun die Regeln für die Zeit an, nachdem sie sich mit dem Liebhaber vereinigt hat:

Unter dem Vorwande der Wachtel-, Hahnen- oder Widderkämpfe, oder weil man Papageien und Predigerkrähen sprechen lasse, oder dass man ein Schauspiel besuchen und den Künsten dienen wolle, führe der Vermittler den Liebhaber in ihre Behausung oder sie in die seine. Wenn er gekommen ist, reiche sie ihm als Liebesgabe irgendeinen Gegenstand, der Liebe und Neugier erweckt, mit den Worten: »Dies ist ganz besonders für dich bestimmt!« Sie ergötze ihn mit Unterhaltungen darüber, woran er Gefallen findet, und mit Ehrenbezeugungen.

Solche Geschenke erwecken Liebe, die ihm zuträglich sind,

und sie erwecken Neugier, wenn es etwas ist, was er zuvor noch nicht gesehen hat. Um ihre Zuneigung auszudrücken, soll sie bei dem Geschenk sagen: »Du bist würdig, das zu bekommen, kein anderer.« Eine Liebesgabe wird durch eine andere wieder gutgemacht werden. Zu den Ehrerbietungen gehört die Überreichung von Kränzen, Betel und so weiter.

Nun gibt der Verfasser die genauen Regeln für ihr weiteres Verhalten an:

Wenn er gegangen ist, sende sie alsbald eine lächelnd redende Dienerin mit einem Geschenk; oder sie selbst gehe, begleitet von dem Vermittler, unter irgendeinem Vorwande dorthin. Das ist das Gewinnen der Besucher.

Eine Dienerin, die unter viel Scherzen redet, mehrt nämlich die Liebe. Das Geschenk dient zum Andenken. Der Vermittler ist ihr Minister und der Anbahner geschlechtlicher Vereinigung. Doch gebe sie beim Besuch einen anderen Grund vor, um Dreistigkeit zu vermeiden.

Der Autor fasst nun zusammen:

Betel, Kränze und wohlzubereitete Salben gebe sie dem Besucher aus Liebe und führe Unterhaltungen auch über die Künste.

Wenn sie ihm geneigt ist, schenke sie ihm Gegenstände und tausche mit ihm; sie offenbare an sich selbst den Wunsch nach geschlechtlicher Vereinigung.

Wenn sie mit dem Besucher erst vertraut ist, ergötze sie ihn darauf durch Liebesgaben, Vorschläge und lautere Ehrenbezeugungen.

Wenn eine Frau Geschenke gibt, die keine Neigung verspürt, so gilt das als Betrug. Vorschläge werden vom Vermittler vorgebracht mit den Worten: »Warum schlaft ihr nicht miteinander?« Lauter sind die Ehrenbezeugungen, die auf die geschlechtliche Vereinigung hindeuten.

II. KAPITEL

52. Die Hingebung an den Geliebten

Mit dem Liebhaber vereint, führe die Hetäre, um ihn zu ergötzen, das Leben einer einzigen Gattin. Sie erfreue ihn, nicht aber hänge sie sich an ihn. Das ist in kurzen Worten der Sachverhalt. Sie sei untertan ihrer hartherzigen, geldgierigen Mutter; wenn die Mutter fehlt, der Amme. Diese aber sei dem Besucher nicht sehr gewogen. Gewaltsam führe sie ihre Tochter fort. Dabei zeige die Liebhaberin aber beständig Abneigung, Ekel, Scham und Furcht; doch übertrete sie ihr Verbot nicht. Sie spreche von einer bestimmten Krankheit, die ohne Veranlassung auftritt, nicht zu verheimlichen, nicht mit den Augen zu erfassen und nicht ständig vorhanden ist. Wenn sich ein Grund darbietet, empfängt sie unter diesem Vorwande den Liebhaber nicht. Die Liebhaberin schicke aber eine Sklavin nach dem Überrest von Opfern und Betel. Sie sei also von anderen abhängig. Sie stelle sich krank. Sie lebt nur dem Gedanken, dass ihr Geschäft keine Einbuße erleide; deshalb sagt der Verfasser, sie sei untertan ihrer wirklichen oder einer vorgeschobenen Mutter. Diese sei nicht sehr lieb gegen den Besucher; wenn sie freundlich wäre, würde sie den Zwecken der Liebhaberin schaden. Wenn sie unter dem Vorwand der Krankheit keinen Besuch zulässt, schickt sie, um ihren Schmerz über diese Krankheit auszudrücken, nach dem Überrest vom Opfer und nach dem Betel, den er benutzt hat.

Bei dem Koitus bewundere sie seine Geschicklichkeit, lerne die vierundsechzig Künste und ahme jene Künste alsbald nach, die er ihr lehrt. Sie richte sich im Geheimen nach seinen Gepflogenheiten. Sie erwähne ihre Wünsche, verdecke Gebrechen an den geheimen Stellen. Auf dem Lager sei sie nicht gleichgültig gegen ihn, wenn er sich ihr zukehrt; bei der Berührung der geheimen Stellen sei sie willfährig. Wenn er schläft, umarme sie ihn.

Wenn der Liebhaber sie begattet, bewundere sie seine Art und sage nicht, dass dies alles früher schon getan worden ist. Sie wende die Künste, die der Liebhaber zeigt, immer wieder an, damit er merkt: »Um meiner Wonne willen gibt sie sich solche Mühe!« Sie deute Wünsche an wie: »Wann werde ich mit dir eine lange Nacht hindurch unter Scherzen vereint sein?« Wenn sie an den Achseln, den Schenkeln und der Schamgegend hässliche Entstellungen irgendwelcher Art hat, lasse sie sie nicht berühren, damit er keinen Ekel bekommt. Um ihre Liebe anzudeuten, schlafe sie mit dem Gesicht ihm zugewandt. Sie wehre ihm nicht, wenn er Achseln und Scham berührt, damit sein Verlangen nach geschlechtlicher Vereinigung nicht gestört wird. Sie soll den Liebhaber merken lassen, dass sie ihn aus Liebe nicht einmal schlafen lässt.

Dies alles kann vor Zeugen und ohne Zeugen geschehen.

Der Verfasser beschreibt nun das äußerliche Treiben vor Zeugen:

Sie sehe ihn an, wenn seine Gedanken anderswo sind. Wenn sie an der Hauptstraße auf dem Dach ihres Hauses von ihm gesehen wird, schwinde ihre Verschämtheit und zugleich ihre Dreistigkeit. Gegen seinen Feind hege sie Feindschaft, gegen seinen Freund Freundschaft. Was ihn ergötzt, daran finde sie Gefallen; sie teile seine Freude und sein Leid. Sie sei neugierig, seine Frauen kennen zu lernen. Ihr Zorn sei kurz. Sogar bei den Nägel- und Zahnmalen, die sie ihm selbst beigebracht hat, argwöhne sie andere Frauen.

Sie beobachte ihn mit der Frage: »Sind seine Gedanken anderswo, aus Sehnsucht oder aus Aufregung?« Sie soll tun, was ihn ergötzt: Wenn er nicht sehr für die geschlechtliche Vereinigung schwärmt, halte sie ihn bei einer reizenden Stelle fest, damit er dort Verlangen nach Liebesgenuss bekommt. Wenn er Eifersucht zeigt, muss sie, um ihre Liebe anzudeuten, zornig werden; doch sei der

Zorn nur von kurzer Dauer, sonst könnte Abneigung daraus entstehen. Sie soll selbst Eifersucht zeigen, um damit die Innigkeit ihrer Liebe zu beweisen.

Sie spreche ihre Zuneigung nicht aus, zeige sie aber an ihrem Äußeren. Wenn sie aber berauscht ist, schläft oder krank ist, rede sie davon; ebenso bei preiswürdigen Taten des Liebhabers. Wenn er spricht, erfasse sie den Inhalt seiner Worte; wenn sie ihm zugehört hat, preise sie ihn; wo sich Gelegenheit bietet, rede sie darüber; seine Worte erwidere sie mit einer Antwort, sobald er Liebe hegt. Bei seinen Erzählungen zeige sie Interesse, außer bei denen, die die Nebenbuhlerin betreffen. Wenn er seufzt, gähnt, strauchelt oder fällt, bete sie das drohende Unheil weg. Wenn er niest, spricht oder staunt, sage sie: »Lebe!« Wenn sie schlechte Laune hat, schütze sie Krankheit oder Schwangerschaftslaunen vor. Sie rühme keinen anderen wegen seiner Vorzüge; sie tadele niemanden, der ähnliche Fehler hat. Sie behalte seine Geschenke. Bei einem unbedachten Versehen oder wenn er Kummer hat, lege sie keinen Schmuck an und nehme keine Nahrung zu sich; sie klage mit ihm. Sie lege ihm nahe, mit ihr die Gegend zu verlassen und sie von dem König loszukaufen. Wenn sie ihn hat, nenne sie ihr Leben stark. Wenn er Geld bekommt, seine Wünsche in Erfüllung gehen oder sein Körper sich nach Krankheit kräftigt, bringe sie ihrer Schutzgottheit die Spenden dar, die sie früher gelobt hat. Beständig sei sie geschmückt. Bei den Mahlzeiten sei sie mäßig. Beim Gesange erwähne sie seinen Namen und Stammbaum. Sie lege die Hand auf seine Brust und Stirn, wenn sie erschöpft ist; und wenn sie die damit verbundene Wonne empfindet, schlafe sie ein. Sie sitze und schlafe auf seinem Schoße. Wenn er sich entfernt, gehe sie mit. Sie ersehne ein Kind von ihm und wünsche, ihn nicht zu überleben.

Sie soll nicht offen sagen: »Meine Leidenschaft ist erwacht, liebe mich!« Wenn er es an ihrem Äußeren nicht merkt, stelle sie sich schlafend oder schütze Krankheit vor, um ihm zu sagen:

»Durch den Mangel an Liebesgenuss bin ich krank geworden!« Wenn er rühmenswerte Taten der Frömmigkeit vollbringt, Tempel baut, Teiche anlegt und so weiter, sage sie: »Das hast du gut gemacht!« Sie preise seine Worte: »Du hast trefflich gesprochen! Wer vermag so zu reden?« Sie erwidere seine Worte, um ihren Verstand und ihre Gewandtheit zu bekunden, doch nur, wenn er Zuneigung zeigt. Wenn sie auch die Reden eines Mannes achtet, der keine Liebe hegt, wäre das nur Grund zur Verlegenheit.

Bei seinen Erzählungen hänge sie an seinem Munde und stoße Laute wie »hm!« aus; sonst meint er, sie verachte ihn. Wenn er von Nebenbuhlerinnen spricht, zeige sie kein Interesse, um ihre Eifersucht und ihren Zorn anzudeuten. Wenn sie mit Bezug auf den Liebhaber Unangenehmes erfahren hat, und er fragt nach dem Grund ihrer schlechten Laune, sage sie: »Mich plagt mein Feind, meine langjährige Krankheit.« Sie rühme keinen anderen, sonst würde er denken, dass sie diesem gehört. Sie tadele niemanden mit ähnlichen Fehlern, weil er sonst meint, dass sie ihm auf diese Weise ihren Abscheu ausdrücken wolle. Wenn er meint, dass sie ein Versehen begangen hat, zeige sie sich traurig durch körperliche Entbehrung, indem sie sich nicht salbt oder indem sie fastet. Bei Unglück jammere sie mit ihm: »Wie hat dir Schuldlosem derlei zustoßen können?«

Sie lege ihm nahe, mit ihm aus dem Heimatland zu scheiden: »Meine Mutter ist mir feindselig gesinnt; entführe mich und bringe mich in eine andere Gegend, damit ich selbstständig leben kann!« Wenn sie dem König gehört, lege sie ihm nahe, dass er sie loskauft; denn wenn sie sich heimlich entfernte, würde sie zurückgeholt werden. Wenn er für gewöhnlich nicht zugegen ist, sage sie, sobald sie ihn bei sich hat: »Da du bei mir bist, ist mein Leben stark; sonst bin ich immer tot!«

Nicht erst wenn seine Wünsche in Erfüllung gehen, sondern schon früher gelobe sie Opfer: »Damit er Geld bekommen solle und so weiter, habe ich vor der Göttin, die diese Wünsche erfüllt, ein Gelübde getan; jetzt sind diese Wünsche erfüllt, und ich muss die Opferspende darbringen.«

Vieles Essen ist für die Hetäre ein Fehler. Auch sei das Essen fett, nicht mager, da fettfreies Essen Fieber hervorruft.

Ihre Sehnsucht nach einem Kind von ihm drücke sie aus, indem sie sagt: »Eben habe ich meine Regel gehabt, nun darfst du nicht anderswo schlafen.« Auch drücke sie aus: »Wenn ich vor ihm sterbe, bin ich beglückt.«

Sie spreche unter vier Augen nicht von seinen Angelegenheiten, die sie nicht erfahren hat. Sie verhüte, dass er Gelübde und Fasten übernimmt, indem sie sagt: »Die Sünde komme auf mich!« Ist es ihm unmöglich, so übernehme sie seine Rolle. Bei einem Streite mit ihm kennzeichne sie den Sachverhalt mit dem Worte, dass ihm dies und das unmöglich sei. Unterschiedslos betrachte sie das Seine und das Ihrige. Ohne ihn gehe sie nicht in Gesellschaften und so weiter. Sie sei preisenswert bei dem Tragen von Opferüberbleibseln und dem Genießen von Speiseüberresten. Sie rühme seine Abstammung, seinen Charakter, seine Kunstfertigkeit, seine Familie, sein Wissen, sein Aussehen, sein Vermögen, seine Heimat, seine Freunde, seine Vorzüge, sein Alter und seine Liebenswürdigkeit. Sie fordere ihn auf zu singen und so weiter, wenn er sich darauf versteht. Sie besuche ihn, ohne auf Furcht, Kälte, Hitze und Regen zu achten. Bei den Totenzeremonien sage sie: »Möge er mir beschieden sein!« Sie nehme Rücksicht auf seine Wünsche, seinen Geschmack, seine Neigung und seinen Charakter. Bei seinem Besuche habe sie beständig Streit mit ihrer Mutter. Wenn sie von der Mutter mit Gewalt anderswohin gebracht werden soll, verlange sie nach Gift, Hungertod, Dolch oder Strang. Sie beruhige den Liebhaber durch Kundschafter oder teile ihm selbst ihre Lage mit. Sie streite aber nicht über die Geldfrage und tue nichts ohne die Mutter.

Statt seiner faste sie. Wenn etwas für ihn unmöglich ist, sage sie:

»Wer es kann, mag es tun.« Das Geld, das dem Liebhaber gehört, betrachte sie wie ihr eigenes. Sie soll verlangen: »Du musst mir geben, was beim Opfer dein Kranz gewesen ist«, und: »Wenn du bei einer Einladung mich nicht mitnimmst, musst du mir bestimmt zuschicken, was du von deinem Essen übrig gelassen hast!«

Sie ersuche ihn zu singen und so weiter, wenn er sich darauf versteht. Wenn einer, der sich nicht darauf versteht, aufgefordert wird, argwöhnt er, dass man sich über ihn lustig machen will. Einer aber, der sich darauf versteht, denkt: »Sie will meine Kenntnisse loben.«

Die Totenzeremonien bedeuten, dass ein Leib nun in einer anderen als der gegenwärtigen Welt leben wird. »Auch dort möge er mein Geliebter sein!«, spreche sie.

Mit ihrer Mutter führe sie einen beständigen Streit, der ihre Zuneigung offenbaren soll: »Warum hältst du mich auf, da ich zu meinem Liebhaber gehen will?« Wenn sie von der Mutter mit Gewalt zu einem anderen Manne gebracht werden soll, zeige sie Abneigung und verlange nach einem schnell hereinbrechenden Tode mit Worten, doch nicht mit der Tat. Den Liebhaber beruhige sie durch Kundschafter, dass nicht sie die Schuld trage, sondern die Mutter. Doch ohne die Einwilligung der Mutter soll sie nicht einmal eine Mahlzeit abhalten, um zu zeigen, dass sie durchaus zu respektieren ist.

Bei einer Reise beschwöre sie ihn, dass er schnell zurückkehre. Während seiner Abwesenheit enthalte sie sich der Reinigung und verschmähe Schmucksachen; doch Glück bringender Schmuck ist zu tragen. So trage sie zum Beispiel ein einziges Muschelarmband. Sie gedenke der Vergangenheit. Sie besuche Wahrsagerinnen und beachte nächtliche Stimmen. Sie beneide die Sterne, Mond, Sonne und Planeten. Wenn sie einen Glück verheißenden Traum hat, rufe sie: »Möge mir seine Ankunft beschieden sein!« Bei ungünstigem Traum sei sie verstört und suche ihn unschädlich zu machen. Wenn er zurückgekehrt ist, bete sie zu dem Liebesgott, vollbringe Spenden für die Götter, lasse durch Freundinnen das Freudengeschenk bringen und er verehre die Krähen. So geschieht es auch nach der ersten Vereinigung, jedoch mit Ausnahme der Krähenvereinigung. Dem Hingegebenen gelobe sie Treue bis in den Tod.

Wenn sie während seiner Abwesenheit den Körper nicht pflegt, ist das ohne Zeugen doch nutzlos? Nein, da es vor den Augen der Leute geschieht, ist es eben von Nutzen! Was über das Verhalten während der Reise des Mannes früher gesagt worden ist, gilt für eine Frau von guter Herkunft, aber es bezieht sich auch auf die Hetäre.

Sie merke auf das erste Wort in der Nacht, um Glück oder Unglück danach zu deuten. Danach gehe sie auf die Straßen und Plätze. Sie beneide die Sternbilder und so weiter, da sie von dem abwesenden Liebhaber gesehen werden: »Ich bin unselig, da er mich nicht ansieht!« Wenn sie einen schönen Traum gehabt hat, erzähle sie ihn am Morgen in Gegenwart ihrer Leute und rufe aus: »Weg mit allem anderen, möge er zu mir kommen!« Ob der Liebhaber, der in einem fernen Lande weilt, einen Wunsch erfüllt sieht, dessen sei sie gewiss durch diese oder jene Träume. Wenn sie nach einem ungünstigen Traum fragt: »Ist ihm etwas Unerwünschtes beschieden?«, suche sie diesen Traum unschädlich zu machen, indem sie einen Brahmanen kommen lässt.

III. KAPITEL

53. Die Mittel für den Erwerb von Vermögen

Einem Liebhaber kann man auf zweierlei Art Geld entlocken: Durch natürliche, gesetzliche Mittel oder durch List und Schlauheit.

Nun gibt der Verfasser die Mittel an, durch die sie dem Liebhaber Geld entlocken kann, ohne dass dieser es merkt:

Man erbitte Geld, um angeblich Schmucksachen, festliche Kleidung, Nahrung, Getränke, Kränze, Kleider, Wohlgerüche und Ähnliches zu kaufen. Sie preise seine Wohlhabenheit in seiner Gegenwart; sie gebe vor, anlässlich von Gelübden, Gärten, Göttertempel, Teiche, Lusthaine anlegen zu müssen. Sie behaupte, ihr Schmuck sei durch die Wächter oder durch Diebe gelegentlich eines Liebesbesuches bei ihm gestohlen worden. Sie informiere ihn durch andere über ihre Kosten für die Liebesbesuche bei ihm und dass sie seinetwillen Schulden gemacht habe. Sie bleibe von Veranstaltungen der Freunde fern, da sie keine Gegengaben zu bieten habe. Sie beauftrage Künstler und Handwerker mit Arbeiten für den Liebhaber; sie unterstütze dienstbereite Freunde im Unglück. Weitere Vorwände Geld zu erlangen sind: Ausstattung des Sohnes einer Freundin; Schwangerschaftsgelüste; Krankheit; Beseitigung des Unglücks eines Freundes; Verkauf eines Teiles ihrer Schmucksachen zum Besten des Liebhabers; Verkaufsangebot der besten Schmucksachen, Geräte und Geschirre an einen Kaufmann. Offene Ablehnung früherer Bewerber, die sich mit außerordentlichen Geldern wieder bemühen; Hinweis auf seine freigebigen Nebenbuhler: Das sind die Mittel für den Erwerb von Vermögen.

Backwerk, fertige und unfertige Reisspeisen, Schnaps und so weiter, dazu Kleider von Fellen, Früchten, Seidenraupen und Federn; Sandel, gewundene Blumen, Betel, Arekanüsse, Tiere und Geräte aller Art sind zur echten Zeit bei den Kaufleuten zu beschaffen, indem sie den vollen Preis zahlt. Sie fordere Geld, indem sie sagt: »Am kommenden Achten habe ich ein Gelübde, dabei brauche ich es.« Oder: »Ich habe einen Baum gepflanzt, dessen Richtfest steht bevor!« Oder: »Ich will einen Garten von Mangofrüchten anlegen!« Oder: »Ich muss die Zeremonie der Ohrendurchbohrung vornehmen.« Ein Göttertempel ist zu errichten, ein Teich zu graben oder einzuweihen. »Ein Fest wird übermorgen stattfinden, dabei brauche ich es.« Oder: »Da ist ein lieber Besuch gekommen, dem muss ich eine Liebesgabe spenden!« Derlei schütze sie vor.

Gelegentlich eines Liebesbesuches soll ihr von befreundeten Polizeidienern oder von Dieben, die im Einverständnis mit ihr handeln, ihr Schmuck entwendet werden, damit der Liebhaber, wenn er sie betrübt sieht, ihr einen neuen Schmuck schenkt. – Angeblich ist Feuer ausgebrochen, so wird sie ihren Verlust ankündigen. Nicht aber darf sie selbst Feuer legen, weil dabei sündhafterweise viele lebende Wesen untergehen könnten. Wenn sie von anderen Schmucksachen aus irgendeinem Grunde geborgt hat, oder wenn der Liebhaber seinen Schmuck bei ihr niedergelegt hat, verkünde sie, dass diese durch Brand und so weiter verloren gegangen sind. Dann gibt er notgedrungen Geld her; nach seinen eigenen Schmucksachen fragt er nicht. Durch die ersten Diener, die der Liebhaber abgeschickt hat, lasse sie in seiner Gegenwart auf übertriebene Weise den Aufwand schildern, der ihr durch ihn erwächst. »Warum machst du Schulden? Wie willst du sie wieder bereinigen?« So rede ihre Mutter, und sie selbst antworte: »Was habe ich mit dir zu schaffen? Ich werde mich selbst verkaufen und davon die Schulden tilgen!« Wenn der Liebhaber derlei sieht, spendet er sicherlich. Wenn Freunde des Liebhabers ein Fest geben, sage sie: »Trotz der Einladung gehe ich nicht hin, ich habe keine Geschenke zum Entgelt.« Sie hole Gaben hervor, die sie früher bekommen hat. Dies soll sie erwähnen, bevor das Fest stattfindet. Wenn sie nämlich vorher bittet, gibt er zur Festzeit; gibt er nichts, geht sie sicherlich nicht hin. Sie soll die tägliche Körperpflege unterlassen, damit er in dem Gedanken spendet: Jetzt spart sie sogar daran! Sie soll sagen: »Dieser vorzügliche Handwerker verlangt für seine Arbeit viel, das habe ich nicht. Wenn du spenden willst, kann die Arbeit ausgeführt werden, sonst muss ich sie sein lassen.« Ärzte sollen bei einer Dienstleistung den Liebhaber unter dem Vorwand von Arzneien zum Spenden bringen; und ein hoher Beamter, der einen Dienst erwiesen hat, bringt ihn, selbst wenn er keine Lust zum Geben hat, mit Gewalt dazu.

Bei der Ausstattung des Sohnes einer Freundin ist sinngemäß auch an das erste Speisen eines Kindes mit Reis oder an die Zeremonie des Scheitelziehens zu denken. Eine unerwartet aufgetretene Krankheit ist zu heucheln. Sie sage: »Durch den Tod des Sohnes eines Freundes bin ich unglücklich geworden; das muss ich lindern.«

Sie soll einen Teil ihrer Schmucksachen aussuchen und in seiner Gegenwart verkaufen, damit er denkt: »Sie verkauft es zu meinem Besten«, und Geld hergibt. Wenn sie mit anderen Hetären gleiche Geräte tauscht, nehme sie, damit nicht wieder eine Verwechslung geschieht, ein an Größe und Aussehen ausgezeichnetes, von dem anderen abstechendes Gerät in Gegenwart des Liebhabers aus der Hand eines Kaufmanns, damit dieser es kauft und Geld hergibt. Gewöhnlich borgen sich Hetären vom gleichen Rang bei besonderen Veranlassungen gegenseitig Hausgerät.

Sie soll ihre Dienste preisen mit dem Gedanken: Meine Leistungen hier sind nicht umsonst. Sie soll den Liebhaber durch Mittelsleute wissen lassen, dass der Gewinn anderer Hetären dem ihren ungleich ist: »Aus deiner Gegend hat die Visnumitrá dies viel Bedeutendere bekommen!« Ihren eigenen Gewinn sonst soll sie rühmen, auch wenn er nur erdichtet ist, damit er verlegen wird und Geld hergibt. Wenn Bewerber, die früher mit ihr gelebt haben und zu Grunde gerichtet worden sind, sich wieder mit hohen Spenden bemühen, soll sie sie offen ablehnen, damit er davon hört und denkt: »Sie ist mir zugetan!« und Geld hergibt. Durch Boten soll sie andeuten lassen, dass er nicht allein um sie wirbt, damit er mit vollen Händen gibt. Diese Mittel für den Erwerb von Vermögen sind je nach Ort, Zeit und Gelegenheit anzuwenden.

54. Das Erkennen der Gleichgültigkeit

Wie die Hetäre von dem Liebhaber Geld bekommt, ist besprochen worden; wie aber soll sie sich einem gleichgültigen Liebhaber gegenüber verhalten? Zunächst nennt der Verfasser die Merkmale des Gleichgültigen:

Den Gleichgültigen erkenne sie stets an der Veränderung seines Wesens und dem Aussehen seines Gesichtes.

Er gibt nun zu wenig oder zu viel; er hat Beziehungen zu den Gegnern; er sagt das eine und tut etwas anderes; er vernachlässigt seine Verpflichtungen; er vergisst sein Versprechen oder führt es anders aus; er spricht mit seinen Leuten durch Zeichen; er schläft anderswo, indem er Bemühungen für einen Freund vorschützt; er verhandelt mit der Dienerschaft einer Hetäre, mit der er früher gelebt hat.

Nun gibt der Verfasser das Verfahren einem Mann gegenüber an, der als gleichgültig erkannt ist:

Bevor er es merkt, bringe sie unter einem Vorwande seine wertvollen Sachen in ihre Gewalt. Ihr nehme sie ein Gläubiger mit Gewalt aus der Hand. Wenn er sich widersetzt, verhandele der Gläubiger vor Gericht mit ihm. Dies ist das Erkennen der Gleichgültigkeit.

Dies soll sie tun, ehe er einsieht, dass sie ihn als Gleichgültigen durchschaut hat; sonst würde er auf Gegenmaßregeln sinnen. Im Einverständnis mit ihr nehme ein »Gläubiger« ihr, indem er sie demütigt, diese Sachen aus der Hand; später bekommt sie von ihm die Sachen des Liebhabers wieder. Wenn der Liebhaber Streit anfängt und sagt: »Das gehört mir, was nimmst du da weg?«, soll der Gläubiger vor dem Richter mit ihm verhandeln. Wenn sich der Liebhaber aber nicht widersetzt, ist die Sache geglückt.

55. Wie man einen Liebhaber los wird

Einen Gleichgültigen braucht man nicht fortzujagen, da er sich selbst entfernt. Wer aber nun aus Liebe nicht freiwillig geht, gegen den wird nun das Verfahren beim Fortjagen beschrieben. Da ist denn das erste Mittel, dass er nicht beachtet wird. So sagt der Verfasser:

Einen Liebhaber, der zwar früher dienstbereit gewesen ist, aber nun nur noch wenig Gewinn bringt, umgebe sie mit Übeltaten. Einen aber, der nichts mehr hat, entferne sie ohne Umstände auf listige Weise, indem sie sich auf einen anderen stützt.

Einen, der ihr früher viele Dienste erwiesen hat, nun aber eine andere liebt, jage sie nicht gleich fort; einen aber, der nichts mehr hat, entferne sie rasch. Wenn man einwendet: »Mag es auch immerhin so sein; aber soll das geschehen, ohne vorher die gegenwärtige Lage zu bedenken?«, so antwortet der Verfasser: ohne Besinnen. Wenn man einwendet: »Wie darf sie ihn wohl fortjagen, da er ihr Wollust und Gewinn gebracht hat?«, sagt der Verfasser: indem sie sich auf einen anderen stützt, von dem sie nun beides bekommt. Wenn noch Genuss vorhanden ist, wird ein hingegebener Liebhaber nicht fortgejagt.

Die Mittel, um den Liebhaber fortzujagen, sind offene oder versteckte. Über die Ersten sagt der Verfasser:

Sie soll tun, was ihm unerwünscht ist; wiederholt tun, was er tadelt; die Lippen zusammenkneifen, mit dem Fuß auf den Boden stampfen; unbekannte Dinge erzählen; bei Sachen, die ihm bekannt sind, Mangel an Interesse zeigen und ihn schmähen; seinen Stolz demütigen; mit Leuten verkehren, die ihm überlegen sind; ihn missachten; jene tadeln, die die gleichen Fehler haben wie er; an einsamen Orten verweilen.

Sie soll so handeln, dass er sich von ihr abwendet mit der Überzeugung: Früher handelte sie nach meinem Willen; jetzt aber ist sie mir aus irgendeinem Grund abgeneigt.« Wenn er Grasschneiden, Lehmkneten und so weiter verabscheut, soll sie es immer wieder treiben, damit er merkt, dass sie ihm Ärger zu bereiten trachtet. Sie soll mit dem Zusammenkneifen der Lippen und mit dem Stampfen auf den Boden ihren ständigen Zorn andeuten. Sie soll sich mit dem Liebhaber über Dinge unterhalten, von denen er keine Kenntnis hat, damit er vor den Leuten beschämt wird. Bei Dingen, die ihm bekannt sind, zeige sie Mangel an Interesse, um ihre Abneigung anzudeuten, und sie schmähe ihn, dass er schlecht erzogen sei. Sie verkehre mit Leuten, die ihm überlegen sind, damit er aus Furcht vor diesen fernbleibt. Überhaupt zeige sie, dass sie auf ihn keine Rücksicht mehr nimmt.

Nun sagt der Verfasser mit Bezug auf den Liebesgenuss:

Während des Liebesgenusses zeige sie Unruhe; verweigere ihm den Mund; verhülle die Scham; verabscheue die Nägel- und Zahnwunden; verhindere die Umarmung; halte ihre Gliedmaßen unbeweglich; kreuze die Schenkel; verlange nach Schlaf; fordere ihn heraus, wenn sie merkt, dass er ermattet ist; lache, wenn er unfähig ist; wenn er fähig ist, mangele es ihr an Entzücken, und dies auch am Tage; wenn sie seine Neigung bemerkt, schütze sie den Besuch großer Gesellschaften vor.

Sie dulde nicht, dass er ihren Mund küsst. Sogar eine bloße Berührung der Scham ist nicht zu dulden. Sie kreuze die Arme und lege sie auf ihre Schultern; durch diese »Nadel« verhindert sie seine Umarmung. Wenn er den Penis einführen will, lege sie die Schenkel übereinander, um dies zu vereiteln. Sie soll den Ermatteten antreiben, den Koitus auszuführen, und ihm nicht durch die Ausübung des vertauschten Liebesgenusses beispringen. Wenn er unfähig ist, soll sie lachen und ihn mit der Ferse stoßen, damit er Abneigung empfindet. Selbst wenn er fähig ist, soll sie ihren Ekel ausdrücken. Das gilt auch am Tage, denn es gibt manchen geilen Kerl, der sogar am Tage, wo es doch verboten ist, den Koitus ausführt. Wenn sie an Gebärden und Äußerem sein Verlangen nach geschlechtlicher Vereinigung bemerkt, soll sie, angeblich zum Besuch großer Gesellschaften, das Schlafgemach verlassen, um seine Befriedigung zu verhindern.

Mit Bezug auf die Unterhaltung sagt der Verfasser:

Beim Sprechen soll sie die Worte verdrehen; wo es nichts zu lachen gibt, soll sie lachen; wo es etwas zu lachen gibt, soll sie aus einem anderen Grunde lachen; während er spricht, soll sie die Dienerschaft von der Seite anblicken und anstoßen; sie soll seine Erzählung unterbrechen und eine andere beginnen; sie soll seine Versehen erwähnen und die Beschäftigungen, die er nicht unterlassen kann; sie soll durch eine Dienerin seine schwachen Seiten bereden lassen; wenn er kommt, soll sie ihn nicht ansehen; sie soll um Dinge bitten, um die man sonst nicht bittet. Schließlich wird er von selbst davongehen.

Wenn er durch diese Mittel zur Erkenntnis gekommen ist, dass er sich entfernen sollte, gibt es zwei Mittel, die bewirken, dass er nicht wiederkommt: Sooft er kommt, zeige sie sich nicht; wenn er sie aber zu sehen bekommt, verlange sie etwas, was man nicht verlangen darf. Durch solche Mittel wird er gewöhnlich abgewehrt.

IV. KAPITEL

56. Die Wiederaufnahme eines früheren Liebhabers

Wenn die Hetäre den gegenwärtigen Liebhaber aufgibt, nachdem sie ihn ausgesogen hat, soll sie sich mit dem vereinigen, mit dem sie früher gelebt hat.

Wenn man einwendet: Was soll die Vereinigung mit einem ruinierten Liebhaber, den sie früher wie ausgepressten Lack weggeworfen hat?, so sagt der Verfasser: Wenn er Vermögen besitzt, weil er wieder zu Geld gekommen ist, und Zuneigung zeigt, dann soll sie sich mit ihm vereinigen.

Denn wenn er abgeneigt ist, würde er unter Beleidigungen sagen: »Obwohl ich alles Mögliche gegeben habe, um ihr Vertrauen zu gewinnen, hat sie mich doch fortgejagt!« Für den Fall, dass er mit ihr nicht mehr vertraut ist, gibt der Verfasser besondere Regeln an:

Wenn er anderswohin gegangen ist, ist er zu prüfen, und zwar nach einem Sachbestand von sechsfacher Art:

Ob er von hier selbst weggegangen und auch von dort selbst weggegangen; ob er von hier und dort fortgejagt; ob er von hier selbst weggegangen und dort geblieben; ob er von hier fortgejagt und von dort selbst weggegangen; ob er von hier fortgejagt und dort geblieben ist.

Je nachdem liegt die Schuld an ihm oder an der Wohnung. Darauf gibt der Verfasser für diese Fälle an, ob die Verbindung einzugehen ist oder nicht:

Wenn einer, der von hier und dort selbst weggegangen ist, auch flehentlich bittet, so ist die Vereinigung mit ihm doch zu meiden, da er ein Verächter der Vorzüge beider Hetären ist und einen unsteten Sinn hat.

Auch wenn er wieder aufgenommen würde, wäre er doch nicht treu, und so steht von seinem Gelde nichts zu erwarten.

Einer, der von hier und dort fortgejagt ist, besitzt einen steten Sinn. Wenn er von einer Hetäre, die von anderer Seite viel bekommt, fortgejagt worden ist, obwohl er begütert ist, so ist die Verbindung mit ihm einzugehen in der Überzeugung: »Über jene empört, wird er mir aus Unmut gegen sie mehr geben.«

Wenn er wegen seiner Mittellosigkeit oder wegen seiner Knausrigkeit aufgegeben worden ist, taugt er nichts.

Wenn einer, der von hier selbst weggegangen und von dort fortgejagt ist, sich zu Anfang übermäßig gibt, so ist er aufzunehmen. Das gilt, solange die wirkliche fleischliche Vereinigung währt; denn wenn er gesättigt ist, erfolgt ja seine Entfernung von selbst.

Einer, der selbst weggegangen und dort geblieben ist, muss, wenn er flehentlich bittet, geprüft werden.

Sie soll sich fragen: »Was will er leisten, dass er so bettelt?« Dazu nennt der Verfasser einen Fall, in dem die Verbindung eingegangen werden soll:

»Er ist dorthin gegangen, weil er nach etwas Besonderem verlangte, aber da er das Besondere nicht bekommen hat, wünscht er zu mir zu kommen, um mich zu ergründen. Also wird er, wenn er gekommen ist, in seiner Leidenschaft spenden. Oder wenn er bei ihr Fehler bemerkt hat und nun bei mir die vorzüglichsten Tugenden sieht, wird dieser Kenner der Tugenden ganz vorzüglich spenden.«

Er hat bei der anderen das Besondere im Beischlaf nicht gefunden, da sie nicht erfahren war. Jetzt wünscht er die frühere Geliebte von neuem zu ergründen. Wenn er Vorzüge findet, wird er sehr reichlich geben.

Nun nennt der Verfasser den Fall, in dem eine solche Verbindung nicht eingegangen werden soll:

Wenn sie merkt, dass er wie ein Kind ist, dass er seine Blicke nicht auf einen einzigen Punkt richtet, oder dass er gern betrügt, oder dass seine Neigung so lange hält wie die Farbe der Gelbwurz, oder dass er alles Mögliche treibt, so gehe sie mit ihm eine Verbindung ein oder nicht.

Wenn seine Neigung nicht lange hält, soll sie fragen: »Was wird er mir, einmal abgekühlt, geben, da er dort nach der Abkühlung so außerordentliches Verlangen hegte, sich zu entfernen?« Wenn er alles Mögliche treibt, muss sie denken, dass er auch Unheil anrichten könnte! Je nach ihrem Urteil darüber gehe sie eine Verbindung ein oder nicht.

Wenn einer, der von hier fortgejagt und von dort selbst gegangen ist, flehentlich bittet, so ist er zu prüfen: »Will er aus Zuneigung kommen, so wird er viel geben. Der bei der anderen keine Befriedigung findet, wird durch meine Vorzüge gewonnen.«

V. KAPITEL

57. Die verschiedenen Arten des Gewinns

Es gibt drei Arten von Hetären: Sie haben nur einen Mann oder mehrere Männer oder keinen Mann fest. Für die erste Art ist der Gelderwerb beschrieben worden; für die zweite wird der Verfasser ihn noch nennen; für die dritte Art der Hetären, die – ohne einen bestimmten Mann zu haben – von mehreren nehmen, werden nun verschiedene Arten des Gewinns behandelt. Der Verfasser nennt zunächst den Grund, weshalb die Hetäre dieser Art keinen bestimmten Mann hat:

Bei zahlreichen Besuchern und wenn sie alle Tage viel einnimmt, soll die Hetäre keinen einzelnen Mann festhalten.

Wenn viele Besucher kommen, nimmt sie von ihnen infolge ihres Wetteifers viel ein. Indem sie jeden einzeln befriedigt, soll sie an dem betreffenden Tage immer nur *einen* festhalten. Der gibt nämlich dann viel, aber er gibt nicht alle Tage. Mancher, der beständig da ist, dürfte nur sehr wenig geben. Wenn sie den festhielte, müsste sie damit rechnen, dass auch die anderen nur so viel geben würden.

Unter Rücksichtnahme auf den Ort, die Zeit, die Stelle, ihre eigenen Vorzüge und die Beliebtheit sowie darauf, ob sie mehr oder weniger ist als die anderen, setze sie den Preis für eine Nacht fest.

Der Ort kann günstig sein oder nicht. Die beste Zeit ist, wenn sich das Liebesverlangen in voller Kraft entfaltet. Zu bedenken ist die Stätte des Genusses: Wer sich zum Beispiel des Unterleibes bedient, zahlt einfach; wer auch den Oberkörper benutzt, das doppelte. Sie richten sich danach, ob Schönheit, Gewandtheit und Beliebtheit vorhanden sind oder nicht und nach ihrer Stellung und ihrem Stolz im Verhältnis zu anderen Hetären. Wenn der Besucher mit dem Preis, den sie so festgesetzt hat, zufrieden ist, was er durch Zusendung von Boten bekundet, dann ist die Sache abgemacht.

Sie schicke auch Boten zu dem Besucher, und zwar sende sie solche, die mit ihm bekannt sind.

Durch die Boten wird die fleischliche Vereinigung mit dem Besucher und der Preis für die Nacht verabredet. Was sie über diesen festgesetzten Preis hinaus durch seine Verliebtheit gewinnen kann, das ist außerordentlicher Gewinn. Wenn sie solchen Gewinn bekommt, ist das Glück; wenn nicht, so sagt der Verfasser:

Zwei-, drei-, ja wohl viermal gehe sie zu einem Einzigen, um einen außerordentlichen Gewinn zu erhaschen, und halte ihn fest.

Wenn viele Besucher auf einmal auftreten und der eine Gold, der andere etwas Gleichwertiges bietet, so zieht sie den vor, der das spendet, wonach sie gerade verlangt, lautet die Ansicht der Meister.

Vátsyáyana sagt, der Vorzug gebührt dem, der Gold spendet: da es nicht wieder zurückgeholt werden und sie alle Dinge damit bezahlen kann.

Anders als Gewänder und so weiter, die ein Liebhaber gespendet hat, wird Geld nicht zurückgefordert, und sie kann ihre Sachen wie Schmuck und andere Dinge damit bezahlen.

Wenn die Liebhaber zu Anfang Sachen spenden, die an Schönheit und Wert gleich sind, muss der Rat eines Freundes befolgt werden, oder sie muss sich danach richten, ob ihr eines der Dinge gerade fehlt, oder sie bedenkt ihre Liebe zu dem Liebhaber und die seine zu ihr.

Zwischen einem Verliebten und einem Freigiebigen gebührt

aber der Vorrang offenbar dem Freigiebigen, sagen die Meister. Nein! Denn es ist möglich, einem Verliebten Freigiebigkeit beizubringen. Denn selbst ein Geiziger spendet, wenn er verliebt ist. Aber kein Freigiebiger wird durch bloße Beharrlichkeit verliebt, sagt Vátsyáyana.

Ein Mann, der bei einer Gelegenheit die Interessen der Liebhaberin gefördert hat, denkt bei sich: »Was brauche ich noch weiter zu tun?« Doch der Freigiebige denkt nicht: »Ich habe ihr schon gegeben, ich gebe nichts mehr«, da die Freigiebigkeit seine Art ist.

Hier wird der Vorrang bestimmt je nach den Aussichten. Zwischen einem Dankbaren und einem Freigiebigen gebührt der Vorrang offenbar dem Freigiebigen. So lehren die Meister.

Selbst wenn er lange umworben worden ist, beachtet ein Freigiebiger vergangene Mühe nicht, sobald er einen einzigen Fehler bemerkt hat oder von einer anderen Hetäre grundlos geschmäht worden ist. Gewöhnlich sind Freigiebige nämlich würdevoll, geradeaus und ohne Bedenken. Ein Dankbarer aber, der früherer Mühsale gedenkt, wird nicht mit einem Male abgeneigt; und da sein Charakter geprüft worden ist, wird er auch nicht grundlos geschmäht. So lehrt Vátsyáyana.

Es gibt verschiedene Arten von Hetären: Kurtisanen; solche, die von der Schönheit leben; und Wasserträgerinnen. Jede einzelne Art kann man wiederum in drei Klassen einteilen: ausgezeichnete, mittelmäßige oder gewöhnliche.

Die höchsten Kurtisanen sind mit Schönheit und anderen Vorzügen einer Liebhaberin ausgezeichnet, wie der Kenntnis der Künste und so weiter; die mittelmäßigen und die gewöhnlichen besitzen diese Vorzüge nur zu einem Viertel oder Achtel.

Schmuck an allen Gliedern zu tragen, das Haus prächtig zu gestalten, den Haushalt Durch wertvolles Gerät und Dienerschaft glänzend auszustatten: Dazu dient der außerordentliche Gewinn derer, die von der Schönheit leben.

Bei diesen Hetären ist die Schönheit die Hauptsache, auch wenn sie noch andere Vorzüge haben. Bei den mittelmäßigen und gewöhnlichen dieser Art sind Schönheit und Vorzüge je nachdem nur zu einem Viertel oder zur Hälfte vorhanden.

Zum Kauf weißer Kleidung, zur Vertreibung des Hungers mit Speise und Trank, zur beständigen Anwendung von Wohlgerüchen, zum Kauf von Betel, Schmuck und Ähnlichem dient der außerordentliche Gewinn der Wasserträgerinnen.

Vátsyáyana sagt: Je nach Ort, Zeit, Vermögen, Kraft, Leidenschaft und Gepflogenheit der Leute schwankt der Gewinn.

So wird ohne Rücksicht auf besondere Gründe bisweilen auch ein sehr geringer Gewinn mitgenommen; bisweilen gar keiner erzielt; bisweilen in der Gegenwart, bisweilen erst in der Zukunft. So sagt der Verfasser:

In dem Wunsch, einen Besucher von anderswo fern zu halten; oder weil sie einen Mann, der einer anderen anhängt, ihr entreißen will; oder in der Meinung, dass sie durch den Verkehr mit einem Mann, der sonst zu den unerwünschten Besuchern gehört, Stellung, Wohlfahrt, Aussichten und reiche Besucher bekommen werde; oder in dem Wunsch, einen Mann für die Abwehr von Missgeschick als Beistand zu gewinnen; oder in dem Verlangen, einen anderen anhänglichen Mann zu beleidigen, dessen früher geleistete Dienste sie nun gleichsam als nicht geschehen ansieht; oder wenn sie bloß nach Liebe verlangt, dann soll die Hetäre von einem, der Liebes im Sinn trägt, sogar einen kleinen Gewinn annehmen.

Sie nehme den kleinen Gewinn nicht an, wenn sie sich mit ihm eingelassen hat im Verlangen nach Chancen und der Wunsch, Missgeschick abzuwehren, nicht so bedeutend ist.

Wenn sie meint: Ich werde ihn aufgeben und anderweitig eine Verbindung eingehen; er wird sich entfernen; er wird sich mit seinen Frauen vereinigen; er wird das Missgeschick verwinden; sein Vorgesetzter, Herr oder Vater, der ihn lenkt, wird kommen; er wird seine Stellung einbüßen; er ist unbeständig: Dann verlange sie von ihm in der Gegenwart Gewinn.

Sie mag eine andere Verbindung eingehen wollen, die für sie mehr Wert hat. Wenn er seine Frau wieder aufgenommen hat, was soll er dann noch geben? Wenn sein Herr und so weiter kommt und er also nicht mehr selbstständig ist, wie kann er dann noch spenden? Ein Unbeständiger gibt selbst dann nichts, wenn er es versprochen hat.

Er wird die Gunstbezeugung erhalten, die ihm der Herrscher versprochen; er wird ein Amt oder eine Anstellung bekommen; die Zeit ist nahe, wo er seinen Lebensunterhalt hat; seine Wagen und Schiffe werden eintreffen; seine Pacht oder seine Ernte ist in Aussicht; was man für ihn tut, ist nicht verloren; er bleibt stets bei seinem Wort: Bei solchen Chancen verlange sie nach ihm oder lebe wie eine einzige Gattin mit ihm.

Wenn er vom Fürsten mühelos Geld, ein Amt oder eine Stellung bekommt, wo er den Herrn spielen kann, dann wird er auch spenden. Ebenso ist es, wenn seine Geschäfte als Kaufmann oder die Landwirtschaft, die er betreibt, Aussichten bieten. Es gibt hier einige Verse: Männer, die nur mit Mühe in den Besitz von Vermögen kommen, und solche, die als Günstlinge des Königs hartherzig sind, lasse sie in Gegenwart und Zukunft weit abseits liegen.

Männer, die zu meiden Unheil bringt, deren Besuch aber Wohlfahrt, die fange sie selbst unter Mühen und nähere sich ihnen unter irgendeinem Vorwand.

Freigiebige und Leute von großer Energie, die, freundlich gestimmt, sogar aus geringem Anlass unzählige Dinge hingeben, besuche sie sogar unter eigenen Unkosten.

Die Größe der Energie bekundet sich im Heldentum und so weiter. Solche Männer geben selbst bei geringen Hetären viel Geld hin. Sie soll sie sogar unter Ehrenbezeigungen, die Unkosten bereiten, aufsuchen.

SIEBENTER TEIL

Die Upanisad (Geheimlehre)

I. KAPITEL

58. Das Bezaubern der Frauen

Das Lehrbuch der Liebe ist abgeschlossen; wer nun aber nach den dort genannten Regeln das erwünschte Ziel nicht erreicht, der halte sich an diese Upanisad.

Schönheit, Vorzüge, Jugend und Freigiebigkeit bewirken das Bezaubern.

Die Schönheit wird durch tägliches Baden und die sonstigen Mittel der Körperpflege vergrößert. Jugend hilft alles erreichen; ein Graukopf hat gerade bei den Frauen kein Ansehen. Wenn er jedoch zu Hilfsmitteln, wie zum Beispiel zum Haarfärben, Zuflucht nimmt; erregt er keinen Abscheu mehr. Die Hauptsache ist die Freigiebigkeit: Ein Hässlicher, ein Mann ohne Vorzüge und ein Alter werden von allen aufgesucht, wenn sie nur freigebig sind.

Bezaubernd wirkt eine Salbe aus Tabernaemontana coronaria (Gehölze mit wohlriechenden Blüten), Costus und Flacourtia cataphracta-Blättern (Pflanze mit pflaumenähnlichen Früchten). Ebenso der Ruß, den man aus diesen Dingen in einem Menschenschädel bereitet, nachdem man sie gut zerrieben und den Lampendocht mit Terminalia bellerica bestrichen hat; die Mischung wird als Augensalbe verwendet. Eine bezaubernde Salbe ergibt das Sesamöl, das man mit den Wurzeln von Boerhavia procumbens, Sida cordifalia, Ichnocarpus frutescens, gelbem Amarant und den (inneren) Blättern von blauem Lotos zubereitet. Das gilt auch für damit versehene Kränze. Wer ein Pulver aus Staubfäden von getrocknetem Nelumbium speciosum (indische Seerose, blauem Lotos und Mesua Roxburghii mit Honig und zerlassener Butter schluckt, der wird verführerisch.

Dieses Pulver ist ein Laxiermittel; es wirkt aber erst nach einem Monat.

Man trage das Auge eines Pfaus oder einer Hyäne, mit Gold bestrichen, in der rechten Hand; das wirkt bezaubernd. Auch trage man ein Brustbeeren- und ein Muschel-Amulett.

Der Schwanz des Pfaus darf nicht zerzaust sein. Die Hyäne muss brünstig sein; ihre Brunst fällt in die heiße Jahreszeit. Es kann das rechte oder linke Auge sein. Das Brustbeeren-Amulett ist eine Kugel, die man aus der oberen zarten Wurzel des badara-Baumes (Zizyphus lujuba) herstellt. Das Muschel-Amulett soll aus einer von links nach rechts gewundenen sankhanábhi-Muschel hergestellt sein.

Eine Kurtisane halte ihre Tochter, die das jugendliche Alter erreicht hat, in sicherem Gewahrsam, mit der Bestimmung, dass der Beste unter den Liebhabern, die sie dem Wissen, dem Charakter und der Schönheit des Mädchens entsprechend versammelt hat, ihre Hand bekommen solle, wenn er das und das gebe. Auch ohne Wissen der Mutter ergötze sich das Mädchen fleißig mit den reichen Söhnen der Lebemänner. Mit ihnen treffe sie sich beim Unterricht in den Künsten, in der Konzerthalle, im Hause einer Bettelnonne und sonst wo. Diese Männer lasse die Mutter, wenn sie wie vorgeschrieben zahlen, die Hand der Tochter ergreifen. Wenn sie aber einstweilen das ausbedungene Geld nicht bekommt, tue sie es von ihrem eigenen Teil dazu und sage der Tochter, dass jener dies gespendet habe. Oder, wenn die Tochter sich heimlich mit jenem verbunden hat, wobei die Mutter sich unwissend stellt, melde sie es vor den Richtern, die ihr bekannt sind.

Die Mutter stellt sich unwissend, um anzudeuten, dass sie den intimen Verkehr nicht gebilligt hat.

Wenn aber die Tochter mit Unterstützung einer Freundin oder

Sklavin den Mädchenstand verlassen, das Lehrbuch der Liebe erfasst hat und in den Kniffen, die nur durch Übung zu erlernen sind, vorgeschritten ist, entlassen die Kurtisanen sie in vorgeschrittenem Alter und Glück. Das ist zunächst das passende Verhalten.

Die Ehe dauert ein Jahr ohne Untreue; danach sei die junge Hetäre frei in der Liebe. Wird sie aber nach Ablauf eines Jahres von dem Gatten eingeladen, so gehe sie für die betreffende Nacht sogar unter Verzicht auf Gewinn von anderen Männern zu ihm. Das sind die Regeln für die Verheiratung der Hetären und die Mehrung der Beliebtheit.

59. Das Gewinnen

Wenn man den Penis mit einem Pulver von Datura alba, Pfefferstaude und Piper longum, mit Honig vermischt, bestreicht, so wirkt das gewinnend. Auch das Bestreuen mit dem Pulver von Blättern, die vom Winde fortgeweht werden, mit Totenkranzüberresten und mayúra-Knochen wirkt anziehend.

Ein fortgewehtes Blatt muss mit der linken Hand gehascht werden. Die Überreste müssen von einem Kranz stammen, der auf der Brust des Toten gelegen hat. Das Pulver aus mayúra-Knochen streut man Männern auf den Kopf, Frauen auf die Füße.

Teile von Euphorbia antiquorum in Stücke zerschnitten, mit Pulver aus rotem Arsenik und Schwefel vermischt, siebenmal getrocknet und fein verrieben: Damit und mit Honig den Penis zu bestreichen, wirkt gewinnend. Wenn man eben damit nachts Rauch erzeugt, sieht man den Mond, durch diesen Rauch verhüllt, golden. Wenn man das Pulver aus diesen Sachen mit Affenkot (von einem Affen mit rotem Gesicht) vermischt und damit irgendein Mädchen bestreut, wird es keinem anderen gegeben.

Stückchen der vacá-Wurzel mit dem Öl vom Mangobaum bestrichen, berge man in einem Ast des Dalbergia Sisoo-Baumes, den man ausgehöhlt hat; nach sechs Monaten herausgenommen, gibt das die bei den Göttern hochgeschützte Salbe, die man für gewinnend hält.

(Es muss aber die Wurzel einer weißen vacá sein, und man muss sie an einem bestimmten Sonntag graben.)

Dünne Spänchen vom Harz der Acacia Catechu nehmen den Geruch der Blüten desjenigen Baumes an, in den man sie hineinlegt, nachdem man ihn ausgehöhlt hat. Das gibt die bei den Gandharven beliebte Salbe, die gewinnend wirkt, wie man sagt.

Blüten von Panicum italicum mit Tabernaemontana coronaria vermischt und mit Mango-Öl bestrichen ergeben, wenn sie sechs Monate lang in einem Mesua Roxburghii-Baum gelegen haben, den man ausgehöhlt hat, die bei den Schlangendämonen beliebte Salbe, die gewinnend wirken soll, wie man sagt.

Wenn man einen Kamelknochen mit dem Saft von Eclipta prostrata tränkt und ihn so verbrennt, dass kein Rauch entweichen kann, ergibt das ein Augenpulver. Man tut es in eine Dose aus Kamelknochen, und mit einem Stäbchen aus Kamelknochen, das mit Antimon versehen ist, trägt man es auf die Augen auf; es ist den Augen zuträglich und wirkt gewinnend, wie man sagt.

60. Die Stimulantien

Wenn man gezuckerte Milch mit Knoblauchknollen und Süßholz trinkt, wird man potent. Auch das Trinken von gezuckerter Milch, die mit den Hoden von Widder und Ziegenbock bereitet wird, hebt die Potenz. Wer aus zusammen mit Ksírakákolí zerriebener Trapa bispinosa, Scirpus Kysoor und Bassia latifolia mit gezuckerter Milch und Schmelzbutter bei langsamem Feuer eine süße Speise kocht und davon so viel, wie zur Sättigung nötig ist, genießt, kann ungezählte Frauen besuchen, wie man sagt.

Wenn man eine enthülste Bohne mit Butter geschmeidig macht, herausnimmt und die mit der Milch von einer Kuh mit altem Kalbe gefertigte Speise mit Honig und Schmelzbutter genießt, kann man ungezählte Frauen besuchen, wie man sagt. Ebenso ist es, wenn man aus Hedysarum gangeticum, Mucuna pruritus, Zucker, Honig und zerlassener Butter mit Weizenmehl Kuchen bäckt und davon nach Bedarf genießt. Wenn man aus Reis, den man mit dem Saft aus dem Ei eines Sperlings angerichtet hat, eine Milchspeise kocht, sie mit Honig und zerlassener Butter übergießt und davon nach Bedarf genießt, ist es ebenso. Zerlassene Butter, Honig, Zucker und Süßholz zu je zwei pala, dazu ein kursa von Sanseviera Roxburghiana und ein prastha Milch: Dieser sechsfache Nektar ist ein Trank, der sich günstig auf die Potenz und eine lange Lebensdauer auswirkt, wie man sagt.

Wenn man, mit dem Eintritt des Mondes in das Mondhaus Pusya beginnend, frühmorgens eine Speise aus den zerstampften Früchten von Asparagus racemosus, Asteracantha longifolia und von Gmelin arborea bis zur rechten Konsistenz mit vier Teilen Wasser gekocht genießt, so ist auch dies ein Trunk, der sich auf Potenz und lange Lebensdauer günstig auswirkt, wie man sagt.

Wenn man Tag für Tag, sobald man frühmorgens aufgestanden ist, zwei pala schweres Gerstenmehl zu gleichen Teilen mit Mehl von Asteracantha longifolia vermischt, genießt, ist auch dies ein Trunk, der sich auf Potenz und lange Lebensdauer günstig auswirkt.

Die Mittel, welche Liebe erwecken, sind zu erlernen aus der Heilkunde, dem Veda (Atharvaveda), der Magie und von geeigneten Leuten. Man wende keine Mittel an, die zweifelhaft sind, körperliche Beschwerden verursachen, durch den Tod eines lebenden Wesens gewonnen werden und aus unsauberen Sachen bestehen. Man wende nur solche Mittel an, die von den Trefflichen nicht getadelt, sondern den Brahmanen und Freunden gutgeheißen werden, nachdem sie feierlich geweiht sind.

II. KAPITEL

61. Wiedererwecken der erstorbenen Leidenschaft

Wer eine Frau von feurigem Temperament nicht befriedigen kann, gebrauche künstliche Mittel. Zu Beginn des Koitus reibe man die Vulva mit der Hand und übe den Beischlaf erst dann aus, wenn die Frau bereits Wollustempfindungen hat. Das ist das Wiedererwecken der Leidenschaft.

Der Koitus mit dem Munde dient dem Wiedererwecken der Leidenschaft bei einem Mann von mattem Temperament; bei einem, dessen Jugend dahin ist; bei einem, der fett, und bei einem, der erschöpft ist.

Oder man wende künstliche Vorrichtungen an. Sie sind aus Gold, Silber, Kupfer, Eisen, Elfenbein, Büffelhorn, Zinn und Blei; sie sind weich, kühlend, potenzverstärkend und zweckentsprechend.

Das sind die künstlichen Vorrichtungen nach Bábhravya.

Vátsyáyana lehrt, sie seien aus Holz und den Wesen des Einzelnen entsprechend. Sind sie mit einer Öffnung vom Umfang des Penis versehen und am Rande durch viele kleine Knötchen rau, nennt man das valaya. Zwei solche Dinge bilden den »Umhang«. Sind es drei oder mehr bis zur vollen Länge, so ergibt sich das »Armband«. Dem Umfange entsprechend wickle man eine kleine Schnur herum: Das ist das »kleine Armband«. Eine der Größe entsprechende Vorrichtung, die nach beiden Seiten offen ist und mit festen und rauen gesprenkelten Kügelchen versehen, wird an der Hüfte befestigt und heißt der »Panzer« oder das »Netz«. Wo derlei fehlt, nehme man einen Flaschengurkenstängel und Bambusrohr, bestreiche es gut mit Öl und Salben, ebenso die vom Unterschenkel eines Schweines abgezogene Haut oder einen glatten Holzkranz, der festgeknüpft und mit vielen Myrobalanenkernen versehen wird. Das sind die durchbohrten Vorrichtungen.

Einer aber, dessen Penis nicht durchbohrt ist, kann so nicht in Tätigkeit treten. So wird bei den Bewohnern des Dekhan den Kindern das Glied wie ein Ohr durchbohrt. Ist der Betreffende zum Jüngling herangewachsen, so lässt er es mit einem Messer einschneiden und bleibt so lange im Wasser stehen, wie Blut kommt; um den Wundkanal frisch zu halten, findet in der folgenden Nacht ein Koitus ohne Aussetzen statt. Darauf reinige man einen Tag später den Penis mit Essenzen. Beim allmählichen Wachsen wird er mit Blattrippen von Calamus Rotang und Wrightia antidysenterica als Stärkungsmittel umwunden. Man reinige ihn mit Süßholz, vermischt mit Honig. Darauf vergrößere man ihn durch eine bleierne Wulst und bestreiche ihn mit dem Öl der Nuss von Semecarpus Anacardium. Das sind die künstlichen Mittel des Durchbohrens. Dort bringe man die verschiedenartig gestalteten künstlichen Vorrichtungen an: das »Runde«, das »an einer Stelle Runde«, das »Mörserchen«, das »Blümchen«, das »Dornige«, den »Reiherknochen«, den »Elefantenhauer«, die »acht Kugeln«, die »Haarlocke«, den »Kreuzweg« oder noch andere, wie Theorie und Praxis es lehren. Sie müssen viel aushalten können und je nach der Gepflogenheit weich oder rau sein. Das ist die Wiedererweckung der Leidenschaft.

62. Die Mittel, den Penis zu vergrößern

Man salbe den Penis mit den Stacheln des Gewürms, das auf den Bäumen lebt, reibe ihn zehn Nächte mit Öl ein, salbe ihn immer wieder, und reibe ihn nochmals ein; wenn er auf diese Weise Geschwulst zeigt, lege man sich mit dem Gesicht nach unten auf das Bett und lasse ihn durch ein Loch darin hängen. Wenn man dann mit kühlenden Essenzen den Schmerz gestillt hat, bringe man den Penis entsprechend der Entwicklung der Geschwulst zur vollen Geltung. Das ist die Schwellung auf Lebenszeit bei den Lebemännern, die den Namen »von Insektenstacheln bewirkt« führt.

Eine Vergrößerung auf einen Monat bewirkt das Einreiben mit dem Saft von Physalis flexuosa, Batate, jalasúka (ein im Schlamm lebendes Tier), Solanum-Früchten, frischer Büffelbutter, von Elefantenohr (zum Beispiel roter Ricinus) und Heliotropium indicum; sie wird für sechs Monate bewirkt, wenn man aus diesen Essenzen eine Speise kocht und den Penis mit Öl einreibt. Ähnliches bewirken Granatbaum- und Koloquinthengurken-Früchte, Cucumis utilissimus und der Saft von Solanum-Früchten, die bei langsamem Feuer gekocht, mit Öl eingerieben oder besprengt werden.

Diese und andere Mittel erlerne man von den geeigneten Leuten. Das sind die Mittel, den Penis zu vergrößern.

63. Besondere Praktiken

Die Frau, deren Kopf man mit Pulver von Euphorbia antiquorum-Dornen, vermischt mit Boerhavia procumbens, Affenkot und der Wurzel von jussieua repens bestreut, liebt keinen anderen.

Wer eine Frau besucht, deren Vulva mit Pulver von Ruta graveolens, Vernonia anthelminthica, Eclipta prostrata, Eisenrost und Ameisen und dem verdickten ausgeschwitzten Saft der Früchte von Cathartocarpus fistula und Eugenia lambolana bestrichen ist, dessen Leidenschaft schwindet.

Wer eine Frau besucht, die sich in Pulver von Mistkäfern, Salvinia cucullata und Ameisen, verbunden mit verdünnter Büffelbuttermilch, gebadet hat, dessen Leidenschaft schwindet.

Eine Salbe und Kränze aus den Blüten von Nauclea Cadamba, Spondias mangifera und Eugenia lambolana bewirken Unbeliebtheit. Eine Salbe aus den Früchten von Asteracantha longifolia zieht die Vulva einer »Elefantenkuh« für eine Nacht zusammen.

Pulver aus den Wurzelknollen des Nelumbium speciosum und des blauen Lotos sowie aus Terminalia tomentosa und sugandha, mit Honig zu einer Salbe verrieben, weitet die Vulva einer »Gazelle«.

Myrobalanenfrüchte, versehen mit dem Milchsaft von Euphorbia antiquorum, Soma und Calotropis gigantea und den Früchten von Vernonia anthelminthica, bewirken Weißwerden des Haares.

Ein Bad mit den Wurzeln vom arabischen Jasmin, Wrightia antidysenterica, Kavañjaniká, Clitoria ternatea und Slaksnaparni bewirkt, dass die Haare wieder wachsen. Wenn man sie mit einer Salbe bestreicht, die man durch sorgfältiges Kochen der genannten Dinge erhält, so werden die Haare schwarz und wachsen allmählich nach. Die Lippe, die mit einem Lack gefärbt wird, den man siebenmal mit dem Hodenschweiß eines weißen Hengstes vermischt hat, wird weiß. Arabischer Jasmin und so weiter bringen sie in den früheren Zustand zurück.

Eine Frau, die einen Mann auf einer Rohrflöte blasen hört, die bestrichen ist mit Salvinia cucullata, Costus speciosus, Tabernaemontana montana, Flacourtia cataphracta, Pinus deodora und Asteracantha longifolia, wird ihm untertan.

Ein beliebiger Gegenstand, den eine Hand berührt, die mit dem Kot eines Pfauen bestrichen ist, welcher von gelbem oder rotem Arsenik gefressen hat, wird dadurch unsichtbar.

Wasser, mit Öl und Asche von Kohlen und Gras vermischt, bekommt die Farbe von Milch.

Eiserne Gefäße, die man mit Sravana und Panicum italicum, unter Terminalia Chebula und Spondias mangifera verrieben, bestrichen hat, werden zu kupfernen.

Wenn man eine Lampe mit dem Öl von Sravana und Panicum italicum und einem Docht aus Seide und Schlangenhaut ansteckt, erscheinen zur Seite länglich zugeschnittene Hölzer als Schlangen.

Wenn man die Milch einer weißen Kuh trinkt, die ein weißes Kalb hat, findet man Ruhm und ein langes Leben. Heil den trefflichen Brahmanen!

SCHLUSSWORT

Nach Zusammentragen der älteren Lehrbücher und unter Aneignung ihrer Vorschriften ist dieses Kamasutram hier in gedrängter Darstellung mit Fleiß niedergeschrieben worden.

Wer dessen Inhalt kennt, versteht Dharma, Artha und Káma, hegt Zuversicht, kennt die Welt und handelt nicht in blinder Leidenschaft.

Die absonderlichen Mittel, die Leidenschaft wachsen zu lassen, wie sie in den einzelnen Abschnitten jeweils beschrieben sind, werden hier unmittelbar darauf ausdrücklich verboten.

Nach dem Wort, dass die Theorie nichts gilt, wird nur die Praxis anerkannt.

Ich, Vátsyáyana, habe den Inhalt des Lehrbuches des Bábhravya aufgenommen und nach gehöriger Prüfung der Überlieferung dieses Kamasutram entsprechend verfasst.

In höchster Enthaltsamkeit und Andacht ist es geschaffen worden für das Treiben der Welt; es hat nicht die blinde Leidenschaft zum Ziel.

Wer den Sinn dieses Lehrbuches kennt, der zähmt seine Leidenschaft, indem er dem Dharma, Artha und Káma ihre Bestimmung wahrt, die sie in der Welt einnehmen.

Der Wissende also, der sich darauf versteht und auf Dharma und Artha achtet, erreicht sein Ziel, wenn er in der Verliebtheit handelt, ohne von blinder Leidenschaft erfüllt zu sein.

ANHANG

Erklärung einiger Namen und Begriffe

(In Klammern ist jeweils der Abschnitt angegeben, in dem der Begriff hauptsächlich behandelt wird.)

aparuddhiká – Aneignung; eine Zeremonie, die anstatt einer Hochzeit stattfindet, wenn eine verwitwete Frau wieder heiratet, die keine Jungfrau mehr ist.(36)

ártava – der »Brunstsaft« der Frau, der als Gegenstück zum männlichen Samen gedacht ist. (6)

Artha – »Erwerb«, das zweithöchste der drei Lebensziele. Es schließt immaterielle Güter wie Bildung, Ansehen, soziale Stellung ein. (2)

Auddálaki Svetaketu – frühester der menschlichen Lehrer, auf die sich Vátsyáyana beruft. Er scheint für eine größere geschlechtliche Freiheit der verheirateten Frauen eingetreten zu sein. (1)

Auparistaka – »Mundkoitus«, vor allem die Fellatio, aber auch Cunnilingus und die so genannte Position 69, die hier als »Liebe der Krähen« bezeichnet wird. (19)

Babhravya Páñcála – verkürzte das von Auddálaki überlieferte Lehrbuch der Liebe und gehört damit zu den Lehrern, auf die sich Vátsyáyana beruft. (1)

Brahmas Hochzeitsritus – Hierbei »gebe ein Freund das schön geschmückte Mädchen hin, nachdem er es herbeigeholt hat«. (23)

Cáráyana – behandelte den »allgemeinen Teil« des Lehrbuchs der Liebe, wie es von Babhravya überliefert war, und gehört damit zu einer Reihe von Lehrern, die gleichsam zu Spezialisten wurden. (1)

Dämonen-Hochzeit – Eine illegale Verbindung, bei der man »ein schlafendes oder trunkenes Mädchen erlangt«. (31)

Dattaka – behandelte »auf eine Aufforderung der Hetären« den sechsten Abschnitt des überlieferten Lehrbuchs über die Hetären gesondert. Er ging »Tag für Tag zu dem Hetärenvolk und lernte das Treiben dort so gut kennen, dass er von den Hetären selbst angegangen werden konnte, damit sie Unterweisungen von ihm empfingen«.

Vátsyáyana – folgt in seiner Darstellung der Hetären dieser Tradition. (1)

Dhanurveda – Lehrbuch der Waffen, im Vergleich mit dem Lehrbuch der Liebe. (10)

Dharma – »Frömmigkeit«, das oberste der drei Lebensziele. Es schließt Achtung vor Gesetz, Tradition und Moral ein. (2)

Elefantenkuh – Unter den drei Gruppen der Frauen jene mit der weitesten Vulva und dem heftigsten geschlechtlichen Temperament. (6)

Gandharven-Hochzeit – Eine Verbindung, die ohne Zutun der Familie des Mädchens zu Stande kommt, aber noch legal ist. Obwohl die familienbedingten Ehen der Tradition nach höher rangieren, genießt diese »Liebesehe« offenkundig Vátsyáyanas besondere Achtung. (31)

ganiká – »Kurtisane«, eine Hetäre, »die sich durch die Künste auszeichnet und mit Charakter, Schönheit und Vorzügen begabt ist«. Der Titel sichert ihr »eine hohe Stellung im Kreise der Menschen« und sie wird »nicht als Hetäre verachtet«. (3, 50–58)

Gazelle – Unter den drei Gruppen der Frauen jene mit der engsten Vulva und dem sanftesten geschlechtlichen Temperament. (6)

Ghotakamukha – behandelte in einem besonderen Lehrbuch nur

den Teil über den Verkehr mit Mädchen. Zu diesem Thema beruft sich Vátsyáyana auf ihn. (1)

Götter-Hochzeit – Eine Verbindung, bei der ein Priester am Altar die Trauung vollzieht. (23)

Gonardíya – behandelte in einem besonderen Lehrbuch nur den Abschnitt über die verheirateten Frauen.

Gonikáputra – behandelte in einem besonderen Lehrbuch nur den Abschnitt über »fremde Weiber«. (1)

hallísa-Tanz – Frauen tanzen im Kreise; dabei sei »*ein* Mann der Anführer wie Hari bei den Hirtenfrauen«. (19)

Hase – Unter den drei Gruppen der Männer jene mit dem kleinsten Penis und dem sanftesten geschlechtlichen Temperament, entspricht der »Gazelle«. (6)

Hengst – Unter den drei Gruppen der Männer jene mit dem größten Penis und dem heftigsten geschlechtlichen Temperament, entspricht nicht etwa der »Stute«, sondern der »Elefantenkuh«. (6)

Jayamangálá – Titel des Kommentars von Yasodhara (1). Man nimmt an, dass dieser Titel vom Namen der Frau abgeleitet ist, die den Gelehrten verließ, ehe er sich in die asketische Einsamkeit zurückzog, um seinen Kommentar zu schreiben.

Kadamba-Kämpfe – Dabei dienen »Blüten als Schlagwaffen«; die Gesellschaft wird in zwei Parteien geteilt. »Das Wort Kadamba soll die blütenzarten Schläge andeuten.« (4)

Káma – »Vergnügen«, das dritte der drei Lebensziele. Es schließt die gesamte Sinnenlust, vor allem die Sexualität, aber bis zu einem gewissen Grade auch die »vertraute Liebe« ein. (2)

kaumudí – Der Vollmond, besonders im Monat »Asvina«, in dem er »sehr hell scheint« und Anlass zu geschlechtlich betonten Festlichkeiten gibt. (5, 47)

Kucumára – verfasste eine besondere Abhandlung über die Geheimlehre, den siebenten Abschnitt des Lehrbuchs der Liebe. (1)

kuttani – Kupplerinnen, die so heißen, weil sie für »Krieg und Frieden« zwischen Liebenden »den Anstoß – kuttana« geben. (4)

Madhu – Honigmet.

Mallanága – Weihename des Vátsyáyana (1). »Malla« ist der Name des Elefanten als Reittier des Gottes Indra, bezeichnet aber auch einen Jahrmarkts-Athleten. »nága« ist die Schlange, zugleich ein mystisches wie auch ein sexuelles Symbol.

Maireya – spezieller Branntwein. (4)

Nandin – Diener des Mahádeva, einer der beiden legendären Vorgänger, auf die sich Vátsyáyana beruft. »Als Mahádeva ein göttliches Jahrtausend mit Umá zusammen das Glück des Liebesgenusses erfuhr, trat Nandin an die Tür des Schlafgemaches und trug das Lehrbuch der Liebe vor.« (1)

Píthamarda – Ein Mann guter Herkunft ohne Vermögen, der »in den Künsten erfahren ist«, sie im Umherziehen unterrichtet und sich dabei »in der Gesellschaft wie in den zur Hetärenwirtschaft gehörenden Geschäften bewegt«. Er wird immer zusammen mit dem Vidúsaka und dem Vita genannt. (4)

Prajápati – Ältester legendärer Vorgänger des Vátsyáyana. Er »trug, nachdem er die Geschöpfe erschaffen hatte, vor ihnen die Satzungen der drei Lebensziele, als Grundbedingung ihrer Erhaltung, in hunderttausend Kapiteln vor«. (1)

Prajápati-Hochzeit – Eine Verbindung, bei der man sagt: »Übe zusammen mit ihm Tugend.« (23)

putáputa-Zauberei – Mit Hilfe einer auf magische Weise hergestellten Augensalbe verliert man »Schatten und Gestalt«, wird also unsichtbar. (48)

sit-Machen – Das Ausstoßen des Lautes »sit«, im weiteren Sinne auch anderer Laute, die Zeugnis von der geschlechtlichen Leidenschaft geben sollen. Das eigentliche sit-Machen gehört zur Praxis der Schläge im Liebesspiel und deutet dann auch den Schmerz an. (15/16)

Stier – Unter den drei Gruppen der Männer jene mit einem mittelgroßen Penis und gemäßigtem geschlechtlichen Temperament, entspricht der »Stute«. (6)

Stute – Unter den drei Gruppen der Frauen jene mit einer mittelgroßen Vulva und gemäßigtem geschlechtlichen Temperament. (6)

Suvarnanabha – behandelte in einem besonderen Lehrbuch nur den Teil über den Liebesgenuss. (1)

Teufels-Hochzeit – Ungesetzliche Verbindung, bei der ein Mann zusammen mit Freunden die Geliebte raubt und die Wächter verjagt oder tötet. (31)

Uha – »Festsetzung eines dem lautlichen Bestande nach nicht bestimmten Wortes«, ein Begriff der Grammatik, deren Regeln mit denen der Liebe verglichen werden. (3)

Upanisad – Geheimlehre. Man nimmt an, dass dieser siebente Teil des »Kamasutram«, der sich im Stil von den übrigen auffallend unterscheidet, nachträglich hinzugefügt worden ist. Vátsyáyana zählt die verschiedenen magischen Praktiken nur auf, empfiehlt sie nicht etwa, und er scheint von ihrer Wirksamkeit nicht überzeugt gewesen zu sein. Das zeigt seine stehende Formel: »Wie man sagt.« (59–64)

Vidúsaka – Ein Mann, »der nur einen Teil des Wissens beherrscht, eine lustige Person und der Vertraute« von Lebemännern und Hetären ist. (4)

»Vierundsechzig« – Die vierundsechzig Künste wie Malen, Spiele und so weiter, die der Lebemann und die gehobene Hetäre beherrschen sollen. Oft sind jedoch speziell die Liebeskünste wie, Küsse, Umarmungen und so weiter gemeint. (4) Die Bedeutung der Zahl 64 geht auch daraus hervor, dass das »Lehrbuch« 64 Kapitel enthält.

Vita – Ein Lebemann, der sein Vermögen durchgebracht hat, einheimisch, verheiratet, in den Hetärenkreisen sowie in der Gesellschaft gut angeschrieben ist und von diesen Verbindungen lebt. (4)

Yaksa-Nacht – Eine von Lampen erhellte Vollmondnacht, die Anlass zu heiteren Festlichkeiten ist. (4)

Zwitter – Schmidt übersetzt »Eunuchen«; es sind jedoch nicht nur Entmannte gemeint, sondern alle jene Menschen, die etwa bei Magnus Hirschfeld als »Zwischenstufen« bezeichnet wurden, also Hermaphroditen, Bisexuelle, Transvestiten und Homosexuelle beider Geschlechter. (19)